医药类专业规划教材

U0821330

中药调剂技术

ZHONGYAO TIAOJI JISHU

主　编　李　琼　孟凡涛

副主编　袁丽娟　左　文

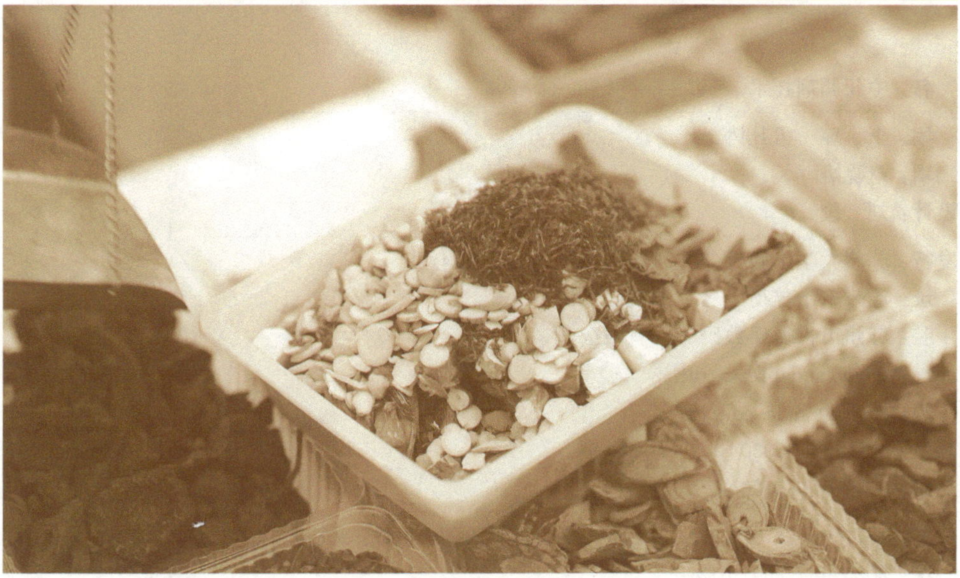

苏州大学出版社
Soochow University Press

图书在版编目(CIP)数据

中药调剂技术 / 李琼，孟凡涛主编. -- 苏州 ：苏州大学出版社，2025.7(2025.8重印). --（医药类专业规划教材）.
ISBN 978-7-5672-5252-3

Ⅰ. R283

中国国家版本馆 CIP 数据核字第 2025RN4372 号

书　　名：中药调剂技术

主　　编：李　琼　孟凡涛
责任编辑：赵晓嬿
封面设计：刘　俊

出版发行：苏州大学出版社(Soochow University Press)
社　　址：苏州市十梓街 1 号　**邮编**：215006
印　　装：苏州市古得堡数码印刷有限公司
网　　址：www. sudapress. com
邮　　箱：sdcbs@suda. edu. cn
邮购热线：0512-67480030
销售热线：0512-67481020

开　　本：787 mm×1 092 mm　1/16　**印张**：12　**字数**：306 千
版　　次：2025 年 7 月第 1 版
印　　次：2025 年 8 月第 2 次印刷
书　　号：ISBN 978-7-5672-5252-3
定　　价：52.00 元

凡购本社图书发现印装错误，请与本社联系调换。服务热线：0512-67481020

前　言

中药调剂是一项重要的专业操作技术，这项技术不仅是中药学领域的重要组成部分，也是连接中医药理论与临床应用的关键桥梁。中药调剂技术是中药学、中药制药等专业的一门重要专业必修课程，同时也是一门应用型课程。其内容丰富、涉及面广、实用性强，直接为将来的中药学工作服务。

在本教材编写过程中，全体编者认真研讨、反复斟酌，坚持与相关执业资格证书、职业技能等级证书对接，与《中华人民共和国药典》2025 年版保持一致。结合课程标准，考虑临床需求，将内容分为基础知识、中药饮片调剂、中成药调剂、中药贮藏与养护四大模块，同时还做到了以下几点。

首先，各模块通过导学情景创设工作场景，使教学内容更加切合工作实际，充分体现教材的职业性。通过案例引出知识点，讲解知识点时又能以案例做实证，并增加了知识链接和课堂讨论，进一步丰富了课堂内容。

其次，注重理论与实践的紧密结合。中药调剂技术实践性极强，只有通过实际操作，才能领悟其中精髓。我们在课后增加了知识检测和技能训练，并配有训练效果评价表，让读者实现理论和实践的双提高。

最后，富媒体资源为教材添色彩。富媒体资源的内容与纸质教材内容相互融合，相互补充，紧密联系，除了配套课件等内容，还有习题答案，学生可以多途径、多渠道学习，激发学习兴趣。

本教材由江苏省徐州医药高等职业学校李琼和丰县中医医院孟凡涛担任主编，江苏省连云港中医药高等职业技术学校袁丽娟和徐州市中医院左文担任副主编。参与编写的人员还包括王云峰、石丽莉、申海进、冯盼、冯晓明、刘丛丛、宋樱花、赵静等。

在编写过程中，我们得到了众多同行专家、学者的大力支持与帮助。书中参考了国内中医药类教材的内容和部分学者的研究成果，在此谨致谢忱。

本教材是全体编写人员共同努力的结果，但由于水平有限、时间仓促，书中难免存在不足之处。我们真诚地希望读者能够提出宝贵的意见和建议，让我们在今后的工作中不断完善，为中医药事业的发展贡献更多的力量！

本书编写组

2025 年 6 月

目　录

模块一 基础知识

项目一 中药调剂基础知识

学习目标

知识目标

(1) 掌握中药调剂的含义和分类。

(2) 熟悉中药调剂的责任和义务。

(3) 熟悉中药调剂的法规标准和职业要求。

技能目标

(1) 知道中药调剂相关的法规标准。

(2) 能根据中药调剂的任务逐渐培养职业素养。

素质目标

对中药调剂岗位有初步的认识,培养相应的职业素质。

任务一 中药调剂的含义和分类

一、中药调剂的含义

中药调剂是以中医药理论为基础,根据医师处方和患者需求,将中药饮片或中成药调配给患者使用的过程。这是一项负有法律责任的专业操作技术。

中药调剂是一项具有多学科理论知识和综合性应用技术的工作,不仅需要有扎实过硬的中医基础、中药学、方剂学、中药鉴定、中药炮制、中药制剂等学科理论知识与技能,还要熟悉和掌握相关法律法规知识。

二、中药调剂的分类

根据调剂药物的不同,中药调剂分为中药饮片调剂和中成药调剂。

1. 中药饮片调剂

中药饮片调剂是指在中医理论指导下,根据医师处方的要求,将加工合格的中药饮片按照调剂操作规程,及时、准确地调配成可供患者内服或外用的药剂,并指导患者正确使用药物的过程。

操作要以医师处方为依据,处方明确了药物的种类、剂量、煎煮方法及服用要求。中药饮片调剂包括审方、计价、调配、复核、包装、发药等环节。目标是确保用药的安全性和有效性,同时为患者提供详细的用药指导。中药饮片调剂主要涉及散装饮片和小包装饮片。散装饮片需要现场称量,而小包装饮片则按预设剂量包装,便于直接调配。中药调剂员必须严格遵循中药饮片调剂技术相关规范和标准，确保调剂的准确性和一致性。同时，根据患者的具体病情和医师处方进行个性化调配。

中药饮片调剂是中医临床用药的重要环节，其规范操作对于保障患者用药安全和疗效至关重要。

2. 中成药调剂

中成药调剂是药师根据医师处方调配各种中成药，或者根据患者的病症推荐患者购买中成药非处方药的过程。调剂人员应该掌握各种中成药的处方组成、剂型特点、功能主治、用法用量及用药注意事项等方面的专业知识，在药品经营企业的药学人员还应正确掌握患者问病荐药的专业知识。

中成药调剂是中成药临床应用的重要环节，其质量直接关系到患者的用药安全和治疗效果。规范的调剂操作可以确保中成药的合理使用，提高中医药的临床疗效。

总之，中药调剂是一项专业性强、责任重的工作，需要中药学专业人员严格按照规范操作，确保患者用药的安全和有效。

任务二 中药调剂的责任和任务

中药调剂是中医药临床应用的关键环节，其工作质量直接关系到患者的用药安全和治疗效果。因此，中药调剂人员肩负着重要的责任和任务。

一、中药调剂的责任

1. 保障用药安全

准确性：中药调剂人员必须严格按照医师处方进行调配，确保药物的种类、剂量、规格等完全准确，避免因调剂错误导致患者用药不当。

质量把控：对中药饮片和中成药的质量进行严格把控，确保所调配的药物符合国家药品标准，杜绝劣药、假药流入临床。

2. 确保用药有效

专业指导：为患者提供详细的用药指导，包括药物的用法用量、煎煮方法、服用时间、注意事项等，帮助患者正确使用药物，提高治疗效果。

合理配伍：熟悉中药的性能和配伍禁忌，避免药物之间的不良反应，确保药物发挥最佳疗效。

3. 维护患者权益

隐私保护：在调剂过程中，严格保护患者的个人信息和隐私，不得泄露患者的病情和用药情况。

费用合理：严格按照国家药品价格政策收费，不得擅自提高药品价格或收取额外费用，维护患者的经济利益。

4. 遵守法律法规

合法操作：严格遵守《中华人民共和国药品管理法》《医疗机构药事管理规定》等相关法律法规，确保调剂工作的合法性和规范性。

质量监督：配合药品监管部门，对中药饮片和中成药的质量进行监督，发现质量问题及时报告并采取措施。

二、中药调剂的任务

1. 处方审核

合法性审核：检查处方是否符合规定，是否有医师签名，日期是否清晰等。

合理性审核：审核处方中的药物配伍是否合理，是否存在禁忌、重复用药等问题。

安全性审核：检查药物剂量是否在安全范围内，特别是毒性中药的使用是否符合规定。

2. 药品调配

准确调配：严格按照处方要求，准确称量中药饮片或选择中成药，确保药物种类和剂量准确无误。

规范操作：遵循中药调剂的操作规程，确保调配过程规范、卫生、安全。

3. 复核与包装

复核：对调配好的药物进行复核，确保药物与处方一致，避免差错。

包装：对药物进行适当的包装，并在包装上注明患者姓名、用法用量、注意事项等信息。

4. 发药与指导

发药：将调配好的药物发给患者，确保患者收到的药物与处方一致。

用药指导：向患者详细说明药物的用法用量、煎煮方法、服用时间、注意事项等，帮助患者正确使用药物。

5. 药品管理

库存管理：定期盘点中药饮片和中成药的库存，确保药品供应充足，避免缺货。

质量监控：定期检查药品的质量，及时处理过期、变质、受潮等不合格药品。

6. 信息反馈

临床反馈：及时将调剂过程中发现的问题反馈给临床医师，协助医师优化处方。

质量反馈：将药品质量问题反馈给药品供应商或监管部门，确保药品质量。

任务三　中药调剂的法规标准和职业要求

一、中药调剂的法规标准

中药调剂工作涉及多个法规和标准，这些规定旨在确保中药调剂的安全性、有效性和规范性。以下是与中药调剂相关的主要法规和标准。

1. 国家法规与部门（地方）规章

《中华人民共和国药品管理法》：明确要求药品调剂工作必须由具备相应资质的药学技术人员进行操作，确保药品质量和用药安全。

《医疗机构药事管理规定》：规定医疗机构中药调剂工作应由药学部门统一管理，调剂人员需严格按照《中华人民共和国药品管理法》《处方管理办法》等法律法规和政策办法进行操作。

省、市级药品零售企业许可管理规定：要求开展中药饮片调剂的药品零售企业，需配备至少 1 名执业中药师或中药师及至少 1 名具有中药调剂能力的药学技术人员。

2. 行业标准

《中药饮片调剂工作指南》(地方标准):由安徽省卫生健康委员会归口管理,明确了中药饮片调剂的术语定义、基本要求、技术要求及管理要求,适用于医疗机构中药饮片调剂工作。

《中药饮片自动调剂系统技术规范》(国家标准):于2024年12月1日正式实施,规定了中药饮片自动调剂系统的技术要求、试验方法、安全要求及性能指标,旨在提升中药饮片调剂的自动化、信息化水平。

3. 医疗机构中药制剂管理要求

《关于进一步加强中药科学监管促进中药传承创新发展的若干措施》:强调医疗机构中药制剂的备案管理和调剂使用规范,支持通过调剂在不同医疗机构开展多中心临床研究。

中药调剂工作须严格遵守国家法规和行业标准,确保操作规范、质量可靠、安全有效。从业者需具备相应资质,调剂设备需符合技术规范,同时加强质量管理和不良反应监测,以保障患者用药安全和治疗效果。

二、中药调剂人员的职业要求

1. 专业知识

具备扎实的中药学、方剂学、药剂学等专业知识,熟悉中药的性能、功效、配伍禁忌等。掌握中药调剂的操作技能,包括称量、调配、复核、包装等。

2. 职业道德

遵守职业道德规范,诚实守信,敬业奉献,不得利用职务之便谋取私利。尊重患者,保护患者隐私,提供优质服务。

3. 沟通能力

具备良好的沟通能力,能够与患者、医师、护士等进行有效沟通,确保用药信息的准确传递。耐心解答患者的问题,提供专业的用药指导。

4. 学习能力

不断学习新的知识和技能,关注中医药领域的最新研究成果和发展动态。参加专业培训和学术交流,提升自身的专业水平。

中药调剂工作责任重大,任务繁重。中药调剂人员必须具备扎实的专业知识、良好的职业道德和沟通能力,严格遵守法律法规和操作规程,确保用药的安全、有效和合理。通过高质量的调剂服务,中药调剂人员不仅为患者提供了优质的药物,也为中医药事业的发展作出了重要贡献。

项目二　中药处方概述与调剂流程

学习目标

知识目标

(1) 掌握处方的概念。

(2) 掌握处方调剂的流程。

技能目标

(1) 能分析处方的各部分组成。

(2) 能根据处方颜色来分辨中药处方的类型。

素质目标

对不同类型的处方有初步的认识，培养以人为本、生命至上的品质。

任务一　中药处方概述

导学情景

情景描述：

小王第一天来到药房工作，组长给了她一沓处方，让她先看处方。组长告诉小王：审方是一项非常重要的工作，药师是审核处方的第一责任人。在开始调配处方之前，要先熟悉处方，对于正确无误的处方才能进行调配。

学前导语：

1. 处方的组成部分有哪些？各部分的意义是什么？

2. 处方各部分主要包括哪些内容？

一、处方的概念

处方，是指由注册的执业医师和执业助理医师（简称医师）在诊疗活动中为患者开具的，由取得药学专业技术职务任职资格的药学专业技术人员（简称药师）审核、调配、核对，并作为患者用药凭证的医疗文书。处方包括医疗机构病区用药医嘱单。

处方是医疗和药剂配制的重要书面文件。广义的处方概念是指制备任何一种药剂的书面文件，狭义的处方概念是指医师处方。本部分所说的处方是指狭义的处方概念，即医师处方的概念。从处方的类别划分，处方包含法定处方、协议处方和医师处方三大类。

中药处方是医师辨证论治的书面记录和凭证，反映了医师的辨证立法和用药要求，既是给中药调剂人员的书面通知，又是中药调剂工作的依据，也是计价、统计的凭证，具有法律意义。

处方标准由国家卫生行政部门统一规定，处方格式由省、自治区、直辖市卫生行政部门（简称省级卫生行政部门）统一制定，处方由医疗机构按规定的标准和格式印制。

不同医院的处方不尽相同，但均包括处方前记、处方正文和处方后记三部分。

1. 处方前记

处方前记包括医疗、预防、保健机构名称，费别（支付与报销类别），患者姓名、性别、年龄，门诊或住院病历号、科别或病区和床位号，临床诊断，开具日期等，并可添加特殊要求的项目。麻醉药品、第一类精神药品和毒性药品处方还应当包括患者身份证明编号及代办人姓名、身份证明编号等。

2. 处方正文

处方正文以 Rp 或 R 标示，分列药品名称、剂型、规格、数量和用法用量。

3. 处方后记

处方后记包括医师签名或专用签章、药品金额以及审核、调配、核对、发药的药师签名或专用签章。

课堂讨论

小王在审方时发现了一张特别的处方，这张处方上面除了中草药之外，还开了一种中成药。于是她立刻报告了组长，组长请小王去医生诊室，让医生将中成药从中药处方上划去，修改处要签名，并且再用另一张处方开具中成药。为什么要这样做呢？

注意：西药和中成药需要分别开具处方，也可以开具一张处方，但是中药饮片应当单独开具处方。

二、中药处方的分类

与西药处方一样，中药处方也分为 4 类。

1. 普通处方（白色）

普通处方上可以开具大部分药品，但麻醉、精神、毒性等药品需要用特殊处方开具。

2. 儿科处方（淡绿色）

儿科处方一般药味较少、药量较轻。

3. 急诊处方（黄色）

急诊处方与普通处方的使用方法大致相同，但仅在急诊部使用，急诊处方一般不开具超过 3 天的药品。

4. 麻醉、第一类精神药品处方（红色）

中药也有毒性和麻醉药品，要特别注意是内服还是外用。

课堂讨论

快下班时，中药师们将当日调配好的处方交给组长，小王发现不同颜色的处方要单独收集。这是为什么呢？尤其要注意哪些药品的清点呢？

点滴积累

1. 处方组成包括处方前记、处方正文和处方后记三部分。
2. 不同处方，颜色不同：红色为麻醉、第一类精神药品处方；淡绿色为儿科处方；黄色为急诊处方。

任务二 中药处方调剂的流程

中药处方调剂流程一般可以分为审方、计价、调配、复核、包装和发药六个部分。审方、计价是调配前的准备，复核是确保用药准确安全的关键，发药是药物到患者手中的最后一环。这是一个不可分割的连续过程。以下是详细的操作流程。

1. 审方

审方是中药调剂的第一个关键环节，主要目的是确保处方的合法性、规范性和合理性。

合法性审核：确认处方是否由具有执业资格的医师开具，是否符合相关法律法规。

规范性审核：检查处方格式是否符合《中药处方格式及书写规范》，包括患者信息、医师签名、日期等是否完整。

合理性审核：审核处方中的药物是否与中医诊断相符，是否存在配伍禁忌、超剂量用药、特殊人群禁忌等问题。

2. 计价

计价是调剂过程中的重要环节，需确保药价准确，为患者报销提供依据。对处方中的药品进行逐项计价，特别是贵重药品需注明单价，避免重复核算或拿错规格。计价完成后，应在处方背面注明药味总数，以便核对。

3. 调配

调配是将处方中的药品准确配制的过程。

工具准备：使用经检验合格的计量工具，如戥秤。

调配方法：按照“等量递减”“逐剂复戥”的原则进行调配，确保每剂药的重量误差控制在±5%以内。

特殊处理：对需要特殊处理的药品（如先煎、后下、包煎等）按要求调配。

4. 复核

复核是确保调剂准确性的关键步骤。

内容核对：核对调配好的药品是否与处方一致，包括药味、剂量、用法等。

质量检查：检查药品的质量，确保无伪劣、变质或炮制不合格的饮片。

5. 包装

包装环节需确保药品整洁和便于使用。

清洁卫生：确保包装材料和工具的清洁。

标注信息：在包装上注明患者姓名、用法用量、剂数等信息。

6. 发药

发药是调剂工作的最后环节。

核对信息：核对患者身份与处方信息是否一致。

用药指导：向患者详细说明药物的用法用量、煎煮方法、注意事项等。

特殊药品管理：对毒性、麻醉药品需留存登记，备查。

注意事项：① 特殊人群。对孕妇、儿童、老年人等特殊人群的处方需格外谨慎，避免禁忌药物。② 处方有效期。处方一般当日有效，特殊情况下需医师重新签字。③ 质量把控。严格把控药品质量，杜绝伪劣药品。

通过规范的中药处方调剂流程，可以有效保障患者的用药安全和治疗效果。

模块二 中药饮片调剂

项目一 中药饮片调剂的设施与用具

学习目标

知识目标

(1) 掌握中药饮片调剂用具的使用方法及注意事项。

(2) 熟悉中药饮片的摆放规律。

(3) 了解特殊药品的保管方法。

技能目标

(1) 知道戥秤、天平等常用工具的使用原理，能解决戥秤称量过程中的常见问题。

(2) 能正确使用调剂用具处理特殊中药。

(3) 会查斗、装斗。

素质目标

对中药房工作场所和用具有初步的认识，培养爱岗敬业的品质。

任务一 中药饮片调剂的设施

导学情景

情景描述：

小王第一天来到中医院的中药房实习，看到药房里有一排一排整齐排列的调剂柜，她知道这就是老师讲的“百子柜”。组长带领她在药房里四处参观，她看见药房里的人忙忙碌碌，有的忙着调配处方，有的忙着在加药。

学前导语：

1. 在中药房里，中药摆放有规律可循吗？
2. 中药调剂柜的加药有什么原则？

中药饮片调剂的基本设施主要包括药斗、调剂台、毒性中药柜、贵重药柜、冷藏柜等，某些中药还需要临方炮制。无论是医院中药房还是药店中药柜，中药饮片调剂的基本设施和流程基本相同。

一、药斗

中药饮片斗架是中药饮片调剂室的主要设施，是各药房根据自身的需求定做的。传统的饮片斗架是抽斗式的组合柜，俗称“药斗”“百子柜”，传统上用木头打造，也有用铁和不锈钢制作的；主要用于盛装饮片，供调剂处方使用。

（一）药斗的设置

药斗的大小根据各中药房的业务量不同而有差异，均为定制。一般而言，一副药斗的中药品种量要能满足 2 名中药师同时进行调剂工作。

药斗均为多格抽屉式组合柜，一般“横七竖八”排列。每个大斗分为 3 格(个别用量大的饮片也可分为 2 格)，每格存放一种饮片。在整架药斗最下层专设 3 个特大斗，每斗 2 格，用于存放质地轻泡的饮片；亦有特大斗安置在调剂台内侧，以便取用。

（二）斗谱的排列规则

斗谱的排列顺序，一般是按照医师处方的用药习惯，原则是保证中药师更高效地完成处方调配工作。因此，不同的中药房中斗谱的排列顺序不完全一样，中药房内部也会根据业务需要而改变药斗的位置。但是，由于中药饮片的质地不同，中药房的斗谱也有一些共同规律。

(1) 常用饮片放在药斗的中上层，方便中药师调剂时称取。常用大宗饮片有当归、白芍、川芎、党参、甘草等。经常一起配伍的药材常放在一个药斗中，药斗有的一个抽屉有 2 格，也有的是 3 格或者 4 格，如酸枣仁与远志、柏子仁，木香与砂仁，泽泻与牡丹皮等。注意“十八反”“十九畏”等有配伍禁忌的药，如人参和五灵脂、海藻和甘草，绝不能放在一个药斗中。

(2) 密度较大的饮片，如矿石类、化石类、贝壳类药材，包括磁石、赭石与紫石英，龙骨、龙齿与牡蛎，石决明、珍珠母与瓦楞子，石膏、寒水石与海蛤壳等，应放在药斗的底层；炭类饮片，如藕节炭、茅根炭与地榆炭，大黄炭、黄芩炭与黄柏炭，艾炭、棕榈炭与蒲黄炭等，由于易造成污染，也应放在底层。注意炮制品与生品外形相似的，如煅牡蛎与生牡蛎，要标识清楚，不可放在同一药斗中，以免装斗时混淆不易发现。

(3) 质地较轻的饮片应放在药斗的高层，如各种花类、全草类药材。这些药斗高层指的是要踩在凳子上才能拿到的位置。但质地轻、用量大的，如金银花、菊花、薄荷等，应该放在容易拿取的地方。

(4) 质地松泡的饮片应放在最下层的大药斗内，如通草与灯心草、芦根与白茅根等。

(5) 用量较少的冷背药材或者新进品种，要用醒目标签，并通知药房内部工作人员及时关注品种变化。

知识链接

冷背药材是药材市场经营中约定俗成的术语，指那些不常用，一般的医院药房、药店不具备却又有一定需求的药材。冷背药材与常用中药相比较，前者品种繁多、交易额小，多用于民间单方、验方；后者则销售量大、交易额大，为医药工作者普遍习用。伴随着国家挖掘保护民间单方、验方和偏方，电子商务交易平台快速发展和中医药国际化的进程，冷背药材近年来备受关注。

课堂讨论

中药师们忙着调配处方，口里喊着什么药需要加了，负责加药的张药师特别忙碌。组长对小王说：“你今天先跟着张药师，学着往药斗里加药。”小王听了觉得很简单，愉快地答应了。小王拿起一袋党参，往空了一半的药斗里加药，这时张药师制止了她。你知道为什么吗？

（三）查斗与装斗

1. 查斗

查斗是指检查药斗中饮片的基本情况，包括饮片的消耗、质量变化等，以便及时补充。查斗也是药房确定进药品种的重要步骤。

在每日调剂工作开始前，应检查常用药斗的存储量，及时补充大宗药材；在调剂工作进行中，中药师也会提醒加药。对于不常用的药斗，也应保持按时清点的习惯，以防止药材由于较少人关注而发生变质的情况。

查斗的内容有：

（1）检查药名是否与药品相符；

（2）观察消耗量，及时补充；

（3）检查药品质量，如有无变质现象。

查斗时要做好记录，根据记录来补充药品和向仓库领药。

2. 装斗

装斗是指将需要添加的药物装入斗格内。装斗时需准确鉴别饮片品种，核对药名与标签，切不可粗心大意，以免药物混淆，引起调配差错与医疗事故。装斗时应注意以下几点。

（1）在装斗之前要清理药斗，先将原来斗格中的药物取出进行筛簸，之后放于纸上，将斗格清理干净。在需垫纸盛装如滑石粉、马勃、车前子、葶苈子等细粉或细小的种子药品的斗格里铺好垫纸。

（2）整理待装饮片，全草类或种子类饮片要过筛或过箩，鲜药如生姜、鲜地黄等要洁净之后放置在砧板旁的筐里备用。

（3）新添加的饮片放在斗格下面，再将纸上的药物放在最上面，以便于陈药先出，可避免斗底药物日久变质。

（4）一般饮片装至药斗容积的4/5处，细小圆粒的种子类饮片多装至药斗容积的3/5处，不可装斗过满，以防抽拉或推入药斗时药物溢出，造成相互掺混。装斗过程中不可按压，以防碎乱而影响饮片的外观。

（5）装斗后要进行复核，不得错斗、串斗，并做好记录。

点滴积累

加药的时候，要本着“先进先出”的原则，要把药斗里没有用完的药拿到外面，调配处方的时候可以先用掉，否则里面的药一直放在内部用不掉，时间长了会变质。

二、调剂台

调剂台是调剂人员调配处方的操作台，和饮片斗架一样，也有木制和不锈钢两种。有的调剂台上设有药斗，可提升配剂效率；有的则面对取药窗口，方便参观。

三、毒性中药柜

医疗用毒性药品，系指毒性剧烈、治疗剂量与中毒剂量相近，使用不当会致人中毒或死亡的药品。毒性药品的管理品种由国家卫生部门会同医药管理部门规定。

医疗单位供应和调配毒性药品，须凭医师签名的正式处方。药店供应和调配毒性药品，须凭盖有医师所在的医疗单位公章的正式处方。每次处方剂量不得超过 2 天极量。

调配处方时，必须认真负责，计量准确，按医嘱注明要求，并由配方人员及具有药师以上技术职称的复核人员签名盖章后方可发出。对处方未注明"生用"的毒性中药，应当付炮制品。如发现处方有疑问，须经原处方医师重新审定后再行调配。处方一次有效，取药后处方保存 2 年备查。

毒性中药饮片必须按照国家有关规定，实行专人专库(柜)、专账、专用衡器，双人双锁保管，做到账、货、卡相符。毒性中药柜一般是钥匙和数字密码锁的双重保险柜，里面除毒性中药外，还有毒性中药登记本，上面记录有毒性中药入库的量、药品编号等信息，还有取药信息，包括患者姓名、身份证明编号、取药日期、取药量；另有一个处方夹，专门收集毒性中药处方。毒性中药处方为红色，需要专门留存，定期处理。注意毒性中药需要每天清点数量，以防止意外发生。

临床常用的毒性中药品种有生半夏、生天南星、生马钱子等。

点滴积累

《医疗用毒性药品管理办法》(中华人民共和国国务院令第 23 号)中的毒性中药品种包括：砒石(红砒、白砒)、砒霜、水银、生马前子、生川乌、生草乌、生白附子、生附子、生半夏、生南星、生巴豆、斑蝥、青娘虫、红娘虫、生甘遂、生狼毒、生藤黄、生千金子、生天仙子、闹阳花、雪上一枝蒿、红升丹、白降丹、蟾酥、洋金花、红粉、轻粉、雄黄。

课堂讨论

组长告诉小王："毒性中药柜里的药材每天早上由早班的中药师清点数目，中班的中药师接班也要清点数目，每天晚班负责关门的中药师也要清点数目。"小王说："就这几个品种，为什么要这样反复核对？"

组长说："当班核对数目是为了及时发现问题，如果有数目和登记不一致的情况，要及时找上一个班次的同事查清楚原因，以免发生用药差错，保证用药安全。"

四、贵重药柜

贵重药柜一般采用有钥匙的保险柜即可，里面存放的是一些价格昂贵、需要保证数量确定的药材，如红参、高丽参、人工麝香、人工牛黄等。贵重药柜中的药材不一定是价格最高的，而是需要留存处方、保证数量确定的药材，具体品种根据药房的需要而定。贵重药材的品种需要慎重决定，因为品种太多会影响调剂的效率。

五、冷藏柜

冷藏柜中的药材一般是容易变质，需要在 2～5 ℃保存的药材，如咸竹蜂、狼狗骨等动物类药材。冷藏柜一般采用立式、单开门的冷藏冰箱。同样，冷藏柜里的药材也要控制品种数量，用量较大、流通较快的动物类药材也可不置于冷藏柜。

点滴积累

"十八反"歌诀

本草明言十八反，
半蒌贝蔹及攻乌，
藻戟遂芫具战草，
诸参辛芍叛藜芦。

解释：乌头反半夏、瓜蒌、贝母、白蔹、白及；甘草反海藻、大戟、甘遂、芫花；藜芦反人参、丹参、沙参、玄参、细辛、赤芍、白芍。

"十九畏"口诀

硫黄原是火中精，朴硝一见便相争。
水银莫与砒霜见，狼毒最怕密陀僧。
巴豆性烈最为上，偏与牵牛不顺情。
丁香莫与郁金见，牙硝难合京三棱。
川乌草乌不顺犀，人参最怕五灵脂。
官桂善能调冷气，若逢石脂便相欺。
大凡修合看顺逆，炮爁炙煿莫相依。

解释：硫黄畏朴硝，水银畏砒霜，狼毒畏密陀僧，巴豆畏牵牛，丁香畏郁金，牙硝畏三棱，川乌、草乌畏犀角，人参畏五灵脂，官桂畏赤石脂。

任务二 中药饮片调剂的用具

导学情景

情景描述：

今天是小王第二天实习，组长给她的任务是跟着刘药师认识中药饮片的调剂用具。小王说她会用戥秤，在学校里学过，但是中药房里还有其他的用具，小王没见过，也不知道是做什么的。

学前导语：

1. 中药房里除了戥秤，你知道还有哪些调剂用具吗？
2. 你知道各种调剂用具的用途吗？

中药饮片的调剂用具很多，按用途可以分为计量用具、碎药用具、清洁用具和包装用具四类，有的中药房还有处方集。

一、计量用具

调剂最常用的计量用具是戥秤和电子秤。

（一）戥秤的构造和原理

1. 戥秤的构造

戥秤的主要构造包括戥盘、戥砣、戥杆和戥纽。戥秤的称量范围大小不等，一般每杆戥秤有两个称量范围，就是行话说的“头毫”“后毫”。“头毫”的称量范围一般是 0～50 g，“后毫”的称量范围是 50～250 g。当要称取的药物总量大于 250 g 时，就要分两次或多次称取。普通戥秤精度通常到克，而贵细药材专用的分厘戥秤通常称量精度可达到 0.1 g。

2. 戥秤的工作原理

戥秤的工作原理是称重时根据被称物的轻重，使砣与砣绳在戥杆上移动以保持平衡。根据平衡时砣绳所对应的戥杆上的星点，即可读出被称物的质量示值。

精确的戥秤必须满足：戥砣的质量×每增加 1 kg 的刻度间的距离＝戥纽与戥盘悬挂点的距离。

3. 戥秤的使用注意事项

中药房对戥秤的使用有着严格的规定：随时保证戥秤的清洁，检查配件是否坚固、戥杆是否光滑、戥星是否清楚齐全，每天早晨检视每一杆戥秤的定盘星是否准确，如有偏差及时修理；使用戥秤称量药物，应左手夹持戥秤，右手抓药，称量时尽量做到“齐眉对戥”，双目与水平夹角小于 30 度，戥杆水平，不得出现明显的低秤或高秤现象，保证剂量准确；调剂时务必遵循回戥制度，对于有毒药物或非常规剂量应严格执行“一剂一回戥”的要求，调剂完毕后，每剂药之间的质量误差不得超过百分之五。

（二）桌面电子秤

桌面电子秤指全称量在 30 kg 以下的电子秤，根据中药房的业务不同而采用不同量程。有的中药房还配有收货用的磅秤。

二、碎药用具

（一）冲筒

1. 冲筒的结构

冲筒由筒体、杵棒和筒盖组成，多为铜质或铁质，其中铜制者质佳，所以一般也叫铜盅。

2. 冲筒的使用

（1）清洁冲筒：用干净软布或鬃刷将冲筒内壁和杵棒擦拭或刷干净。

（2）放入药物：将需要捣碎的药物放入筒体内，注意药物不宜放入太多，以占筒体内容积 1/5～1/4 为宜。

（3）捣碎：放入杵棒，盖好筒盖，左手扶持筒体，右手提起杵棒，用手腕的“甩劲”捣下。注意每次捣下时要用力均匀而有节奏，且常变换杵头方向，不要总捣在一个地方，以使筒内药物受力均匀，捣碎后的颗粒大小相近。

（4）倒出药物：取出杵棒，打开筒盖，左手手心向外、虎口朝下托起缸体，翻腕使虎口朝上将药倒出。若有药物黏附在筒体内壁，用圆头竹片或刮勺刮下。

（二）小型粉碎机

小型粉碎机，又名打粉机，能快速粉碎各种较硬药物，如三七、灵芝、西洋参、珍珠、海马、山慈姑等，比冲筒操作简便、快速、省力等。目前，一般中药店、医院中药房销售柜台都配备了小型粉碎机用于代客加工。每次打完粉之后，注意不能直接用水冲洗粉碎机内部，要用小刷子将粉碎机刀片的缝隙刷干净，可以用酒精湿巾擦拭，晾干后才能合上盖子。

（三）乳钵

乳钵是以研磨为主的粉碎工具，由钵体和杵棒组成，多由玻璃、玛瑙或陶瓷等材质制成。乳钵主要用于粉碎少量的细料药或毒性药，将其制成极细粉末，如朱砂、雄黄、珍珠等。

（四）铁碾船

铁碾船，又称铁研船、铁碾槽、药碾子，是我国传统碾药用具之一。铁碾船多由生铁铸成，其外形像船，由船形槽和具有中心轴柄的研盘组成，研盘呈扁圆形，中间有一孔，用以安装木柄。

操作时先将船形槽放在地上，并倒入经过干燥的药物，然后将研盘放入，并来回滚动即可将药物研碾粉碎，过筛后可得细粉。铁碾船有大小之分，小铁碾船可用手推动，大铁碾船用脚蹬。碾制时应注意清洁卫生，操作人员应穿工作鞋，以防污染。

（五）菜刀与砧板

某些医院的药房有鲜品药材，如鲜地黄、生姜等，因此需要菜刀与砧板来切割。

三、清洁用具

（一）药筛

（1）标准药筛：采用金属或合成材料制成，用于精准分离药材粉末的粗细颗粒，确保药粉均匀无杂质。

（2）传统药筛：多为竹制或绢布筛网，依靠手工筛动保留药材精华，体现传统炮制工艺的天然特性。

（二）药刷子

由柔软动物毛或纤维制成，轻扫筛网、戥秤等用具表面，清除残留药粉避免交叉污染。

（三）弹子

圆球形瓷质或木质工具，轻敲筛框辅助药粉过筛，提升筛分效率并减少药材损耗。

（四）软布

棉质或细绒布料，用于擦拭调剂用具表面油渍或药渍，保持器具清洁干燥，延长使用寿命。

四、包装用具

包装用具主要是指中药饮片调剂过程中所需的包装纸、捆扎绳、纸袋、订书机、分药盘、记号笔等。

（一）包装纸和捆扎绳

许多中药房用包装纸和捆扎绳来包装药品，比较经济。在调配处方的时候，可以直接将药品置于包装纸上，最后核对无误再捆扎成包。对于需要特殊处理的饮片，也是采用这种方法另外捆包。

（二）纸袋和订书机

为了提高配剂效率，业务量较大的中药房采用纸袋包装药材，纸带上可以印刷煎药方法、医院宣传资料等。采用纸袋包装，需要用订书机封口。

（三）分药盘

用包装纸的药房一般不需要分药盘。分药盘一般用于纸袋包装的饮片，在调配处方的时候，分药盘可以更清晰地核对饮片品种，一盘即是一剂中药，不容易发生混乱，可以极大地提高配剂效率，缺点是需要较大的空间。分药盘有金属制品和塑料制品，金属制品的优点是结实耐用，缺点是较重；塑料制品的优点是轻便，缺点是容易破损。业务量较大的中药房比较适合用分药盘。

（四）记号笔

用包装纸捆扎的中药一般会附一张煎药说明书，上面用记号笔书写患者姓名等信息，力求清晰醒目，调配和核对药师也要签名。注意不能用红色的笔书写姓名。

用纸袋包装的中药，也要在纸袋上用记号笔书写患者姓名等信息，以方便核对发药。

五、处方集

医院中药房一般有处方集，上面记载着本院的协定处方和常用处方。其中的药量由医院内部协商决定，不一定与古籍完全一致。

拓展阅读

戥秤俗称戥子，是由宋代的刘承珪（据传）发明的一种衡量轻重的器具。属于小型的杆秤，是旧时专门用来称量金、银、贵重药品和香料的精密衡器。

北京同仁堂有一句古训“修合无人见，存心有天知”，意思是说在无人监管的情况下，做事不要违背良心，不要见利忘义，因为你所做的一切，上天是知道的。这句话同样适用用戥秤称药，每一位中药师也应该秉持这一精神，唯有这样，患者的每一服药才带有爱的温度！

知识检测

一、单选题

1. 中药饮片调剂工作中最常用的计量工具是　（　　）
   A. 天平　B. 台秤
   C. 杆秤　D. 戥秤
2. 研碎少量的细料药，宜选用　（　　）
   A. 乳钵　B. 冲筒
   C. 小型粉碎机　D. 铁碾船
3. 下列不属于杠杆原理的称量工具是　（　　）
   A. 盘秤　B. 戥秤
   C. 电子秤　D. 天平

4. 使用冲筒捣碎药物时，药物应占筒体容积的(　　)为宜　(　　)

A. 1/3～1/2　B. 1/5～1/4

C. 1/4～1/3　D. 1/2

5. 用完小型粉碎机后，不能用以下哪种方法清洁　(　　)

A. 用刷子仔细刷刀片缝隙

B. 用电吹风将粉末吹出

C. 用水直接冲刷小型粉碎机内部

D. 用酒精湿巾擦干净小型粉碎机，再晾干

二、多选题

1. 中药饮片调剂工作中常用的粉碎工具是　(　　)

A. 冲筒　B. 乳钵　C. 铁碾船　D. 小型粉碎机　E. 剪刀

2. 中药饮片调剂工作中可使用的计量工具是　(　　)

A. 戥秤　B. 电子秤　C. 台磅　D. 天平　E. 盘秤

3. 戥秤的主要构造包括　(　　)

A. 戥盘　B. 戥星　C. 戥纽　D. 戥杆　E. 戥砣

4. 下列表述正确的是　(　　)

A. 使用戥秤称量药物时，应右手夹持戥杆，左手抓药

B. 使用电子秤时，要先调零

C. 使用戥秤称量药物时，应左手夹持戥杆，右手抓药

D. 使用电子称时，可以超过量程

E. 使用盘秤称量药物时，药物的质量就是指针指示质量

5. 下列有关斗谱编排的表述中正确的是　(　　)

A. 蒲黄不宜放在一般的药斗内

B. 灯心草多放在斗架底层的大药斗内

C. 党参、黄芪可同放于一个药斗中

D. 山药与天花粉不能装于一个药斗中

E. 西洋参、鹿茸、西红花应设专柜存放

【技能训练】

一、训练内容及要求

(1) 能正确对戥，会正确使用电子秤。

(2) 能正确使用调配工具处理特殊中药。

二、训练效果评价

戥秤使用实训效果评价表

<table>
<tr><th>考核内容</th><th colspan="2">技能要求</th><th>分值</th><th>得分</th></tr>
<tr><td rowspan="10">用戥秤称量药物</td><td colspan="2">清洁戥秤</td><td>10</td><td></td></tr>
<tr><td colspan="2">校戥，检查戥秤是否准确</td><td>10</td><td></td></tr>
<tr><td rowspan="7">称量</td><td>用左手虎口和食指、中指夹持戥杆，无名指、小指拢住戥绳</td><td>10</td><td></td></tr>
<tr><td>右手抓药放入戥盘内</td><td>10</td><td></td></tr>
<tr><td>用左手夹持戥杆，左手拇、食指将戥砣绳移至所需称量的戥星上</td><td>15</td><td></td></tr>
<tr><td>右手拇指和食指捏住戥纽提起，其余三指自然弯曲，向上屈右手腕使手心朝前</td><td>10</td><td></td></tr>
<tr><td>左手离开戥杆</td><td>5</td><td></td></tr>
<tr><td>举至齐眉，戥杆水平</td><td>10</td><td></td></tr>
<tr><td>3 分钟称量 5 味药，误差率在 10%以内(电子秤核对)</td><td>10</td><td></td></tr>
<tr><td colspan="2">将戥砣放入戥盘内，戥盘绳缠绕在戥杆上，戥杆平搭在戥盘上存放</td><td>10</td><td></td></tr>
<tr><td colspan="3">成绩</td><td>100</td><td></td></tr>
</table>

冲筒使用实训效果评价表

<table>
<tr><th>考核内容</th><th>技能要求</th><th>分值</th><th>得分</th></tr>
<tr><td rowspan="7">用冲筒捣碎药物</td><td>用干净软布或鬃刷将冲筒内壁和杵棒擦拭或刷干净</td><td>10</td><td></td></tr>
<tr><td>将药物放入筒体内，所放药物占筒体内容积 1/5～1/4</td><td>10</td><td></td></tr>
<tr><td>放入杵棒，盖好筒盖</td><td>10</td><td></td></tr>
<tr><td>左手扶持筒体，右手提起杵棒，用手腕的“甩劲”捣下，使药物破碎，颗粒均匀</td><td>20</td><td></td></tr>
<tr><td>取出杵棒，打开筒盖</td><td>10</td><td></td></tr>
<tr><td>左手手心向外、虎口朝下托起缸体，翻腕使虎口朝上将药倒出；若有药物黏附在筒体内壁，用圆头竹片或刮勺刮下</td><td>30</td><td></td></tr>
<tr><td>用软布擦拭冲筒内壁和杵棒，将杵棒放入筒体，盖好筒盖，冲筒放回原位</td><td>10</td><td></td></tr>
<tr><td colspan="2">成绩</td><td>100</td><td></td></tr>
</table>

项目二　处方审核

学习目标

知识目标

（1）掌握处方管理的一般规定及审方中配伍禁忌、妊娠禁忌、别名、并开名、毒麻中药的用法用量内容。

（2）熟悉常用经方、时方、法定处方及本单位的协定处方。

（3）了解不合理处方，包括不规范处方、用药不适宜处方及超常处方。

技能目标

（1）能判断处方的合理性并正确调配本药房处方。

（2）会正确处理不合格处方。

素质目标

增强安全用药意识，提高合理用药技能。

任务一　处方审核的原则和要求

中药处方审核是中药调剂工作中的首要环节，其目的是确保处方的合法性、安全性、合理性和规范性，保障患者的用药安全和治疗效果。以下是中药处方审核的原则和要求。

一、处方审核的原则

1. 合法性原则

确认处方是否由具有合法资格的医师开具，是否符合相关法律法规的要求。

对不规范处方或不能判定其合法性的处方，不得调剂。

2. 安全性原则

对处方中的药物剂量、用法用量、配伍禁忌等进行严格审核，确保用药安全。

对存在“十八反”“十九畏”、妊娠禁忌、超剂量用药等情况的处方，应由处方医师确认或重新开具。

3. 合理性原则

确认处方中的药物是否符合患者的疾病诊断，是否存在重复用药或不合理配伍。对特殊人群（如孕妇、儿童、老年人）的用药适宜性进行重点审核。

4. 规范性原则

审核处方的书写是否规范，包括患者信息、药物名称、剂量、用法用量等是否清晰完整。中药饮片处方应体现“君、臣、佐、使”的配伍原则，符合《中华人民共和国药典》（后简称《中国药典》）的要求。

二、处方审核的要求

1. 患者信息核对

仔细核对患者的个人信息（如年龄、性别、病历号等），确保所开药物适合该患者使用。

2. 药物适应证与禁忌证检查

确认所开具的中药是否符合患者的疾病诊断，患者是否存在过敏史，中药是否具有毒性问题。

3. 剂量和用法用量审核

确保每味药的单次及日总剂量均在安全范围内，符合临床指南推荐的标准。对于特殊药物或有特殊需求的情况（如长期服用），应更加谨慎地评估其合理性和安全性。

4. 配伍禁忌审查

根据中医理论中的“十八反”“十九畏”等原则，检查处方中是否存在相克、相反的药材组合。

5. 药物相互作用分析

如果患者同时使用其他西药或其他保健品，需要评估这些物质之间可能产生的相互影响，以防止潜在的风险。

6. 特殊用药指导

对于某些需要特别处理或有特殊服用方法的中药（如煎煮方式、服药时间等），应在处方上明确标注，并向患者提供详细的说明和指导。

7. 处方有效期

处方一般当日有效。特殊情况下需延长有效期的，由开具处方的医师注明有效期，但最长不得超过 3 天。

8. 拒绝调剂与报告

药师发现严重不合理用药或用药错误，应当拒绝调剂，及时告知处方医师并记录，按照有关规定报告。

三、处方审核的主要内容

1. 处方规范性

中药饮片处方应体现“君、臣、佐、使”的配伍原则，名称应按《中国药典》规定准确使用。处方书写内容应完整，包括医疗机构名称、患者信息、中医诊断、药品名称、剂量、用法用量等。

2. 用药适宜性

审核处方中的药物是否符合患者的疾病诊断，是否存在配伍禁忌或超剂量用药。对特殊人群（如孕妇、儿童）的用药安全性和适宜性进行重点审核。

3. 毒麻药品管理

按毒麻药品管理的中药饮片的使用应当严格遵守有关法律、法规和规章的规定。通过严格遵循上述原则和要求，中药调剂人员可以有效保障中药处方的安全性、合理性和规范性，为患者的治疗提供有力保障。

任务二　处方审核的主要内容

审方是调剂工作的关键环节，计价、调配、复核人员都负有审方的责任。工作人员在接到处方后均要进行全面审阅，必须做到“四查十对”：查处方，对科名、姓名、年龄；查药品，对药名、剂型、规格、数量；查配伍禁忌，对药品性状、用法用量；查用药合理性，对临床诊断。如果发现处方有失误，就不能照方调剂。审方主要包括以下内容。

一、审核中药名称

中药饮片品种繁多，且历代文献记载有所不同，不同地区用药习惯也存在差异，常出现同名异物、同物异名、名称相似等现象。中药饮片处方中的名称包括中药正名、别名、并开药名等，因此中药调剂人员必须掌握中药饮片的通用名称，并注意了解药品名称的变化政策，做到正确的处方应付，避免调配时出现不应有的误解。

（一）中药饮片的正名

中药饮片正名是中药的规范化名称，是以《中国药典》（2025 年版）一部、部颁药品标准或各省《中药饮片炮制规范》为依据，以历代本草文献为参考。多数中药饮片正名只有一个，即一药一名，如大黄、金银花、甘草、当归等。

（二）中药饮片的别名

中药饮片别名是指除正名以外的其他名称。多数中药饮片除正名外，还有一至多个别名。别名有一定的来历和解释，有的是在中药正名前冠以道地产地、采收季节、质量等方面的要求而构成，如怀牛膝、杭麦冬、霜桑叶、绵茵陈、明雄黄、肥知母、松贝等；有的是在用音、用字、用意等方面带有很强的地方性，如川军、枣皮、坤草、虫衣、红灯笼、羊合叶等。调剂人员应掌握常用中药饮片处方正名和别名知识，查看处方时应注意有无别名，并根据其正名准确调配处方。

（三）中药饮片的并开药名

中药饮片并开药名是指将两种或两种以上疗效相似或有协同作用的药物名称缩写成一个名称，也称为合写，是一种习惯写法，如赤芍、白芍合写成“赤白芍”；生地黄、熟地黄合写成“生熟地”或“二地”。调剂人员应掌握常用中药饮片并开药名，在审药名时，注意查看处方中有无并开药名，并根据处方书写准确计价与调配。例如，焦三仙 30 g，即焦山楂 10 g、焦神曲 10 g、焦麦芽 10 g；赤白芍各 10 g，即白芍 10 g、赤芍 10 g。

（四）中药处方应付

中药处方应付是指调剂人员根据医师处方要求和传统习惯调配中药处方。各地区由于历史用药习惯和多年积累的丰富经验，形成了本地区的一套处方给药规律，即处方应付常规，使医师和调剂人员对处方名称和给付的不同炮制品种达成共识，在处方中无须注明炮制规格，调剂人员即可按医师处方用药意图给药。常见的处方应付实例如下。

（1）处方直接写药名，需调配清炒品，如紫苏子、莱菔子、麦芽、王不留行、蔓荆子、酸枣仁、牛蒡子、苍耳子、芥子等，业内有“逢子必炒”之说。

（2）处方直接写药名，需调配麸炒品，如白术、枳壳、僵蚕等。

（3）处方直接写药名，需调配烫制品，如鳖甲、龟甲、穿山甲、狗脊、骨碎补等。

（4）处方直接写药名，需调配炮制品，如何首乌、远志、吴茱萸、天南星、川乌、草乌、厚朴等。

（5）处方直接写药名，需调配蜜炙品，如枇杷叶、马兜铃、桑白皮、罂粟壳等。

（6）处方直接写药名，需调配醋炙品，如延胡索、乳香、没药、香附等。

（7）处方直接写药名，需调配酒炙品，如黄精、女贞子、山茱萸、乌梢蛇等。

（8）处方直接写药名，需调配盐炙品，如补骨脂、车前子、益智仁、杜仲、橘核等。

（9）处方直接写药名，需调配煅制品，如自然铜、瓦楞子、花蕊石、钟乳石等。

（10）处方直接写药名，需调配炭制品，如地榆、侧柏叶、蒲黄、棕榈等。

中医根据辨证论治原则进行疾病诊治，立方时要选用各种炮制加工的中药饮片，以求发挥更好的疗效，所以在中药饮片调剂中严禁生熟不分、以生代炙、以炙代生和乱代乱用。由于中药调剂给付在全国缺乏统一的规定，2009 年 3 月国家中医药管理局下发了《关于中药饮片处方用名和调剂给付有关问题的通知》。通知要求，各医疗机构应当执行本省（区、市）的中药饮片处方用名与调剂给付的相关规定；没有统一规定的，各医疗机构应当制定本单位中药饮片处方用名与调剂给付规定；制定中药饮片处方用名与调剂给付规定应符合国家有关标准和中医药理论。所以，处方应付的统一有待于今后逐步规范。

（五）审药名时需注意的其他问题

1. 字迹不清

查看处方中有无字迹模糊不清、潦草难认的药名，有无不规范的简化字。例如，“桂枝”写得像“桔梗”或“桔核”；“黄芪”写得像“复花”；“郁金”写成“玉今”，“鳖甲”写成“别甲”。若发现不易辨认或似是而非的药名，不能主观猜测，需联系原处方医师重写，否则不予调配。

2. 药名涂改

若发现药名有涂改，需处方医师在修改处签名，并注明修改日期，否则不予调配。

3. 错写药名

若发现药名写错，需请原处方医师再审查更正，并在修改处签名，注明修改日期，否则不予调配。此类问题不易发现，审方人员需要有较丰富的中医药知识。

4. 药名重复

查看处方中有无药物重名，如既有“二冬”，也有“天冬”。若发现处方中有重名，应及时联系原处方医师，要求其更正并签名，否则不予调配。

目前医院中药房多使用电子处方，手写处方常见于各种私人诊所。

二、审核中药的用药禁忌

中药处方的用药禁忌主要包括配伍禁忌与妊娠禁忌，调剂人员在审方时尤其要重视该项内容，一旦发现存在用药禁忌，及时与处方医师联系，更正相关内容，避免事故的发生。

（一）审配伍禁忌

古人通过长期的医疗实践，总结出中药配伍使用后能产生协同、抑制和拮抗作用。协同作用的中药配伍与抑制毒性、峻猛药性的中药配伍是临床医师可以使用的配伍，但是拮抗作用的中药配伍能产生或增强药物的毒副作用，对人体有害，不宜同用，是临床医师应该避免使用的配伍，即配伍禁忌。

《中国药典》（2025 年版）一部在药材与饮片的“用法与用量”中对不宜同用的药物作了明确规定，具体内容如下。

（1）川乌、制川乌、草乌、制草乌、附子不宜与半夏、清半夏、姜半夏、法半夏、瓜蒌、瓜蒌子、瓜蒌皮、天花粉、川贝母、浙贝母、平贝母、伊贝母、湖北贝母、白蔹、白及同用。

(2) 甘草不宜与海藻、京大戟、甘遂、芫花同用。

(3) 藜芦不宜与人参、人参叶、西洋参、红参、党参、苦参、玄参、丹参、南沙参、北沙参、细辛、赤芍、白芍同用。

(4) 硫黄、三棱不宜与芒硝、玄明粉同用。

(5) 狼毒不宜与密陀僧同用。

(6) 巴豆、巴豆霜不宜与牵牛子同用。

(7) 丁香不宜与郁金同用。

(8) 五灵脂不宜与人参、人参叶、红参同用。

(9) 肉桂不宜与赤石脂同用。

对有配伍禁忌的处方应当拒绝调配。必要时,经处方医师更正或重新签字方可调配(医师签字应在配伍禁忌药名处)。调剂后,原处方留存中药房二年。

(二) 审妊娠禁忌

调剂人员在审核处方时,应注意处方前记中的性别、年龄、婚否等内容,若为育龄妇女处方,需审查处方正文有无妊娠禁忌药。妊娠禁忌药是指妇女(除中断妊娠、引产外)应禁止使用或须谨慎使用的药物。《中国药典》(2025 年版)一部的妊娠禁忌药主要有妊娠禁用药、妊娠忌用药与妊娠慎用药三类。调配时,若发现处方中有 3 味以上妊娠禁忌药配伍使用,就应询问患者。如果患者是孕妇,最好请处方医师在处方上注明,无误后方可调剂,且处方留存药房二年。

点滴积累

妊娠服药禁忌歌

斑蝥水蛭及虻虫,乌头附子配天雄,
野葛水银并巴豆,牛膝薏苡与蜈蚣,
三棱芫花代赭麝,大戟蝉蜕黄雌雄,
牙硝芒硝牡丹桂,槐花牵牛皂角同,
半夏南星及通草,瞿麦干姜桃仁通,
硇砂干漆蟹爪甲,地胆茅根都失中。

三、麻醉中药的使用

麻醉药品是指对中枢神经有麻醉作用,连续使用后易产生身体依赖性、能形成瘾癖的药品。罂粟壳属于麻醉药品管制品种,也是部分中成药生产和医疗配方使用的原料。1998 年 10 月 30 日国家颁布了《罂粟壳管理暂行规定》,药品经营企业和医疗单位在经营和使用罂粟壳时应注意以下几点。

(1) 指定的中药饮片经营门市部应凭盖有乡镇卫生院以上医疗单位公章的医师处方零售罂粟壳(处方保存三年备查),不准生用,严禁单味零售。

(2) 乡镇卫生院以上医疗单位要加强对购进罂粟壳的管理,严格凭医师处方使用。

(3) 严禁罂粟壳定点经营单位从非法渠道购进罂粟壳,非指定罂粟壳定点经营单位一律不准从事罂粟壳的批发或零售业务,禁止在中药材市场销售罂粟壳。

《中国药典》(2025 年版)一部规定罂粟壳的用量为 3～6 g。由于本品有易成瘾性，故不宜常服；孕妇及儿童禁用；运动员慎用。

四、审核中药饮片处方的其他内容

(一) 审药物缺味

调剂人员在审核处方时，若发现处方中药物因缺货不能配齐，要向患者说明，请医师改用其他药物，不得擅自用其他药物代替。

(二) 审剂量

处方剂量直接关系到临床疗效和患者的生命安全。调剂人员在审方时，需要注意以下四种情况。

1. 超剂量用药

调剂人员在审剂量时，需注意查看处方中有无超剂量用药情况。按照《中华人民共和国药品管理法》规定，调配处方必须经过核对，对超剂量的处方应当拒绝调配；必要时，经处方医师更正或者重新签字，方可调配。尤其对超剂量的毒性药，医师签字应签在毒剧药用量处，且调配后原处方应当留存二年备查。《中国药典》、局(部)颁药品标准等所标注的中药用量是该味干燥中药的成人一日水煎剂用量，对于儿童需按成人中药一般用量进行折算。

2. 字迹不清

调剂人员在审剂量时，需注意查看处方中有无书写不清、潦草难认的数字。例如，“2”写得像“3”；“5”写得像“8”；“30 g”写得像“3 g”或“300 g”。若发现有不易辨认处，不能主观猜测，需联系原处方医师重写，否则不予调配。

3. 漏写剂量

调剂人员在审剂量时，需注意查看处方中有无未标注剂量的情况。若发现未标注剂量，需联系原处方医师标注，否则不予调配。

4. 剂量涂改

调剂人员在审剂量时，需注意查看处方中有无涂改剂量的情况，若有涂改，需处方医师在涂改处签名，否则不予调配。

(三) 审剂型

中药饮片处方可以制成丸剂、膏剂、散剂、汤剂等，其中汤剂最为常用。处方所制剂型通常在处方正文的用法项下予以注明。调剂人员在接方后要审其剂型，并根据所在地的工作条件选择是否调配该方，对于需要临方制剂加工的处方，需进一步审核其药物的性质(如矿石类、纤维性、油脂类)及药物总重量是否可以配制，并向患者交代清楚相关事宜，经其同意后方可计价、调配。

(四) 审用法

中药饮片处方的用法主要是指服用或使用方法，临床常用内服和外用两种方法。调剂人员审方时应注意医师是否明确注明内服或外用，空腹、饭后、饭前或睡前，温服或凉服，洗浴、熏蒸或含漱等具体内容。若表述不确切，可及时联系处方医师，修改相关内容。

(五) 审处方前记和后记

调剂人员在审方时，还应查看处方前记与后记的翔实情况，以更好地审查处方正文内容。例如，成年已婚女性的处方要注意有无妊娠禁忌，老人与儿童的处方要注意用量是否过大等。若有不合理之处，需请处方医师及时更正，方可调配。对非正式处方，审方要格外慎重。

为便于学习，本书将审方的各方面内容分开叙述，而实际工作中，计价员、调配员和复核人均负有审方的责任。首先，计价员审方，在确认处方各项内容齐全、准确、清楚后方可计价；然后，调配员审方，在确认处方各项内容齐全、无不合理之处后方可配方；最后，复核人再审方，在确认处方与调配无误后方可发药。

拓展阅读

《大医精诚》一书，向我们展示了许多医者"侠之大者，义之大者"的无私奉献精神：济世救人、真心实意地为人民解除病痛的扁鹊；遍尝百草、著书济世、甘冒风险献身中国医学的李时珍；仗义疏财、助人为乐、毕生只为中医事业的孔伯华；献身中国医学事业的外籍医生白求恩；呕心沥血、鞠躬尽瘁、倾心于中国卫生事业的马海德；平凡岗位、超凡奉献的李琦……他们以青春、热血向我们诉说了一个亘古不变的箴言：奉献的天空最美丽！

要奉献，首先要有基础，一个基础扎实、业精、技精的人才能更好地服务大众。这就需要我们很好地学习医学知识，多吸取教训与经验，在前人的求医基础上取其精华、去其糟粕。另外，无私的奉献更需要我们具有高尚的医德医风，具有全心全意为人民服务、为人类医学事业奋斗终身的献身精神。只有思想高洁、全心为民的人，才能是无私奉献的人！

知识检测

一、单选题

1. 古医籍中记载的方剂称（ ）

A. 时方 B. 古方 C. 验方 D. 经方

2. 中药饮片处方正文一般不包括的内容有（ ）

A. 药名 B. 规格 C. 剂量 D. 剂数

3. 不在处方正文中书写的是（ ）

A. 医师的签名 B. 药品的名称 C. 药品的规格
D. 药品的数量 E. 药品的用法用量

4. 开具西药、中成药处方，每张处方开具的药品不得超过（ ）

A. 1种 B. 2种 C. 3种
D. 4种 E. 5种

5. 开具的处方以哪种方式表示处方的结束（ ）

A. 画一斜线并加句号 B. 画一句号 C. 画一斜线
D. 药师签名 E. 不做任何标识

二、多选题

1. 以下哪些药物需要特殊处理（ ）

A. 阿胶 B. 车前子 C. 制附子
D. 胖大海 E. 生石膏

2. 根据《处方管理办法》，属于药师对处方适宜性审核内容的是　　（　　）

A. 是否有并开现象　　B. 是否有重复给药的现象

C. 处方用药与临床诊断的相符性　　D. 处方书写是否清晰、完整

E. 是否有潜在临床意义的药物相互作用和配伍禁忌

3. 开具罂粟壳的处方和文字应为何种颜色　　（　　）

A. 淡绿色处方　　B. 白色处方

C. 红字　　D. 淡红色处方

E. 黑字

4. "四查十对"包括哪些内容　　（　　）

A. 查处方，对科别、姓名、年龄　　B. 查药品，对药名、剂型、规格、数量

C. 查配伍禁忌　　D. 对药品性状、用法用量

E. 查用药合理性，对临床诊断

5. 制附子不宜与以下哪些药物一起使用　　（　　）

A. 禹白附　　B. 清半夏

C. 水半夏　　D. 天花粉

E. 湖北贝母

【技能训练】

一、训练内容及要求

审核下列处方正文的相关内容，指出处方中的不恰当之处并说明。

处方 1	党参 9 g	茯苓 9 g	枳实 6 g	白芍 10 g
	二乌 24 g	川军 3 g	陈皮 6 g	瓜蒌 6 g
	沙参 6 g	甘草 6 g		
处方 2	黄芩 10 g	白芷 10 g	石膏 15 g	金铃子 10 g
	醋甘遂 6 g	茯苓 10 g	二术 20 g	生白芍 10 g
	甘草 6 g			
处方 3	天花粉 9 g	赤白芍 24 g	豆蔻 9 g	忍冬花 12 g
	川贝母 9 g	附子 18 g	丹参 10 g	甘草 6 g
处方 4	白术 18 g	云苓 12 g	半夏 6 g	枳壳实 20 g
	醋芫花 15 g	砂仁 6 g	陈皮 6 g	甘草 6 g
处方 5	女贞子 20 g	肉桂 9 g	玉片 10 g	牛膝 12 g
	茯苓 15 g	马钱子 1 g	石膏 30 g	赤石脂 12 g
	炒三仙 30 g			
处方 6	白鲜皮 10 g	半夏 9 g	金银花 10 g	防风 9 g
	山槐根 10 g	白芷 15 g	苍白术 20 g	砒石 0.9 g
	制川乌 6 g	甘草 3 g		

处方 7	川芎 10 g	陈皮 12 g	天仙子 6 g	人参 9 g
	细辛 3 g	桃红 18 g	郁金 12 g	元胡 9 g
	五灵脂 6 g	甘草 3 g		
处方 8	熟地 12 g	山药 10 g	山茱萸 12 g	芡实 15 g
	龙牡 30 g	玄参 12 g	金樱子 9 g	藜芦 1 g
	泽泻 9 g	丹皮 9 g	潼蒺藜 12 g	
处方 9	山药 12 g	白术 12 g	陈皮 9 g	丁香 9 g
	杏仁 9 g	二母 20 g	麦冬 12 g	罂粟壳 9 g
	郁金 9 g	黄草 9 g		
处方 10	棱术 20 g	冰片 2 g	芒硝 15 g	朱砂 1 g
	栀子 10 g	黄芩 10 g	味连 10 g	硫黄 3 g
	连翘 15 g	甘草 5 g		

二、训练效果评价

中药处方审核实训效果评价表

项目	审方要求	计分项目	得分
处方格式	处方前记从科别、日期、性别、年龄等方面是否符合《处方管理办法》相关规定，找出处方中不规范之处。		
	处方后记从医师签名、剂数、药价、取药号等方面是否符合《处方管理办法》相关规定，找出处方中不规范之处。		
	处方类别从普通处方、儿科处方、急诊处方、外用处方等是否符合《处方管理办法》相关规定，找出处方中不规范之处。		
处方药物用名	处方药物用名以《中国药典》(2025 年版)为依据，正确书写药名和炮制品名，找出不规范药物用名。		
临床诊断	找出处方不规范适应证用语。		
配伍禁忌	妊娠禁忌、“十九畏”、“十八反”等配伍禁忌以《中国药典》(2025 年版)为依据，找出处方中不规范之处。		
有毒中药	有毒中药的限量以《中国药典》(2025 年版)为准，找出处方中有毒中药用量不规范之处。		
煎法、服法、用量	找出处方中煎法、服法、用量的不规范之处。		
特殊用法	先煎的中药以《中国药典》(2025 年版)为准。		
	后下的中药以《中国药典》(2025 年版)为准。		
	包煎的中药以《中国药典》(2025 年版)为准。		

注：一个处方中以上项目不规范之处正确找出 1 处并修改者，得 1 分。

项目三 饮片处方调配

学习目标

知识目标

（1）掌握处方调配的正确流程。

（2）熟悉调配的准备工作。

（3）了解调配过程中出现的问题及解决方法。

技能目标

（1）能正确调配处方。

（2）能完成中药房的值班工作。

素质目标

培养认真细致的工作态度和高度负责的敬业精神。

导学情景

情景描述：

小王考取了中药师资格证，可以正式上岗调配处方了。她将每天的工作流程写在了本子上，开始做调配的准备工作。今天负责复核的是具有中级职称的李药师。

学前导语：

1. 调配之前的准备工作有哪些？

2. 每天调配工作结束之后的工作有哪些？

任务一 调配前的准备工作

处方调配是中药房最重要的工作，但是中药房的日常工作远不止这些。在调配开始之前，中药房还有许多准备工作需要完成。

一、核对毒性药柜和贵重药柜

由于毒性中药需要特殊管理，因此每个当班的药师在接班之前，都要打开药柜，核对毒性中药的品种和数目与登记册上的账目是否相符。如果有不符的情况，要及时查找原因并处理。

课堂讨论

小王第一天值班，发现生半夏的数量与账目相比少了 30 g，并且也没有处方。小王非常紧张，马上找到组长。组长说："你看看其他的毒性药品，有没有可能是一张处方开具了两种毒性药材，所以处方夹在另一种药材的处方夹里面了，生半夏的处方夹里应该有一张纸条。"小王在生天南星的处方夹里发现了这张处方，果然是医师开具了生半夏和生天南星，生半夏的处方夹里面确实有一张纸条写着患者姓名和处方用量，并标明处方在生天南星的处方夹里面，但是忘记给生半夏登记消耗数目了。小王解决了这件事情，心想自己以后一定要认真登记数目，粗心会给其他同事的工作造成麻烦。

《中国药典》将有毒中药分为三级：有大毒、有毒和有小毒（表2-3-1、表2-3-2）。

表2-3-1 标识“大毒”的中药（8种）

序号	正名	功效	用法用量
1	川乌	祛风除湿，温经止痛	炮制后用
2	马钱子	通络止痛，散结消肿	0.3～0.6 g，炮制后入丸散用
3	天仙子	解痉止痛，平喘，安神	0.06～0.6 g
4	巴豆霜	峻下冷积，逐水退肿，豁痰利咽；外用蚀疮	0.1～0.3 g，多入丸散用。外用适量
5	红粉	拔毒，除脓，祛腐，生肌	只可外用，不可内服
6	闹羊花	祛风除湿，散瘀定痛	0.6～1.5 g，酒浸或入丸散用
7	草乌	祛风除湿，温经止痛	炮制后用
8	斑蝥	破血逐瘀，散结消癥，攻毒蚀疮	0.03～0.06 g，炮制后多入丸散用。外用适量，不宜大面积使用

表2-3-2 标识“有毒”的中药（42种）

序号	正名	功效	用法用量
1	三颗针	清热燥湿，泻火解毒	9～15 g
2	干漆	破瘀通经，消积杀虫	2～5 g
3	土荆皮	杀虫，疗癣，止痒	外用适量
4	山豆根	清热解毒，消肿利咽	3～6 g
5	千金子	泻下逐水，破血消癥；外用疗癣蚀疣	1～2 g，去壳，去油用，多入丸散用。外用适量，捣烂敷患处
6	千金子霜	泻下逐水，破血消癥；外用疗癣蚀疣	0.5～1 g，多入丸散用。外用适量
7	制川乌	祛风除湿，温经止痛	1.5～3 g，宜先煎、久煎
8	天南星	散结消肿。外用治痈肿，蛇虫咬伤	外用适量，研末以醋或酒调敷患处。生品内服宜慎
9	制天南星	燥湿化痰，祛风止痉，散结消肿	3～9 g
10	木鳖子	散结消肿，攻毒疗疮	0.9～1.2 g
11	甘遂	泻水逐饮，消肿散结	0.5～1.5 g，炮制后多入丸散用
12	仙茅	补肾阳，强筋骨，祛寒湿	3～10 g

续表

序号	正名	功效	用法用量
13	白附子	祛风痰,定惊搐,解毒散结,止痛	3～6 g。一般炮制后用,外用生品适量
14	白果	敛肺定喘,止带缩尿	5～10 g
15	白屈菜	解痉止痛,止咳平喘	9～18 g
16	半夏	燥湿化痰,降逆止呕,消痞散结	内服一般炮制后使用,3～9 g
17	朱砂	清心镇惊,安神,明目,解毒	0.1～0.5 g,多入丸散用,不入煎剂
18	华山参	温肺祛痰,平喘止咳,安神镇惊	0.1～0.2 g
19	全蝎	息风镇痉,通络止痛,攻毒散结	3～6 g
20	芫花	泻水逐饮;外用杀虫疗疮	1.5～3 g。醋芫花研末吞服,一次0.6～0.9 g,一日1次
21	苍耳子	散风寒,通鼻窍,祛风湿	3～10 g
22	两头尖	祛风湿,消痈肿	1～3 g
23	附子	回阳救逆,补火助阳,散寒止痛	3～15 g,先煎,久煎
24	苦楝皮	杀虫,疗癣	3～6 g
25	金钱白花蛇	祛风,通络,止痉	2～5 g。研粉吞服1～1.5 g
26	京大戟	泻水逐饮,消肿散结	1.5～3 g。入丸散服,每次1 g;内服醋制用
27	制草乌	祛风除湿,温经止痛	1.5～3 g,宜先煎、久煎
28	牵牛子	泻水通便,消痰涤饮,杀虫攻积	3～6 g
29	轻粉	外用杀虫,攻毒,敛疮;内服祛痰消积,逐水通便	外用适量,研末掺敷患处。内服每次0.1～0.2 g,一日1～2次,多入丸剂或装胶囊服,服后漱口
30	香加皮	利水消肿,祛风湿,强筋骨	3～6 g
31	洋金花	平喘止咳,解痉定痛	0.3～0.6 g,宜入丸散;亦可作卷烟分次燃吸(一日量不超过1.5 g)
32	臭灵丹草	清热解毒,止咳祛痰	9～15 g
33	狼毒	散结,杀虫	熬膏外敷
34	常山	涌吐痰涎,截疟	5～9 g
35	商陆	逐水消肿,通利二便;外用解毒散结	3～9 g
36	硫黄	外用解毒杀虫疗疮;内服补火助阳通便	外用适量,研末,油调涂敷患处。内服1.5～3 g,炮制后入丸散用

续表

序号	正名	功效	用法用量
37	雄黄	解毒杀虫，燥湿祛痰，截疟	0.05～0.1 g，入丸散用。外用适量，熏涂患处
38	蓖麻子	泻下通滞，消肿拔毒	2～5 g
39	蜈蚣	息风镇痉，通络止痛，攻毒散结	3～5 g
40	罂粟壳	敛肺，涩肠，止痛	3～6 g
41	蕲蛇	祛风，通络，止痉	3～9 g；研末吞服，一次 1～1.5 g，一日 2～3 次
42	蟾酥	解毒，止痛，开窍醒神	0.015～0.03 g，多入丸散用。外用适量

贵重药材品种如冬虫夏草、海马、鹿茸、西洋参、三七、人参、狗鞭、鹿鞭等须专柜陈列。

二、清理配剂台，添加调配用品

“磨刀不误砍柴工。”在调配工作开始之前，要清理好配剂台，添加纸袋，给订书机加钉书钉。一旦接收到患者的处方，要在最短的时间内调配好，做好用药交代，接受患者咨询。

任务二 饮片处方调配的流程

一、调配的基本原则

目前处方都是付过费才会交到中药房，但是中药师是中药质量的第一责任人，无论是处方问题还是收费问题，中药师都要及时发现并处理。

1. 按处方药名顺序依次抓配

横写的处方从左上角开始，向右逐味、逐行抓配；竖写的处方从右上角开始，向下逐味、逐列抓配。

2. 看一味抓一味

看处方一定要看清楚药名、剂量、脚注。

3. 铊绳定位，再抓药

先将铊绳移至需要称量的戥星上，用拇指压住，然后找药斗，右手拉斗，抓药。戥盘靠近药斗，手心向上将药取出，至戥盘上方翻手放药。对于海金沙、蒲黄、松花粉等细小粉末类药物，调配时可用小勺盛取。只可用手由药斗内向戥盘抓药，不允许直接用戥盘由药斗内盛药。

4. 提戥齐眉，随手推斗

抓药后，右手提毫使戥盘悬空，左手稍离开戥杆，提戥齐目。戥杆呈水平状态时，表明称量准确，若戥杆偏高偏低，则需适量增减药物，至戥杆平衡为止。称完一味药后要顺手将药斗推回，既避免药味污染，又保持药斗整体美观，也不影响自己和别人操作。

5. 等量递减，逐剂复戥

调配一方多剂药时，可一次称出多剂单味药的总量(称取克数=单味药剂量×剂数)再按剂数分开，称为“分剂量”。分剂量时要每倒一次，称量一次，即“等量递减，逐剂复戥”。不可凭主观臆测以手代戥，随意估量分剂或抓配。每一剂的重量误差应控制在±5%以内。调剂员应练就“一抓准”的本领，以提高配方速度。

调配代煎药时，可不分剂量，只需称出每味药的总量，将其倒在包装纸或盛药盘内，复核后装入煎药袋即可。

6. 脚注药物，及时处理

处方中有需特殊处理的药品，如先煎、后下、包煎、烊化等要单包成小包，写上药名、用法或盖上脚注章，将小包放在大包里。不要把脚注药放到最后处理，以免遗忘。

7. 倒药时按方序逐味摆放

为便于复核，从戥秤向包装纸或盛药盘倒药时，要按药物在处方上所列的顺序排列。例如，处方第一个药名在左上角，那么该药也倒在盘内左上角。每味药倒得要集中一些，两味药尽量不要相互压盖，更不能混放一堆。对体质松泡而量大的饮片如灯心草、通草、夏枯草、淫羊藿等应先称，以免覆盖前药，对黏性大的药物如熟地、龙眼肉、瓜蒌等可后称，放在其他药味之上，以免沾染包装用纸或盛药盘。

8. 部分中药要捣碎

处方中有质地坚硬的矿物类、动物贝壳类和果实种子类中药，调配时需用冲筒临时捣碎后再分剂量，以利于煎出有效成分。在使用冲筒前，须先检查筒内是否洁净，有无残渣或粉末。凡捣碎毒性中药或有特殊气味的中药后，应及时将冲筒洗刷干净，以免串味串性，影响疗效或发生事故。临时捣碎以适度为宜。

9. 自查与签名盖章

调配完一方后，先将戥秤放好，自行逐味检查一遍，确认无误后在处方上签名，再交由复核药师进行复核。

二、调配后的工作

1. 包装捆扎

见本模块项目四任务二“包装”。

2. 清场

调配完一份中药，要及时清理调剂台和调剂盘，为下一份中药的调配做好准备，及时清场也可以避免遗漏。

3. 发药交代

发药交代非常重要，特别是需要患者自行煎煮的中药。首先核对患者的取药凭证，无误后将中药交给患者或家属，同时交代好煎药方法、服用方法、注意事项等，有特殊处理的小包要交代清楚。“四查十对”同样适用于中药窗口的发药工作。一般中药袋上都有煎药方法和药房电话，叮嘱患者有必要时可以拨打电话咨询。耐心解答患者的疑问，做到礼貌周到。

课堂讨论

小王开始处方调配工作。她接收了一张手写处方，调配完处方之后，在电脑上核对收费的情况，发现有一味中药医师开的是“岗稔根”，收费处收的是“岗梅根”。李药师核对过小王的药，是没有问题的。于是小王呼叫患者，对患者说：“请您去收费处改一下，这一味药收费有问题。”不一会儿，患者又拿着处方回来了，小王再次核对，这次收费是正确的。

拓展阅读

中药是我国传统医学的瑰宝。几千年来，在中医理论的指导下，中药以其独特的药性和调理功效，为人类健康事业作出了巨大的贡献。然而，在日常生活中，我们对于中药仍然存在很多疑惑和误解。为了更好地了解中药，需要明确以下几点。

首先，中药扮演着重要的角色，但不是万能药。很多人对中药有一种神奇的幻想，认为只要使用中药就能治愈各种疾病。然而，中药并非万能药，它具有一定的适应证和禁忌证。不同的中药适用于不同的疾病，而且使用中药也需要掌握一定的用药原则，如药物剂量、用药时间、饮食禁忌等。因此，在使用中药时，我们应该明确中药的作用和使用方法，避免不必要的误解和风险。

其次，中药与西药并不冲突，可以相互结合。在现代医学中，中药和西药并不是对立的两种观念，而是可以相互结合的治疗方法。中药以其辨证施治的理论，从调节内环境的角度来综合治疗疾病。而西药则以其快速、精确的作用机理，可以针对某些特定疾病起到迅速缓解的作用。因此，在治疗疾病时，中药和西药并不是对立的选择，可以根据具体情况相互结合，在综合治疗中发挥各自的优势。

另外，中药的疗效需要长期积累。中药的疗效并非一蹴而就，需要患者坚持使用一段时间才能产生显著的效果。很多人在使用中药时，期望能够立即见效，但这种心态是不现实的。中药具有调理身体的作用，需要通过长期的调理和体质改善才能达到预期的效果。因此，在使用中药时需要耐心和坚持，切忌急躁和贪图速效。

此外，中药的质量与功效有着密切关系。中药的质量对于药物的功效有着很大的影响。如果使用劣质的中药，可能会导致不良反应和治疗效果不佳。因此，在选择中药时，我们应该选择有口碑和信誉的药店购买药材，或者在医师指导下购买药材。另外，我们也可以通过药材的外观、气味和查看生产厂家的资质及检验报告等来判断药材的质量。

最后，中药的使用应该遵循科学的原则。中药的使用不应该只凭个人经验和感觉，而应该有科学的依据和规范的用药方法。在服用中药时，应该注重掌握用药的时间、剂量和用量，遵循医师的建议，切忌盲目随意服用。

知识检测

一、单选题

1. 小王调配处方时，看见最末尾一味药写着车前子，小王应该（　　）

A. 按医师开方顺序抓药　　B. 把车前子提前另外包好，写上包煎

C. 医师没写包煎，就和其他药放一起　　D. 最后处理车前子

2. 谁是中药质量的第一责任人（　　）

A. 医师　　B. 收费员　　C. 院长　　D. 中药师

3. 处方调配完后，应该 （　　）

A. 立刻发给患者　　B. 先自查，签名，再复核

C. 直接复核　　D. 直接签名，再复核

4. 调配处方时，对有配伍禁忌或者超剂量的处方，应当拒绝调配；必要时，调配须经 （　　）

A. 主管院长批准

B. 药剂科主任批准

C. 处方医师确认或者重新开具处方

D. 副主任医师以上人员签字

5. 中药饮片调配每剂重量误差应当在 （　　）

A. ±1%以内　　B. ±3%以内　　C. ±5%以内

D. ±8%以内　　E. ±10%以内

二、多选题

1. 调配处方时，以下哪些情况需要先解决才能调配处方 （　　）

A. 正文字迹不清　　B. 重复开药　　C. 药房缺药

D. 有配伍禁忌　　E. 患者催促

2. 以下哪些情况是不对的 （　　）

A. 快速抓药，不用复核

B. 直接把药发给患者，不必交代

C. 拿到处方立刻调配，不用细看

D. 调配前不清洁戥秤和调剂台

E. 调配后不清洁戥秤和调剂台

3. 调配处方时，可以 （　　）

A. 把所有的药堆在一起　　B. 按顺序称药

C. 特殊药物先包好，免得遗忘　　D. 先称取离自己近的中药

E. 照方抓药，不必思考

4. 调配处方时，以下哪些行为是错误的 （　　）

A. 凭经验分剂量　　B. 等量递减

C. 逐剂复戥　　D. 看药物大小分剂量

E. 随手抓分剂量

5. 以下哪些中药，如医师开具正名，应付炮制品 （　　）

A. 半夏　　B. 附子　　C. 桑叶

D. 麻黄　　E. 肉桂

【技能训练】

一、训练内容及要求

1. 教师现场书写两张10味药的处方，并准备两组中药，每组12味药，需包含特殊煎法。

2. 学生随机选择一张处方并选择合适位置进行处方调配。

二、训练效果评价

处方调配实训效果评价表

项目	要求与扣分标准	扣分项目	得分
1. 审核处方（10分）	单独进行。		
2. 验戥准备（5分）	着装（束紧袖口）、戴帽（前面不漏头发），衣帽清洁，双手清洁、指甲合格，得1分，否则扣1分。		
	检查戥秤是否洁净，包装纸等是否整齐放置，均检查得1分，否则扣1分。		
	持戥（左手持戥，手心向上），查戥，校戥（面向裁判，左手不挨戥），得3分，否则扣3分。		
3. 分戥称量（5分）	调配时逐剂减戥称量的得5分；一次未减戥称量或大把抓药或总量称定后凭经验估分的扣1分。		
4. 按序调配、单味分列（10分）	按序调配、单味分列，无混杂、散落、遗漏、错配等现象的得10分；称量排放顺序混乱的扣1分；药物混杂的扣1分；药物撒在台面上未拣回或撒在地上的扣1分；抓错一味药扣10分。		
5. 单包注明（5分）	应先煎、后下等特殊药物按规定单包并注明（三个小包都注明药名、特殊处理方法）的得5分；未单包的扣5分，单包后未注明或标注错误的扣1分。		
6. 复核装袋（5分）	处方调配完毕后看方对药，认真核对，确认无误后装袋折口，处方签字、药袋上注明处方号的得5分；核对不认真，没有看方对药的扣0.5分；存在缺味、错配现象的扣3分；装袋后未折口的扣0.5分，药袋未标注处方号的扣0.5分；每个药袋均需写明患者姓名、性别、年龄，不合要求的扣0.5分。		
7. 发药交代（5分）	发药交代的内容（煎煮器具、加水量、浸泡时间、煎药时间、饮食禁忌等）均按要求在药袋上注明的得5分；未注明的扣5分；标注时有漏项的每项扣1分。		
8. 及时清场（5分）	调配工作完成后及时清场，做到物归原处、清洁戥盘、戥秤复原、工作台整洁的得5分；戥盘未清洁扣1分；戥秤未复原扣1分；工作台不整洁扣2分。		
9. 总量误差率（15分）	低于±1%的，得15分；±(1.01～2.00)%的，得12分；±(2.01～3.00)%的，得9分；±(3.01～4.00)%的，得6分；±(4.01～5.00)%的，得3分；超过±5%的不得分。		

续表

项目	要求与扣分标准	扣分项目	得分
10. 单剂最大误差率（15分）	低于±1%的，得15分；±(1.01～2.00)%的，得12分；±(2.01～3.00)%的，得9分；±(3.01～4.00)%的，得6分；±(4.01～5.00)%的，得3分；超过±5%的，不得分。		
11. 调配时间（20分）	在9分钟内完成的，得20分；在9.01～10分钟内完成的，得19分；在10.01～11分钟内完成的，得18分；在11.01～12分钟内完成的，得17分；在12.01～13分钟内完成的，得15分；在13.01～14分钟内完成的，得10分；在14.01～15分钟内完成的，得5分；超过15分钟的，不得分。		
合计			

称重记录及称量误差率计算表

编号	第一剂重量/g		第二剂重量/g		第三剂重量/g		三剂总净重量/g	三剂总量误差率/%	单剂最大误差率/%
	毛		毛		毛				
	净		净		净				
	毛		毛		毛				
	净		净		净				
	毛		毛		毛				
	净		净		净				
	毛		毛		毛				
	净		净		净				
	毛		毛		毛				
	净		净		净				
	毛		毛		毛				
	净		净		净				

项目四　复核与包装

学习目标

知识目标

(1) 掌握中药饮片处方复核的主要内容与注意事项。

(2) 掌握中药饮片的包装和捆扎方法。

技能目标

(1) 能够对调配好的中药饮片进行全面、准确的复核。

(2) 能够对中药饮片进行包装和捆扎。

素质目标

(1) 培养耐心、细致的工作态度。

(2) 培养安全至上、以人为本的精神。

任务一　复核

导学情景

情景描述：

李药师每天最主要的工作就是进行处方的复核，复核处方是发药之前的最后一关，而自己就是这个关口的守关人。经过她签字复核的处方才能够顺利到达患者手中。已经有十余年中药房工作经验的李药师，完成主管药师评定的第二年就走上了处方复核的工作岗位。她对于处方调配流程和每一个环节的工作都非常熟悉。这项工作除了专业的知识，更需要兢兢业业的工作态度，把患者安全用药铭记于心。

学前导语：

1. 为什么要进行复核？
2. 李药师的工作内容有哪些？

复核是确保用药安全的关键，已调配好的处方在配方者自查的基础上，需由责任心强、业务水平高、经验丰富的中药师再进行一次全面细致的核对，以确保调配处方的质量，避免用药差错的发生。复核又称校对，是指复核人员对调配的药品按处方逐项进行全面细致的核对。调配好的中药饮片必须经复核后方可发出。

一、复核的常规要求

(1) 复验称药工具是否准确。

(2) 审查处方中有无相反、相畏、妊娠禁忌等药物，毒性药是否超量，贵重药、自费药调配处理是否得当。

(3) 核对调配好的药物有无错味、漏味、多味和掺杂异物。

(4) 审查需特殊煎煮或处理的药味，如先煎、另煎、后下、烊化、包煎、冲服等是否另包并注明用法。单包的药味要拆包复核。

(5) 检查饮片质量有无虫蛀、发霉变质，有无该制不制、生制不分，整药、籽药该捣未捣，调配处方有无乱代乱用等情况，若发现问题及时调换。

(6) 核对称取的分量、调配剂数与处方是否相符，审核剂量包括单味药剂量、每剂药总量和各药剂间的分帖量。每剂药的剂量误差应小于±5%，必要时要复称。

(7) 若为代煎药，还需复核煎药凭证与处方上的姓名、送药日期、时间、地址、药帖(服)数等是否相符。

(8) 审核处方上医师签字、调剂员签字是否齐全。

二、注意事项

(1) 中药饮片调配完成后，必须经第二人复核，未经复核的药剂不得发出。

(2) 复核时必须思想集中、高度负责，一张处方必须一次复核完毕，中途不能做与复核无关的事情，复核率应达到100%。

(3) 处方经全面复核无误后，必须签字或者加盖专用签章，核对人员方可包装药品。

课堂讨论

张药师每天复核很多处方，工作量很大，有时候会很疲惫，而且复核中几乎没有出现什么错误的处方。正好药房新来了一名实习生，经过简单的指导之后，他就把部分复核的工作交给实习生来完成，直接签上自己的名字。请问这种行为的错误之处在哪里？

【技能训练】

一、训练内容及要求

由一名学生根据处方进行调配，另一名学生进行复核，然后交换角色。要求按处方复核内容进行复核，并做好记录。

二、训练效果评价

处方复核实训效果评价表

考核内容	技能要求	分值	得分
复核	查验称药工具	5	
	审核处方有无配伍禁忌、妊娠禁忌药物	5	
	检查毒性药、贵细药、自费药处理是否得当	10	
	检查调配的剂数与处方是否相符	5	
	检查药味数与处方味数是否相符，有无多配、漏配现象	5	
	检查所调配的药物与处方药味是否相符，有无错配	10	
	核对称取的分量，称量单味药的重量和每剂的总重量，要求每剂药的剂量误差小于±5%	20	
	特殊处理的饮片是否另包，并写上药名与煎煮用法	20	
	整药、籽药是否捣碎，处方应付是否正确	10	
	所配药物质量是否合格，有无发霉、虫蛀等变质现象	5	
	复核完毕后签名或盖章	5	
成绩		100	

点滴积累

1. 复核又称为校对，包括处方审核、药味复核、药量复核、调配剂数和饮片质量复核，以及医师和调剂员签字是否规范，代煎药凭证与处方的一致性等。

2. 中药饮片必须经第二人100%复核后，方可签字包装药品。

任务二 包装

导学情景

情景描述：

实习生小王来到中药房，因平时就熟悉中药饮片的摆放位置，忙碌的时候就帮忙打包。但是她包装的药包很容易散开，或者力气稍微大一点纸就破了。她很是气馁，后来在指导老师的耐心教导下，经过反复练习，终于学会了打包，而且包得越来越好。

学前导语：

1. 你认为用纸包装中药有什么优势？

2. 你会包装中药吗？

包装是指用纸或纸袋包装中药饮片的包扎操作过程。中药饮片的包装捆扎技术是中医药传统文化的体现，中药调剂工作者应熟练掌握该项技能，做到所包之药不松不漏，牢固美观。虽然各地包药、捆扎的操作方法不尽相同，但均以熟练快速、整齐美观、包扎牢固为目的。具体要求是：

（1）要根据每剂药物的药量和质地选择大小适宜的包装用纸。

（2）需单包的小包应规矩整齐。粉末药、细小籽粒药、贵细药用两层纸张包装，以防遗漏。小包应放于群药之上，以提示用药者按规定煎煮和服用。

（3）药包捆扎需松紧适宜，扎十字结，不变包型，捆包顶端留有提系，便于提拎。

（4）在包装上注明患者姓名、煎法、服法等内容。

一、特殊处理小包包装

（一）四方形小包包法

四方形小包适合于一般特殊处理的中药饮片（粉末类除外）。四方形小包分步操作见图2-4-1。

（1）左手将小包挑起，并托于右手手心上。

（2）将小包装纸的下角向上折叠，下角与上角平行对齐，双手拇指掐住两侧。

（3）将左角折向中间；与之对称处的右角也折向中间，将多余的纸角折回。

（4）将左右两侧的纸边折压平整，并压出两条线。

（5）将小包的上角向内折。

（6）多余的纸角掖入小包口，并双掖口（需要包煎的品种，还需放入布袋一个），在小包上（图示折扣面背面）写明饮片的处理方法。

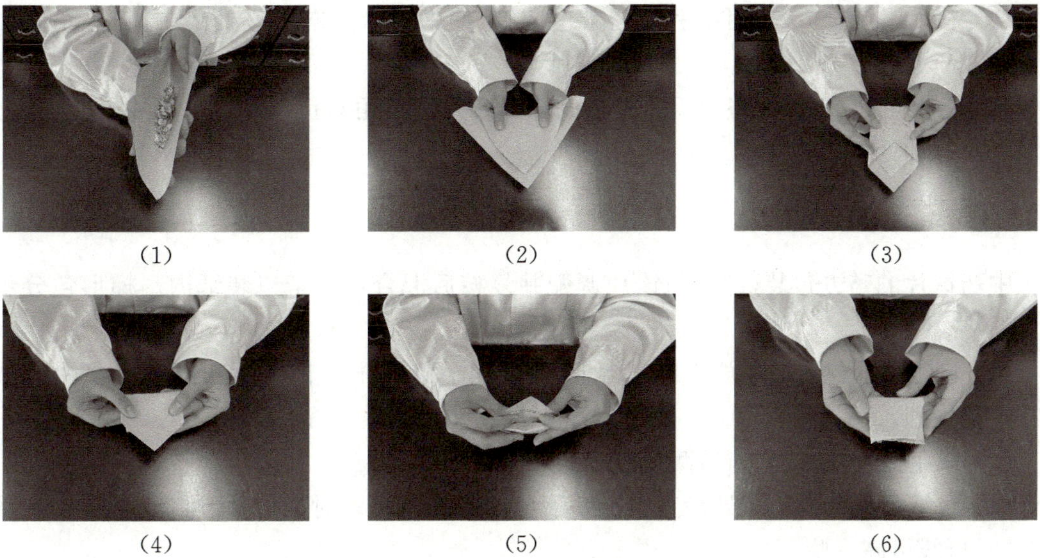

图 2-4-1　四方形小包分步操作图示

（二）长方形小包包法

长方形小包适合于特殊处理中药饮片中的粉末或细小种子类，如蒲黄、海金沙、滑石粉等。长方形小包分步操作见图 2-4-2。

(1) 将正方形包装纸平放于调剂台上，使其四个角对准上下左右四个方位，把中药饮片放在纸的中间。

(2) 将纸的下角向上角方向对折。饮片量较多时，对折线可低一些；饮片量较少时，对折线可高一些。

(3) 再折一层，防止粉末状或细小种子类药物撒漏。

(4) 将右角向左对折约 1/3。

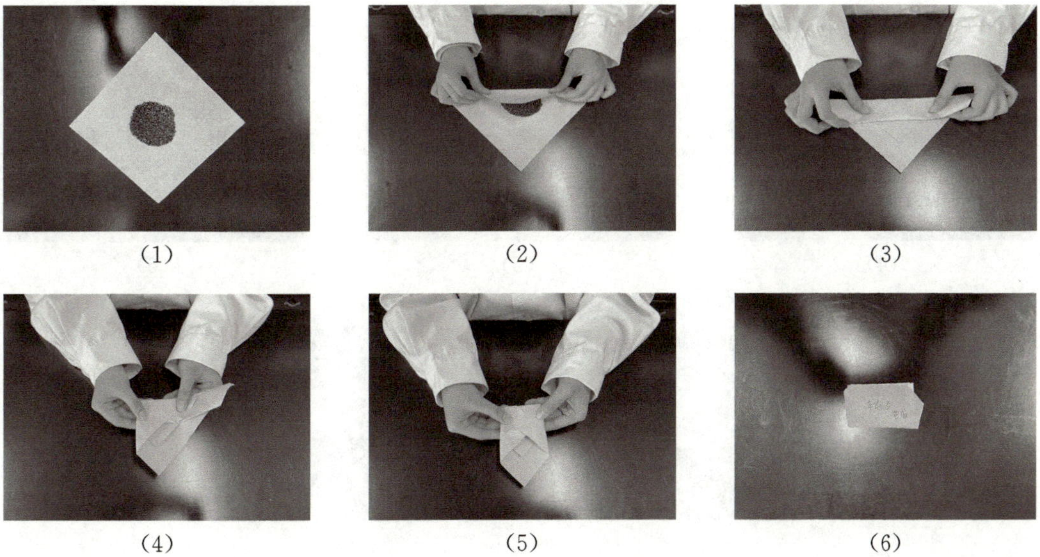

图 2-4-2　长方形小包分步操作图示

(5) 右手捏住对折处，用左手指轻敲包装纸，使中药饮片向中心处集中，将左角向右对折约 1/3。

(6) 将上角向下对折，将对折后剩余的上角塞入左右角对折形成的夹缝中，在小包上注明饮片名称和处理的方法。

二、中药饮片整方包装

中药饮片的整方包装，即中药饮片调配并复核后混合包装于包装纸内。梯形包分步操作见图 2-4-3。

(1) 将正方形包装纸平放于调剂台上，使其四个角对准上下左右四个方位，把中药饮片放在纸的中间。

(2) 双手提起，将纸的前后两角对齐。

(3) 将纸角上部约 1/4 处沿直线折叠下压。饮片量较多时，对折线可低一些；饮片量较少时，对折线可高一些。

(4) 右手掐住中间折纸处，并压住包装右角，左手压出折痕。

(5) 将包装左角折至中央并下压，右手松开。

(6) 左手掐住包装中间处，抬起包装右侧，将右角折至中间。

(7) 将包装放平，中间处向内掖口折叠两次。

(8) 整理包装后形成四个角，使其平整。

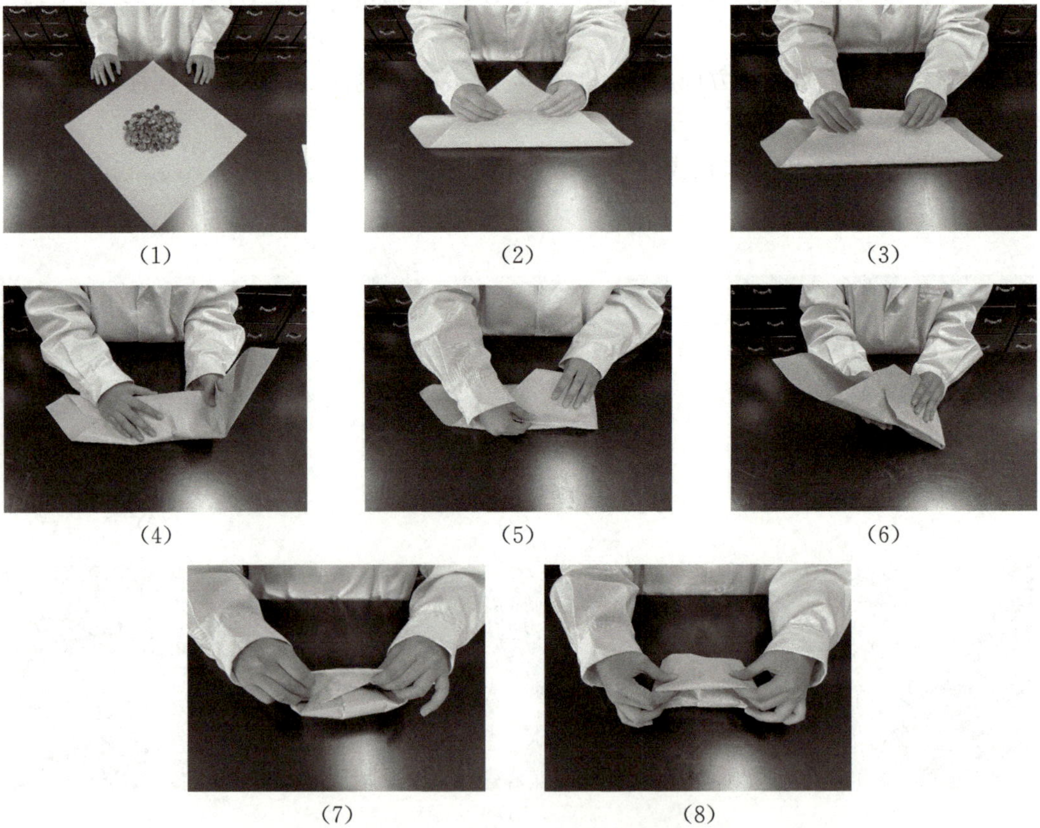

图 2-4-3　梯形包分步操作图示

三、捆扎

捆扎方法分步操作见图 2-4-4。

(1) 摆放药包:通常第一药包的折扣面朝下,因为此面有多层包药纸比较厚实不易磨破,其他药包交叉摆放,最后一包折扣面朝上。

(2) 处方摆放:将处方置于最上方,并将处方前记部分外露,以便发药时核对信息。

(3) 捆扎步骤:① 左手握绳,将其压于药包中心位置,右手向下拉绳。注意捆扎绳头预留的长度要适宜。② 右手将绳由药包底部向上绕至顶部。③ 左手依然压绳一端于药包中心,右手旋转药包使绳成十字交叉。④ 左手再次拉紧绳一端,右手向下拉绳,将绳由底部绕至顶部。⑤ 将药包旋转,使绳的两端交叉后拧在一起。⑥ 将绳的两端分别从左右两侧捆扎绳绕出,打结。⑦ 捆扎绳头要留出四根手指的长度,打活结,方便患者拎药包。

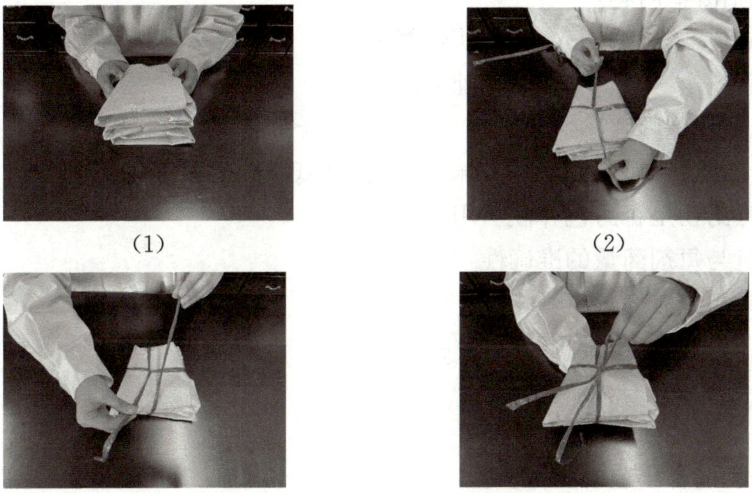

(1)　(2)　(3)　(4)

图 2-4-4　捆扎方法分步操作图示

【技能训练】

一、训练内容及要求

学生自己练习包药和捆扎,要求熟练掌握包药和捆扎方法。

二、训练效果评价

包药与捆扎实训效果评价表

考核内容	技能要求	分值	得分
包药	包药动作熟练、规范	10	
	药包不松不散、牢固美观	50	
	小包注明药名及处理方法	10	
	2 分钟之内包一个大包和一个小包	10	

续表

考核内容	技能要求	分值	得分
捆扎	药包摆放正确	5	
	附上处方	5	
	捆扎结实、牢固，便于提拎	10	
成绩		100	

知识检测

一、多选题

1. 复核操作包括哪些内容 （ ）

A. 药味复核 B. 药量复核 C. 饮片质量

D. 签字是否齐全 E. 处方审核

2. 药味复核包括哪些内容 （ ）

A. 处方药味是否有错配、漏配、多味和掺杂异物现象

B. 特殊煎煮药物是否另包并注明用法

C. 每味药量与每剂药量的准确性

D. 调配剂数与处方剂数是否相符

E. 剧毒药、贵重药应用是否适当

二、简答题

1. 复核操作包括哪些内容？

2. 简述特殊处理品种小包的操作步骤。

3. 简述中药饮片整方包装的操作步骤。

项目五　发药与用药指导

学习目标

知识目标

(1) 掌握汤药的基本用法和饮食禁忌等内容。

(2) 熟悉发药时的注意事项。

技能目标

会按照发药操作规程进行发药，能向患者说明药物的服用方法和饮食禁忌等内容，并能准确回答出患者提出的有关用药问题。

素质目标

(1) 培养以人为本、安全用药的思想。

(2) 培养同情心和耐心，形成良好的沟通技巧。

任务一　发药时的注意事项

导学情景

情景描述：

随着天气转凉，患者变多，中药房的工作量也增加了很多。很多患者在中药房窗口附近等待叫号，发药的工作也变得忙碌起来。针对这种情况，陈药师制作了小卡片，记载了中药的煎煮方法、服药方法和时间等常见问题，缩短了发药时间，提高了服务的效率，获得患者的一致好评。

学前导语：

1. 发药时要向患者交代哪些内容？
2. 发药时有哪些礼貌用语？

发药是中药调剂工作的最后一个环节，必须把好这一关。对调配装(包)好的药剂，发药人员应再次核对，无误后立即发给患者；同时，发药人员须熟练掌握汤剂制备及使用的相关知识，根据不同患者的药剂做好发药交代。发药工作虽简单，但稍有疏忽错发药剂，后果将不堪设想，因此发药人员一定要思想集中、主动热情。发药时的注意事项如下。

(1) 核对取药凭证号码，问清患者姓名、药剂帖数及交款凭证等，以防错发、漏发药品而发生事故。

(2) 处方中需特殊处理的药物或需另加的药引，以及煎法、用法、服法、服药禁忌等须向患者说明。特别是内有贵细药或毒麻药品时，更要耐心细致地向患者解释清楚，切忌简单生硬或含糊回答。

(3) 注意检查药品包扎是否牢固、美观，药袋有无破损。

(4) 检查附带药品是否齐全。

(5) 检查内服、外用药是否用专用包装，外用药是否标明用法并向患者(取药者)特别说明。

（6）发现差错要立即纠正，不得隐瞒，并向领导汇报。

（7）耐心解答患者相关的咨询，最后应附带礼貌用语。

（8）发药人在处方上签字或加盖专用签章。处方留存备查。

知识链接

处方保管

处方由调剂处方药品的医疗机构或经营单位妥善保存。药师应当对麻醉药品和第一类精神药品处方按年、月、日逐日编制顺序号。普通处方、急诊处方、儿科处方保存期限为1年，医疗用毒性药品、第二类精神药品处方保存期限为2年，麻醉药品和第一类精神药品处方保存期限为3年。处方保存期满后，经医疗机构主要负责人批准、登记备案，方可销毁。

任务二　发药时的用药指导

药师是医嘱的执行者，发药时的交代至关重要，是患者准确、安全、有效使用药物的保证。

一、交代单包药的煎法用法

处方中需特殊处理的药物在调配复核后已经单包，并注明了药名和特殊用法，发药人员在发药时还要向取药者口头交代清楚单包药名称、煎法、服法和用法等内容，如先煎、后下、包煎等。

二、交代药引的选取和使用

药引又称引药、药引子，指某些药物能引导其他药物的药力到达病变部位或某一经脉，起“向导”的作用。另外，药引还有增强疗效、解毒、护胃、矫味等作用。药引在治疗上虽只是个“配角”，但作为中药的“向导”，作用不可低估，使用得当有时能达到“药半功倍”的效果。在一张处方中，是否需要药引，由医师根据病情而定。药引有的可在药店配齐，有的则需要患者自己准备，发药人员要向取药者交代清楚药引的选取和使用方法。

（1）食盐咸、寒，入肾、胃、大肠经，有强筋骨、软坚散结、清热凉血、解毒防腐之效。治疗肾阴亏虚的六味地黄丸、杞菊地黄丸、大补阴丸等，宜用淡盐水送服，取其咸能入肾之功。

（2）葱白辛、温，入肺、胃经，有散寒通阳、解毒散结之效。治疗感受风寒、小便寒闭不通时，常用葱白5～7根为引。

（3）灯心草甘、淡、微寒，入心、小肠经，能清心除烦，利尿通淋。治疗心火炽盛、小便短赤时，宜用灯心草一小把为引。

（4）粳米甘、平，入胃经，有益气健胃之效。治疗火热病证需用大剂量苦寒药物，为防苦寒败胃，常取粳米一小撮为引，以保护胃气，如清暑解热的白虎汤。

（5）大枣甘、温，归脾、胃经，能益气补中、养血安神，调和药性。对于治疗脾胃虚弱、中气不足的中成药，宜取大枣3～8枚，水煎汤送服；使用峻烈药物时，常取大枣10～15枚缓和药性，以防止中毒。

(6) 蜂蜜甘、平，入肺、脾、大肠经，能滋养、润燥、解毒。治疗肺虚燥热、肠燥便秘病证时，常用蜂蜜 1～2 汤匙为引。

(7) 红糖甘、温，能补中、祛瘀。治疗产妇恶露不畅、少腹冷痛病证时，常取红糖 20～30 g 为引。

(8) 芦根具有清热、生津、止渴、止呕的作用，用于外感风寒及痘疹初起时，常用鲜芦根 5～15 g 为引。

(9) 黄酒或白酒辛、温，具有温通经络、发散风寒的作用。用于风寒湿痹、腰腿疼痛、血寒经闭及产后诸疾、跌打损伤和疮痈初起时，如活络丸、跌打丸、独活寄生丸、七厘散等都可以用酒送服。常用量黄酒为 25～30 mL，白酒酌减。另外，阿胶、龟甲胶、紫河车等药物有腥臭味，用黄酒作药引，有矫味作用。

(10) 米汤具有保护胃气的作用，减少药物对胃肠的刺激，常用于送服补气、健脾、止渴、利尿和滋补性中成药，如更衣丸、香连丸、十全大补丸等。

(11) 食醋酸、平，有散瘀止痛、收敛固涩之效。治疗妇女带下、血热崩漏、蛔虫腹痛病证时，常取食醋 1 汤匙作药引。

三、交代汤剂的内服用法

1. 药液温度

传统的中医理论对口服汤剂的温度是非常讲究的，主要有三种：温服、热服和冷服。

(1) 温服：一般汤剂宜在温而不凉时服用，特别是一些对胃肠道有刺激性的药物，如瓜蒌仁、乳香等，温服可和胃益脾，减轻对胃肠道的刺激。

(2) 热服：解表药、寒证用药均宜热服，以助药力，如辛温发汗解表药用于外感风寒表实证，不仅药宜热服，且服药后还需温覆取汗；真热假寒证宜寒药热服。

(3) 冷服：呕吐患者或中毒患者均宜冷服；热证用寒药亦可冷服；真寒假热证宜热药冷服。此外，易于恶心、呕吐而不能冷服的患者，宜在服药前先嚼 1 片生姜或橘皮，以防止呕吐。

2. 服药次数

传统的中医理论对口服汤剂的次数也是有要求的：对于一般疾病，多为每日 1 剂，每剂分 2 次服或 3 次服；慢性病服用的药物，可隔天服 1 剂，或 1 剂服 2 天；病情危重者，可每隔 4 小时左右服药 1 次，昼夜不停，使药力持续，利于顿挫病势。在应用发汗药、泻下药时，若药力较强，要注意患者个体差异，服药需适可而止，不必拘泥于定时服药，一般以得汗、泻下为度，不必尽剂，以免泻下太过，损伤正气；呕吐患者服药时宜小量频服，因小量药物对胃的刺激性小，不致药入即吐，而频服才能保证一定的服药量。

3. 服药时间

传统的中医理论对口服汤剂时间的要求主要有饭前服、饭后服、空腹服和睡前服等。当然，具体的服药时间应根据病情需要和药物性能而定，以便取得良好的治疗效果(表 2-5-1)。无论饭前还是饭后服药，均应略有间隔，以免影响疗效。

表 2-5-1　汤剂的服药时间

汤剂类型	服药时间	说明
滋补药	饭前服	使之同食物中的营养成分一并吸收，以利身体康复
慢性病服药	定时	使体内保持一定的血药浓度
解表药	煎后趁热服下	覆盖衣被，令其微汗，促其汗解，表解即可停药
健胃药和对胃肠有刺激性的药	饭后服	以减轻对胃肠的刺激
驱虫、攻下药	空腹服	空腹服药力集中，起效快
安神药	睡前服	无
治疟药	疟疾发作前 1～2 小时服	使之达到截疟目的

注：特殊方剂应遵医嘱。

4. 服药时的饮食禁忌

患者在服药或用药期间，对某些食物不宜同时进服，称为服药禁忌，即通常所说的“忌口”。具体来说，服药时一般宜少食豆类、肉类、生冷及其他不易消化的食物，以免增加消化负担，影响病情恢复。热性疾病应禁用或少食酒类、辣味、鱼类、肉类等食物，因酒类、辣味食物性热，鱼类、肉类食物厚腻易生热生痰，食后助长病邪，使病情加重。服解表、透疹药时，宜少食生冷及酸味食物，因冷物、酸味均有收敛作用，有碍于药物解表、透疹作用的发挥。服温补药时，应少饮茶，少食萝卜，因茶叶、萝卜的凉性及下气作用能降低药物温补脾胃的功效。

5. 服药剂量

为了保证煎药质量，除加水量、煎煮火候及时间要严格按照规定操作外，汤剂的服用量也有相应的规定。

（1）成人服用量一般每次 200～300 mL，每日 2 次。

（2）儿童服用量一般应按年龄大小区别对待。1 岁以内为成人服药量的 1/5；1～3 岁为成人的 1/4；4～7 岁为成人的 1/3；8～10 岁为成人的半量；10 岁以上可以接近成人量。应注意的是，小儿服药宜浓缩汤液，以少量多次为好，不要急速灌服，以免呛咳；对病情危重者，应遵照医嘱服药。

四、交代汤剂的外用方法

汤剂外用，是通过药物与皮肤接触而达到“外治内效”的目的。汤剂外治多取其温通经络、活血止痛、止痒及康复健身等作用。有些外治的疗效还优于内服，常用方法有三种。

1. 熏蒸法

以药物加水煎汤利用“蒸汽”来熏蒸局部或机体，使药物通过肌肤渗入筋骨，发挥祛风、散寒、除湿的作用。例如，桂枝、苍术等煎汤熏蒸患处。

2. 洗浸法

用适当药物煎液或浸液来洗浸人体全身或局部。洗浸是传统的“药浴”方法。例如，皮肤病中的疥疮湿疹，可用苦参、地肤子、野菊花、豨莶草等药物浸洗患处，从而达到除湿止痒、杀虫解毒的目的。

3. 含漱法

用药液作用于口腔一定时间，然后漱出，常用于治疗热毒引起的口腔、咽喉疾病。此法中药液不经胃肠吸收，直接作用于患病部位，发挥清热解毒的作用，如黄连、硼砂、芒硝制成的含漱剂。

知识链接

发药礼仪

患者来取药时，调剂人员说："您好，请问您叫×××吗？请出示您的票据给我们核对。"核对后将票据双手正面交还给患者说："谢谢！请收好。"

贵重药品要打开包装与患者当面清点，并重新包装好交给患者。

耐心、仔细地对患者进行用药交代与指导后说："请问您还有什么疑问吗？"

患者离开时说："请走好，祝您早日康复！"

小提示：由于大多数患者对药物知识缺乏系统了解，所以在进行发药交代时要尽量用口头语，避免使用专业术语，这样更贴近生活，患者也易于理解。

点滴积累

1. 发药要做好核对，核对患者姓名、取药凭证号码及药剂数，交代患者煎煮方法、服用方法、禁忌和不良反应等。
2. 发药要注意礼貌用语，尽量使用口头用语，避免使用专业术语，便于患者理解。

知识检测

一、单选题

1. 下列煎剂适宜冷服的是　（　　）
   A. 解表药　B. 补益药　C. 祛寒药　D. 清热药
2. 关于汤剂的服药时间，下列说法错误的是　（　　）
   A. 补益药宜在饭前服用，使之同食物中营养成分一并吸收
   B. 驱虫、攻下药最好饭后服
   C. 解表药煎后应趁热服下，覆盖衣被，令其微汗，表解即可停药
   D. 对胃肠有刺激性的药应在饭后服用，以减轻对胃肠的刺激
3. 如果发错了药，应该　（　　）
   A. 等待患者找回来　B. 做好登记及时上报
   C. 修改发药记录　D. 其他同事不知道就当没发生过

二、多选题

1. 处方审核包括　（　　）
   A. 有无"十八反"药对　B. 有无"十九畏"药对
   C. 有无妊娠禁忌　D. 毒性中药的用法用量
   E. 前、后记内容是否完整
2. 药味复核包括　（　　）
   A. 处方药味是否有错配　B. 处方药味是否有漏配
   C. 毒剧药应用是否适当　D. 贵重药应用是否适当
   E. 特殊煎煮药物是否另包并注明用法

3. 其他复核包括 ( )
A. 调配剂数与处方剂数是否相符 B. 饮片是否有虫蛀
C. 饮片是否有霉烂等变质现象，发现问题应及时更换，以免影响疗效
D. 医师签字是否齐全 E. 调剂员签字是否齐全

4. 发药时要告知患者在服用中药期间，日常饮食一般避免________的食物 ( )
A. 生 B. 冷 C. 辛辣 D. 油腻 E. 酸甜

5. 如果患者一次性开具了很长时间的药量，调剂人员要提醒患者药品在保存时避免 ( )
A. 光照 B. 潮湿 C. 低温 D. 发霉 E. 虫蛀

6. 关于服药时的饮食禁忌，下列说法正确的是 ( )
A. 服药时一般宜少食不易消化的食物，以免增加消化负担
B. 热性疾病，应禁用或少食酒类、辣味、鱼类、肉类等食物
C. 服温补药时，应少饮茶，多食萝卜
D. 酒类、辣味食物性热，鱼类、肉类食物厚腻易生热生痰，食后助长病邪，使病情加重
E. 服解表、透疹药时，宜少食生冷及酸味食物

【技能训练】

一、训练内容及要求

采用角色扮演的方法，两名学生为一组，互相进行发药交代练习。要求熟悉发药的注意事项，对药物的煎煮、服药方法及饮食禁忌等均交代清楚，并注意发药服务的礼仪。

二、训练效果评价

发药实训效果评价表

考核内容	技能要求	分值	得分
发药	核对取药凭证，问清患者姓名、药剂帖数等内容。	20	
	交代清楚单包药名称、煎法、服法和用法。	10	
	交代药引的选取和使用。	10	
	根据医嘱判断并说明服药时间。滋补药宜在饭前服；解表药煎后应趁热服下；健胃药和对胃肠有刺激性的药应在饭后服；驱虫、攻下药最好空腹服；安神药应在临睡前服；特殊方剂应遵医嘱服。	20	
	交代药液温度。一般汤剂宜在温而不凉时服用；解表药、寒证用药均宜热服；呕吐或中毒患者均宜冷服。	10	
	交代服药剂量。每日 1 剂，每剂多分 2 次服；成人服用量一般每次 200～300 mL；儿童服用量一般每次 50～150 mL。	10	
	交代“忌口”。服药时一般宜少食豆类、肉类、生冷及其他不易消化的食物。	10	
	发药服务礼仪。	10	
成绩		100	

项目六　中药汤剂的煎煮

学习目标

知识目标

（1）熟悉汤剂制备的操作常规和质量要求。

（2）掌握汤剂的煎煮方法。

技能目标

（1）能规范使用砂锅和煎药机制备中药汤剂，能正确介绍汤药的煎煮法。

（2）能正确煎煮需要特殊处理的中药饮片。

素质目标

（1）培养学生耐心细致、服务周到的责任心。

（2）培养学生安全操作、注重环保等意识。

任务一　汤剂的制备

导学情景

情景描述：

王药师在煎药室已工作三年，每天到岗第一件事就是把昨天清理干净的煎药剂、包装机、泡药桶等进行再次清洁，然后进入待工作状态，检查送来的中药，核对中药房送药记录本和煎药袋标签，填写煎药处置单等，根据药材的性质设置浸泡时间和加水量，并做好计时，认真做到"六查五对"，并填写记录。下班前会将当天下午三点之前送来的药品全部煎煮完毕并包装好，将未领取的已经煎煮包装好的煎剂全部放入冷藏柜，保证药品质量。

学前导语：

1. 你听过"六查五对"吗？简单说说要查对哪些内容，并比较与处方审核中"四查十对"的区别，简述其原因。

2. 你自己或者家人在家煎煮过中药吗？讲讲大致流程。

汤剂又称汤液，是指用煎煮或浸泡去渣取汁，将药物制成液体的剂型。因为汤剂吸收快、易发挥疗效、便于加减应用，所以能全面、灵活地适应各种病证。但是如果煎法不当，服药方法不科学，也会影响药物的疗效。我国历代医家都很重视中药煎煮法。明代李时珍在《本草纲目》中指出："凡服汤药，虽品物专精，修治如法，而煎煮药者，鲁莽造次，水火不良，火候失度，则药亦无功。"清代名医徐灵胎说："煎药之法最宜深究，药之效不效全在乎此，夫烹饪禽、鱼、牛、羊，失其调度，尚能损人，况药专主治病，而可不讲乎。"由此可见，正确地掌握药物煎煮法直接关系到中药的临床疗效。

一、核对煎药凭证

煎药人员收到待煎药物时，应对"中药房送药记录本""煎药处置单""煎药袋标签"进行核对，做到"六查五对"。六查：查姓名、性别、年龄、科别、门诊号或住院号、现金收讫章或住院收讫章。五对:对剂数、每剂煎药袋数、每袋装药量、特殊煎煮药物、取药约定时间。

发现疑问及时与药师联系,确认无误后签名收药,并注明收药时间。煎药室交代患者取药时间从开始收药计算。

二、煎药器具

中药汤剂的质量与选用的煎药器具有着十分密切的关系。历代医家对煎药器具均有论述。南朝梁时陶弘景说:"温汤勿用铁器。"明代李时珍说:"煎药并忌用铜铁具,宜银器瓦罐。"煎药器具的选取以化学性质稳定,不易与所煎之药起化学变化为前提。煎药可选择砂锅,也可用白色的搪瓷器皿、不锈钢锅或耐高温的玻璃容器,切忌用铜、铁、铝、锡等易腐蚀材料或有毒塑料制成的器皿。煎好的药液应避免与这类器皿直接接触,以免发生化学反应。

家庭煎煮药液多用砂锅(图 2-6-1)。砂锅有传热均匀、保温性能好、化学性质稳定、价廉等优点。

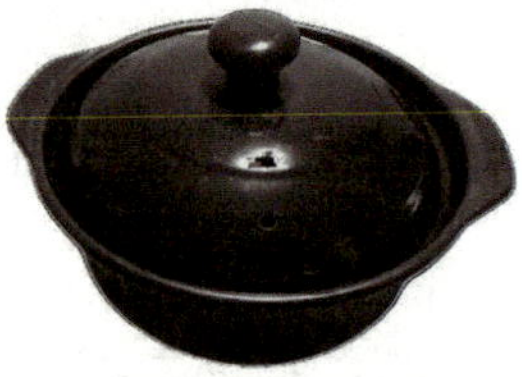

图 2-6-1　砂锅

药品经营单位和医疗机构多采用自动煎药机(图 2-6-2)制作汤剂,煎药机可自动控制煎药温度和时间,使煎药、滤过、煎液包装在一台机器上完成,既方便又卫生。

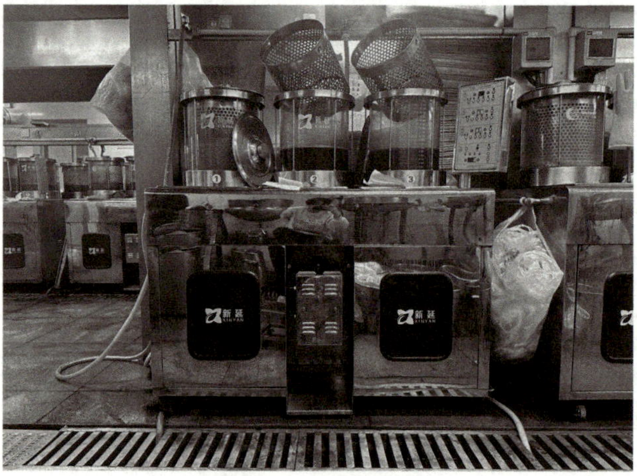

图 2-6-2　煎药机

三、煎药用水及加水量

1. 煎药用水

煎药应当使用符合国家卫生标准的饮用水,如自来水、洁净的井水等,也有加酒或加醋等混合煎煮。在古代,煎药所用的水种类很多,仅李时珍在《本草纲目》的"水部"就记载了28 种水的不同特性、采集和使用方法。例如,雨水、劳水、温汤、雪水、露水等比较洁净。总之,煎药用水以洁净、含矿物质或其他杂质少为原则。

2. 加水量

汤剂加水量的多少直接影响煎药的质量。药多水少，会造成"煮不透，煎不尽"，有效成分浸出不完全，或稍一蒸发，药汁即干涸，造成药物有效成分因局部高热而破坏；药少水多，虽能增加有效成分的溶出量，但汤液量过大，患者服用不便。

中药饮片质地不同，其吸水量有显著差异。例如，重量相等的药物，质地轻的吸水量多，质地坚硬的吸水量少。煎煮花、叶、全草及其他质地轻的药物，吸水量较多，应酌量多加水；煎煮矿物、贝壳及其他质地坚实的药物，吸水量较少，可酌量少加水；使用非密闭式煎药容器煎煮时，应考虑水的蒸发量，酌量多加水。现将三种常用的加水方法介绍如下。

(1) 将饮片置煎锅内，加水至超过药物表面 3～5 cm 为度，第二次煎煮可超过药渣表面 1～2 cm。用于小儿内服的汤剂可适当减少用水量。注意在煎煮过程中不能随意加水或抛洒药液。

(2) 按每克中药加水约 10 mL 计算，取总水量的 70%用于第一煎，余下的 30%留作第二煎用。

(3) 根据煎药时间的长短、水分蒸发量的多少、中药吸水性能的大小以及所需药液收得量等来具体掌握加水量。

四、煎药前的饮片浸泡

由于中药饮片大多是干品，有一定的体积和厚度，因此在煎煮前必须用冷水在室温下浸泡，不宜使用 60 ℃以上的热水。浸泡中药的目的是使饮片湿润变软、细胞膨胀。有效成分首先溶解在饮片组织中，产生一定的渗透压，从而使其渗透扩散到组织细胞外部的水中。如饮片不经浸泡，直接加热煎煮，会因药物表面的淀粉、蛋白质膨胀，阻塞毛细管道，使水分难以进入饮片内部，饮片中有效成分又难于向外扩散。总之，煎药前的饮片浸泡，既有利于有效成分充分溶出，又可缩短煎煮时间，避免因煎煮时间过长导致有效成分散失、破坏过多。

浸泡时间应根据中药饮片的性质而定。一般以花、茎、全草类为主的饮片可浸泡 20～30 分钟，以根、根茎、种子、果实类为主的饮片可浸泡 60 分钟，但浸泡时间不宜过久，以免引起药物酶解或霉败变质。

五、煎药的火候

煎药火力的大小，中医习惯称为"火候"，主要包括文火和武火。文火又称慢火、弱火，温度较低，水分蒸发缓慢；武火又称紧火、强火，温度较高，水分蒸发较快。因此，煎药火力的强弱直接影响汤剂成分的煎出。火力过强，水分很快蒸发，药物的成分不易煎出，而且药液容易煎干，甚至使药物焦糊；火力过弱，煎煮效率低，药物的有效成分也不易煎出。煎煮用火应遵循"先武后文"的原则，即在沸前用武火，使水很快沸腾，沸后用文火，保持微沸状态，使水分蒸发减少，以利于煎出药物的成分。根据药剂的不同特点，煎药火候也有区别(表 2－6－1)。

表 2－6－1 汤剂的煎煮火候

汤剂类型	应用火力说明
解表药	应用武火速煎，气足势猛，药力迅速

续表

汤剂类型	应用火力说明
一般药	“先武后文”，使有效成分充分煎出
滋补调理药	开始用武火煎沸，沸后用文火慢煎，使药汁浓厚，药力持久

六、煎煮时间

煎药时间的长短，一般与加水量的多少、火力的强弱、药物吸水能力及治疗作用等因素有关。煎药时间均从煎沸时算起。中药煎煮一般分为一煎、二煎(表 2－6－2)。

表 2－6－2　汤剂的煎煮时间

汤剂类型	一煎煎煮时间/min	二煎煎煮时间/min
解表类、清热类、芳香类药物	10～20	10～15
一般药	20～25	15～20
滋补调理药	30～35	20～25

煎药时间除上述因素外，还应参考药物的质地，如花叶及芳香类药物煎煮时间宜短；根茎、果实、种子类药物煎煮时间宜长；矿石、介壳、动物类及质地坚实的药物煎煮时间更长。

煎药过程中要注意经常搅动并随时观察煎液量，使饮片充分煎煮，避免出现煎干、煎糊现象。如发现煎干、煎糊现象，应另行调配，重新煎煮。

七、过滤药液

每剂药煎好后，应趁热及时滤出药液，以免温度降低后影响煎液滤出及有效成分的含量。过滤药液可采用中药过滤网或干净的纱布。滤药时应压榨药渣，使药液尽量滤净。

八、煎液量

煎液量应当根据儿童和成人分别确定。儿童每剂一般煎至 100～300 mL，成人每剂一般煎至 400～600 mL，将两次煎液合并混匀后分两等份分装，或遵医嘱。

九、填写记录

若为代客煎药，每方煎药应有一份反映煎药各个环节的操作记录。记录应整洁，内容真实、数据完整(表 2－6－3)。

表 2－6－3　煎药记录

日期	姓名	科别	加水量/mL	浸泡时间/min	煎煮时间/min	药液煎出量/mL	特殊煎煮	煎药付数		煎药人	取药人	备注
								付	袋			

知识链接

煎药人员工作要求

1. 应具备一定的中药专业知识，熟悉煎药技能和煎药操作常规，经培训后在药师指导下上岗工作。

2. 必须身体健康。每年至少体检一次。传染病、精神病、皮肤病等患者和乙肝病毒携带者、体表有伤口未愈合者不得从事煎药工作。

3. 应当注意个人卫生。工作时应穿清洁的工作服、戴工作帽。所用煎药器具应随时刷洗干净，保持清洁。保持煎药室内、外环境卫生整洁。

4. 严格遵守煎药操作规程，认真核对、记录及交接，避免差错事故发生。

任务二 特殊中药的煎煮法

某些中药在煎煮时，需要进行特殊处理，以提高汤剂煎煮质量，减少挥发性物质损失和有效成分的分解破坏，从而确保疗效。常见的特殊处理有以下几种。

一、先煎

对矿物类、介壳类和动物的骨、甲、角，以及质地坚硬、有效成分不易被煎出的药物，应打碎先煎 15～30 分钟后加入群药，再按一般煎煮法煎煮；对某些有毒的中药，要先煎 1～2 小时，达到降低毒性或消除毒性的目的，如制川乌、制草乌经 1～2 小时的煎煮，可使所含的毒性成分乌头碱分解成乌头次碱，进而分解成乌头原碱，使毒性大为降低。

二、后下

在其他群药文火沸腾煎煮 15～20 分钟后，再放入需后下的饮片煎煮 5～10 分钟即可，以免有效成分散失或破坏。此类药物有薄荷、砂仁、大黄等。

三、包煎

将需包煎的饮片装入白色纱布袋内，扎紧袋口与群药同煎。此类药物包括：含黏液质较多的药物，如车前子、葶苈子；含绒毛的饮片，如辛夷；花粉等微小饮片，如蒲黄、海金沙等。

四、烊化

将需烊化的中药置锅内加水适量，加热熔化或隔水炖化后再兑入群药煎液中同服；或是在其他药煎至预定量并去渣后，将其置于药液中，微火煎药，同时不断搅拌，待需烊化的药溶解即可。此类药物有阿胶、龟甲胶、蜂蜜、饴糖等。

五、另煎

将需另煎（切成小薄片）的药物置适宜的药锅中，加适量水，单独煎煮 1～2 小时，滤取药液，药渣并入其他群药合煎，然后将前后采用不同煎煮方式的药液混匀后服用，此类药物有人参、西洋参；而质地坚硬的贵重药材，则应单独煎煮 2～3 小时，此类药物有羚羊角、水牛角等。

六、泡服

有效成分容易煎出、含挥发油、用量少的药物，可以用开水半杯或煮好的一部分药汁趁热浸泡，加盖闷润，减少挥发，半个小时后去渣服用。此类药物有藏红花、肉桂、番泻叶、胖大海等。

七、冲服

一些用量较少的贵细药品，宜先将药物研为细粉，再用温开水或群药的汤液冲服。此类药物有羚羊角、牛黄、三七等。

八、煎汤代水

将该类药物先煎 15～25 分钟后，去渣、过滤、取汁，再与群药同煎。此类药物包括：与其他药物煎煮便煎汤浑浊、难以服用的药物，如灶心土；质多、量大、体积大、吸水量大的药物，如玉米须、丝瓜络、金钱草等。

注意：先煎药、后下药、另煎或另炖药、包煎药、煎汤代水药在煎煮前均应当先行浸泡，浸泡时间一般不少于 30 分钟。

课堂讨论

列举一下你知道的常见的可泡服的中药，简述其功效。

任务三 使用煎药机煎药的操作程序

一、检查

应检查工作场所、设备、工具、容器具是否符合要求，水、电供给是否正常，密封圈是否正确安装在槽内，煎药机是否运行正常。做好接地保护，保证人身安全。

二、装袋

(1) 将调配并复核后的饮片装入煎药袋，并将袋口扎紧。

(2) 每个药袋的装药量最多不超过容积的 2/3。

(3) 处方中的大枣应切开、生姜应切片后再装入煎药袋，不得整个放入。

(4) 需要包煎、先煎(久煎)、另煎、后下的药物要分别装入不同的煎药袋，不能与群药相混。

三、泡药

(1) 泡药容器可以是煎药机中的煎药锅或专用的泡药桶。泡药容器要清洁。

(2) 将装入饮片的煎药袋放入泡药容器内，加入清洁自来水，加水量应将药物完全浸没，以超过药面 2～3 cm 为宜。先煎、后下的煎药袋用另外的容器分开浸泡。泡药时间同前。盖好盖子，并将药方夹在桶盖或煎药机上。

四、煎药

（1）将泡好的饮片和浸泡液倒入煎药机的煎药锅中，加水适量，并将药方夹在煎药机上。加水比例（仅供参考）：加水量＝所需的药液量×1.2。即加水量＝（每袋药容量×每日服几次×共煎几服药）×1.2。例如：所煎药为 5 服，每服药 2 袋，每袋 250 mL，加水量＝（250×2×5）×1.2＝3 000 mL。

（2）盖紧锅盖，拧紧煎药机把手时要对角均匀加压，以防锅盖变形。接通电源，旋紧手柄，关闭放气安全阀，按动模式转换钮，进入时间设定状态，设定煎药时间。按动模式转换钮，使显示屏为温度显示。

（3）按动运行钮，武火指示灯亮，显示屏上温度数值不断升高，属于正常；煎药桶内药液出现沸腾时，显示屏显示 100 ℃，武火指示灯灭，文火指示灯亮，设定的时间开始记时。煎药期间文火、武火指示灯会交替亮灭，属于正常。到设定时间后，煎药机自动切断加热盘电源，运行指示灯灭，煎药结束。

（4）在煎药过程中严禁打开排废液阀门，以防止药液漏出及人员烫伤；先煎、后下药品在投放过程中也要注意防止烫伤。如果在煎药过程中，包装药的无纺布袋破损，一定要把药渣清洗干净后再用，防止残渣打到包装机后造成包装机堵塞。

（5）待药煎好后，先打开排气安全阀，适当减压，再打开排药液阀门，使药液排出。将排液软管注入包装机药罐内，排药液过程中同时转动挤压装置，挤出药包中的残余药液。

（6）取出药渣，检查药渣是否煎透。如果煎透，将药渣放入专用桶内。设定包装包数和包装量，转动出液阀门手柄使其完全打开，接着启动包装机的运行开关，开始包装。

五、晾药

（1）将包装好的药袋放入晾药盘内，晾凉，并将处方夹在晾药盘上。

（2）晾药要在通风、凉爽、无污染、无灰尘的地方。

（3）药晾好以后，要核对数量，同处方一起装入塑料袋中。

六、填写记录

完整、真实地做好“煎药加工登记记录”。

七、清场

将工作现场清理至干净、整洁。

（1）锅内放入一定清水，将煎药机冲洗干净，打开排废液阀，排净废液，关闭排废液阀门，关闭排药液阀门，关闭电源。

（2）用干净软布擦净锅盖和密封圈，防止残留药液粘连。将滤桶取出，用软布将底部和内壁彻底清洗干净，不能用掉丝、掉毛的清洗工具清洗。电器控制部分不能用水清洗。

（3）定期用清水冲洗排液软管内壁。

任务四 汤剂制备的相关要求

（1）调配中药汤剂的药物必须符合药品标准规定和要求。

（2）严格按照中药汤剂制备的操作常规和制备方法进行。煎煮后的残渣不得有硬心，应充分煮透，使有效成分溶出而发挥疗效。

（3）制备汤剂时应认真负责，控制好煎煮火候和时间。煎煮后的药物不得烧焦糊化，否则影响汤液的质量。

（4）煎煮后应充分过滤，药物残渣挤出的残液量一般不得超过残渣的20%。

（5）每种汤剂制备后应具有原方剂中药物的特征气味，不得有焦糊或其他不正常的霉腐异味。

（6）每种汤剂制备后应具有相应的色泽，汤液应澄明，少量沉淀物经振摇后能均匀分散。汤液中不得有异物。

点滴积累

1. 煎药应当使用符合国家卫生标准的饮用水，根据中药饮片质地的不同，选择合适的加水量、浸泡时间、煎煮火候和煎煮时间。
2. 煎药可选择砂锅，也可用白色的搪瓷器皿、不锈钢锅或耐高温的玻璃容器，切忌用由铜、铁、铝、锡等易腐蚀材料或有毒塑料制成的器皿。
3. 某些中药在煎煮时需要进行特殊处理，如先煎、后下、包煎、烊化、另煎、冲服、泡服和煎汤代水，以提高汤剂煎煮质量，确保疗效。

知识检测

一、单选题

1. 煎药的火候要求是 （ ）

A. 先文火后武火　　B. 先武火后文火

C. 微火长时间煮　　D. 中火保持沸腾

2. 不宜后下的饮片是 （ ）

A. 薄荷　　B. 砂仁

C. 大黄　　D. 白附片

3. 处方中有羚羊角丝，煎煮时该如何处理 （ ）

A. 另煎　　B. 包煎

C. 先煎　　D. 后下

4. 一般药剂一煎的煎煮时间为 （ ）

A. 15～20分钟　　B. 20～30分钟

C. 10～15分钟　　D. 40～60分钟

5. 下列药物需要包煎的是 （ ）

A. 海金沙　　B. 西红花

C. 石膏　　D. 番泻叶

二、多选题

1. 对于自行煎药的患者，调剂人员要告知其煎药的器具应使用 (　　)

A. 砂锅　　B. 不锈钢锅　　C. 铁锅

D. 铜锅　　E. 铝锅

2. 关于煎药用水及加水量，下列说法正确的是 (　　)

A. 汤剂主要是用洁净的水，目前常用的是自来水、洁净的井水或河水等

B. 汤剂加水量的多少直接影响煎药的质量

C. 用水过多，虽能增加有效成分的溶出，但汤液的量过大，不适于患者服用

D. 用水过少，成分不易全部煎出，药物有效成分可因局部高热而受到破坏

E. 常用的加水方法是加水至超过药物表面 3～5 cm 为度，第二次煎煮可超过药渣表面 1～2 cm

3. 关于煎药前的饮片浸泡，下列说法正确的是 (　　)

A. 植物类中药在煎煮前浸泡，目的是使中药有效成分首先溶解在药材组织中

B. 可避免在加热煎煮时药材组织中所含蛋白质凝固、淀粉糊化，使有效成分不易渗出

C. 浸泡有利于有效成分的溶出，从而提高中药在临床上的治疗效果

D. 浸泡时间应根据中药饮片的性质而定

E. 花、茎类药材可浸泡 2～3 分钟，根、种子、果实类药材可浸泡 6 分钟

4. 下列药物如果存在于汤剂处方中，应适当增加煎煮用水量的有 (　　)

A. 野菊花　　B. 萹蓄　　C. 石决明

D. 金银花　　E. 瞿麦

三、简答题

1. 简述中药汤剂的煎煮方法。

2. 中药煎煮过程中需特殊处理的方法有哪些？分别适用何种性质的中药？

模块三　中成药调剂

项目一　中成药调剂操作

学习目标

知识目标

（1）掌握中成药调剂的方法及注意事项。

（2）熟悉中成药的摆放规律。

技能目标

（1）知道常用中成药的分类、功效和主治。

（2）能根据患者临床表现推荐合适的中成药。

素质目标

对中药房工作场所和工具有初步的认识，培养爱岗敬业的品质。

任务一　中成药调剂的设施

一、货架

药房用的货架也称药架，是调剂室或药房必备的常规设施，药架的材质、规格、形状多种多样。目前，药品经营企业多使用由轻型金属材料、钢化塑料制成的药架，各层之间的距离可根据实际需要调节。除特殊管理的药品外，一般药架均为开放式，方便快速上药和取药。通透性比较好的网格状药架，适合于摆放比较轻、用量相对较小的药品。圆形转台式的药架使用比较方便，适合在规模较小的药房、专科药房和药店使用(图 3－1－1)。

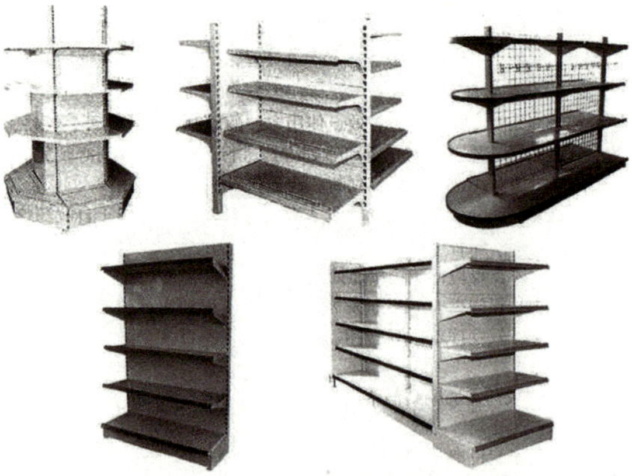

图 3－1－1　各种不同类型的药架

二、货柜(陈列柜)

药房用的货柜也称药柜，传统药柜多为木质结构，呈一字型，内分若干层，承重比较大，适合于陈列用量较大、质量较重的药品，可供陈列中成药，便于调剂处方。目前，药柜多由不生锈的金属或化学性质稳定、无毒的塑料制成。

知识链接

药架的摆放

药架或药柜摆放时与地面、墙面、顶棚、散热器应留有一定的距离，一般不小于30 cm，与地面的距离不小于10 cm。摆放时要充分利用好空间，尽量减轻调剂人员的劳动量，节约调配时间，缩短患者或护士的等候时间。药店在摆放非处方药的药架时要注意美观及方便顾客取药。

任务二　中成药的分类码放

一、中成药的概念

中成药是指在中医药理论指导下，经过药学和临床研究，获得国家药品管理部门的批准，以处方为依据，以中药饮片为原料，按照规定的生产工艺和质量标准制成一定剂型，质量可控、安全有效的药品。

二、中成药的分类

1. 我国药品分类管理制度

药品分类管理是根据药品安全有效、使用方便的原则，依其品种、规格、适应证、剂量及给药途径不同，分别按处方药和非处方药进行管理。处方药必须凭执业医师处方购买使用，非处方药由消费者自行判断、购买和使用。

对不利于自我药疗的品种实行处方药管理，在医师监督下使用，减少了药品的滥用，促进合理用药。将安全性高、正常使用时无严重不良反应的药品按非处方药管理，能降低医疗费用，节约药品资源。随着医药经济和卫生保健事业的不断发展，各国都认识到实行药品分类管理对保障社会公众用药安全、有效发挥着重要作用。目前，已有100多个国家和地区对药品实行了分类管理。

(1) 非处方中成药遴选原则与依据：根据药品分类管理制度的规定，非处方中成药遴选原则如下。

① 应用安全：根据长期临床使用证实安全性大的药品；药物无潜在毒性，不易引起蓄积中毒；按说明书规定的用法用量用药基本无不良反应；不引起依赖性，无“三致”(致突变、致癌和致畸)作用；组方合理，中成药处方中无“十八反”“十九畏”。

② 疗效确切：要求药物针对性强，功能主治明确，且不需经常调整剂量；连续使用不产生耐药性。

③ 质量稳定：要求质量可控，在规定条件下性质稳定。

④ 应用方便：要求用药时无须做特殊检查和试验，以口服、外用、吸入等剂型为主。

按“应用安全、疗效确切、质量稳定、应用方便”的遴选原则，参考国家中医药管理局发布的《中医病证诊断疗效标准》，将其中符合非处方药遴选原则的 38 种病证归属为 7 个治疗科，即内科、外科、骨伤科、妇科、儿科、皮肤科、五官科。第一批国家非处方药（西药、中成药）目录收载 160 个中成药品种（每个品种含有不同的剂型），第二批国家非处方药目录收载中成药制剂 1 352 个（甲类非处方药 991 个，乙类非处方药 361 个），第三批国家非处方药目录收载中成药制剂 361 个（甲类非处方药 280 个，乙类非处方药 81 个）。

（2）中成药处方药调剂管理要点：根据《中华人民共和国药品管理法》和《处方管理办法》等法律、法规对药品的调剂管理规定，归纳中成药处方药调剂管理要点如下。

① 西药和中成药可以分别开具处方，也可以开具一张处方，中药饮片应当单独开具处方。

② 开具中成药处方，每一种药品应当另起一行，每张处方不得超过 5 种药品。

③ 处方开具当日有效。特殊情况下需延长有效期的，由开具处方的医师注明有效期限，但有效期最长不得超过 3 日。

④ 处方一般不得超过 7 日用量；急诊处方一般不得超过 3 日用量；对于某些慢性病、老年病或特殊情况，处方用量可适当延长，但医师应当注明理由。医疗用毒性药品、放射性药品的处方用量应当严格按照国家有关规定执行。

⑤ 取得药学专业技术职务任职资格的人员方可从事处方调剂工作。

⑥ 药师在执业的医疗机构取得处方调剂资格。药师签名或者专用签章式样应当在本机构留样备查。

⑦ 具有药师以上专业技术职务任职资格的人员负责处方审核、评估、核对、发药以及安全用药指导；药士从事处方调配工作。

⑧ 药师审核处方后，认为存在用药不适宜时，应当告知处方医师，请其确认或者重新开具处方。药师发现严重不合理用药或者用药错误，应当拒绝调剂，及时告知处方医师，并应当记录，按照有关规定报告。

⑨ 药师调剂处方时必须做到“四查十对”：查处方，对科别、姓名、年龄；查药品，对药名、剂型、规格、数量；查配伍禁忌，对药品性状、用法用量；查用药合理性，对临床诊断。药师应当按照操作规程调剂处方药品：认真审核处方，准确调配药品，正确书写药袋或粘贴标签，注明患者姓名和药品名称、规格、用法、用量、有效期等内容；向患者交付药品时，按照药品说明书或者处方用法进行用药交代与指导，包括每种药品的用法、用量、注意事项等。

2. 中成药的分类

根据临床及管理的需要不同，中成药分类大致包括以下几个方面。

（1）按剂型分类：将中成药按蜜丸类、水丸类、糊丸类、膏滋类、膏药类、药酒类、散剂类、片剂类等剂型分类。这种分类方法的优点是方便库房贮存保管和养护，便于经营管理。但由于功效不明，不便应用。

（2）按功效分类：将功效相同的中成药归为同一类药，如解表类、清热降火类、止咳祛痰类、疏肝理气类、开窍类、祛暑类、补益类等。这种分类方法的优点是方便临床应用。

（3）按病症分类：如感冒类、头痛类、咳嗽类、食滞类、胃痛类、腹泻类、便秘类、眩晕类、失眠类等。这种分类方法的优点是方便临床应用。

(4) 按给药途径分类：将给药途径相同的药物剂型作为一类，如内服药、注射药、外用药等。这种分类方法与临床应用密切相关。

(5) 按管理分类：按管理将中成药分为处方药、非处方药、国家基本药物和国家基本医疗保险药物。这种分类方法便于医疗行政部门监管，规范临床医师用药行为，方便指导患者安全合理用药。

(6) 按各科分类：这种分类方法是将临床各科治疗用中成药归纳成一类药，如内科类、外科类、儿科类、妇科类、骨伤科类、耳鼻喉科类等。这种分类方法的优点是方便临床应用。

总之，中成药无论哪一种分类方法，其目的都是更好地服务于临床，满足临床用药的需要。

知识链接

剂型

剂型是药物制剂的形态，由于中药品种繁多、药性各异且多复方使用，药物之间的作用又十分复杂，加上临床需要各有不同，因此必须加工制成一定的剂型，才能达到提高药效、降低毒性、安全有效、便于服用的目的。中成药的剂型选择必须遵循“速效、高效、长效”三效、“剂量小、副作用小、毒性小”三小、“生产、运输、储藏、携带、使用方便”五方便的原则。目前中成药不仅有丸、散、丹、酒、露、茶、锭等传统剂型，更有片剂、胶囊剂、颗粒剂、注射剂、气雾剂等现代剂型。

三、中成药的陈列

目前，国内上市销售的中成药有 8 000 多种，《中华人民共和国药典临床用药须知：中药成方制剂卷（2010 年版）》共收载中成药 1 565 种，每个中药房或药店经营的中成药品种也有几百种。因此，合理有序地陈列药品是中药房和药店一项细致而重要的工作，可以体现出药师的素质和管理水平。

1. 中成药陈列的原则与特点

药品陈列是向顾客介绍药品知识的途径之一，顾客只有很快了解药品，才能达到消费的目的。中成药主要在货柜和货架上陈列，陈列时力求整齐、美观、醒目和突出专业特点，以吸引顾客浏览、方便选购。同时，也要方便药师或营业员取放、盘点、操作和管理。通常中成药陈列的原则如下。

(1) 整洁美观：陈列的药品要清洁、干净，没有破损、污物、灰尘，不合要求的药品应及时从货架上撤下来。若是药店药品的陈列，还可以通过巧妙地排列组合、艺术造型，使陈列美观大方。整洁、舒适、美观的购物环境可使消费者有愉悦的心情，激发消费者的购买欲望。

(2) 易取易放：陈列的药品要安全稳定、防止倒塌，陈列位置高低适中、便于取放。

(3) 先进先出：近效期药品应放在易于取拿的外侧，按先进先出的原则进行药品的补充陈列，以保证近效期的药品尽快销售。

此外，药店陈列药品还应做到以下几点。

① 醒目：陈列的药品尽可能放在醒目位置，即陈列高度要适宜，不能太高或太低，要让消费者容易看到。标签可做成不同形状和颜色，文字说明的内容要简练、有目的性，容易引

起消费者的注意，以便达到让消费者消费的目的。

② 满陈列：丰满的陈列可以吸引消费者，充足的药品种类和数量能刺激消费者的购买欲望。

③ 同一品牌垂直陈列：垂直陈列是指将同一品牌的商品，沿上下垂直方向陈列在不同高度的货架层位上；目的是使陈列药品一目了然，符合消费者在挑选药品时视线移动的习惯。

④ 季节性陈列：应季药品应陈列在醒目位置，陈列药品量要大，以吸引消费者。

2. 中成药陈列的方法

(1) 按剂型分类陈列：药房将剂型相同的中成药集中陈列。例如，将中成药按蜜丸类、水丸类、糊丸类、膏滋类、膏药类、药酒类、散剂类、片剂类等剂型分类陈列。这种陈列方法的优点是方便库房贮存保管和养护，便于经营管理。缺点是由于功效不明，不方便调剂人员和患者快速找到所需的药品。

(2) 按功效分类陈列：将功效相同的中成药集中区域陈列，方便按功效识别和了解药品，而且也方便调剂人员或患者快速找到中成药。例如，将中成药按解表类、清热降火类、止咳祛痰类、疏肝理气类、开窍类、祛暑类、补益类等分类陈列。

(3) 按病症分类陈列：将治疗同一类病症的中成药集中区域陈列，方便按病症识别和了解药品，而且也方便调剂人员或患者快速找到中成药。例如，将中成药按感冒类、头痛类、咳嗽类、食滞类、胃痛类、腹泻类、便秘类、眩晕类、失眠类等分类陈列。

(4) 按给药途径分类陈列：一般按照口服、注射、外用三种给药途径分别陈列药品。

① 口服制剂是临床最常用的给药剂型，具有用药方便、用药量易于掌握、便于携带等优点。剂型包括丸剂、散剂、颗粒剂、片剂、煎膏剂、滴丸剂、胶囊剂、糖浆剂、酒剂、合剂等。

② 注射剂特点是起效迅速、作用可靠。

③ 外用制剂包括栓剂、贴膏剂、酊剂、凝胶剂、膏药、滴眼剂、搽剂、洗剂、涂膜剂等。

在标签设计上要有明显区别，可依据标签颜色、形状等很直观地区分不同给药途径的药品。在中药房和药店中，口服中成药较多，注射用和外用的中成药相对较少，可以按照药品用量特点给予足够的摆放空间。

(5) 按管理分类陈列：药店将中成药按处方药和非处方药分开陈列，一般处方药陈列在药柜中，方便调剂人员取药；非处方药陈列在开放性的药架上，方便患者选购药品。中药房将精神药品、麻醉药品按照相应的规定用专柜或保险柜存放。药店将精神药品按照相应的规定专柜存放。

(6) 综合性陈列：上述 5 种药品陈列方法，每一种都有各自的优缺点，且都不能完全满足药品陈列要求。因此，药房或药店本着缩短调配时间(快速找到药品)和方便保管养护药品，且符合药政部门的管理要求的目的，对药房或药店内的中成药一般采取综合性陈列方法，即综合采用上述药品陈列方法中的 3 或 4 种方法，如按管理分类陈列、按给药途径分类陈列、按病症分类陈列及按功效分类陈列等(图 3-1-2)。

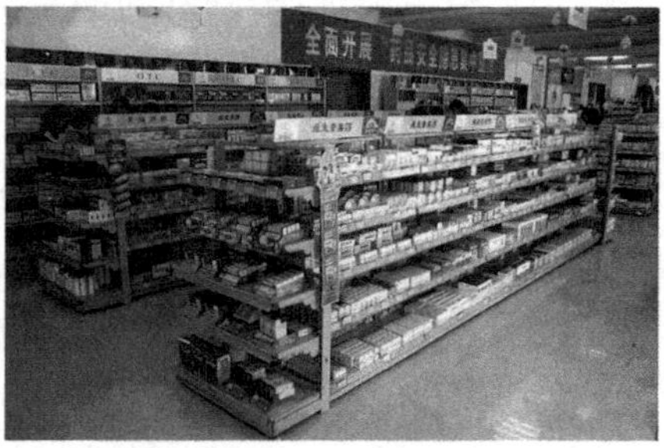

图 3-1-2　中成药陈列

3. 中成药陈列的注意事项

(1) 内服、外用药品应分开陈列，并且要用不同颜色或形状的标签区分。

(2) 药店应将处方药和非处方药分柜陈列。非处方药不得采用开架自选的方式陈列和销售。

(3) 药品禁止与其他物品混放，药架禁止存放食品、生活用品等。

(4) 陈列的药品因调剂发药或出售后要及时补货，以保证满足药品调剂需求或保持药品丰满。

(5) 按药品畅滞情况陈列。畅销药品放在醒目或容易取放的位置。

(6) 相同药品有不同批号时，有效期越远的药品越靠里侧摆放，有效期近的药品摆放在外侧，确保近效期药品先发(售)出去。

(7) 为了减少或避免调剂差错，药品陈列时还应考虑到包装相似的药品、易发生调剂错误的药品应分开陈列或摆放在特殊位置。

(8) 陈列的药品要有样有货，不要陈列无货的样品和有质量问题的药品。

(9) 做到一货一签，具体标明品名、生产厂家、规格、价格等。

【技能训练】

一、训练内容及要求

(1) 请根据中成药的标签和说明书将下列中成药按要求分类并记录表 3-1-1。

感冒清热颗粒、银翘解毒片、蛇胆川贝液、复方鲜竹沥液、保和丸、健脾丸、温胃舒胶囊、木香顺气丸、苁蓉通便口服液、麻仁丸、银黄颗粒、板蓝根颗粒、牛黄上清丸、全天麻胶囊、眩晕宁片、速效救心丸、苏合香丸、复方丹参滴丸、脉络宁注射液、六味地黄丸、补中益气丸、大补阴丸、马应龙麝香痔疮膏、如意金黄散、乌鸡白凤丸、艾附暖宫丸、珍视明滴眼液、石斛夜光丸、云南白药、狗皮膏。

表 3-1-1　中成药分类练习记录表

分类方法	类别	中成药
按给药途径分类	内服药	
	外用药	
	注射剂	
按病症分类	感冒类用药	
	咳嗽类用药	
	便秘类用药	
	胸痹类用药	
	虚证类用药	
按管理分类	处方药	
	非处方药	

续表

分类方法	类别	中成药
按功效分类	行气活血类药	
	解表类药	
	清热降火类药	
	润下药	
	止咳祛痰类药	
按剂型分类	丸剂	
	颗粒剂	
	胶囊剂	
	其他剂型	

(2) 将上述中成药按综合性分类方法陈列到药架或药柜上。

二、训练效果评价

(1) 满分 50 分,分错一个药,扣 2 分,最高扣完 50 分。
(2) 满分 50 分,陈列错一个药,扣 5 分,最高扣完 50 分。

任务三 中成药的调剂常规

药师应当按照标准操作程序调剂处方药品,严格执行“四查十对”,认真审核处方,准确调配药品,正确粘贴标签。向患者交付药品时,按照药品说明书或处方用法用量,进行用药交代指导。合理正确的调剂工作程序是确保调剂快速、准确及调剂质量的重要因素。

一、审方

审方是药师综合运用中医学基础、中药学、方剂、中药制剂技术及药事管理与法规等知识,对医师处方、医嘱的有效性和合理性进行审核、判断和干预的过程,是保证患者用药安全、有效的重要药学服务措施。

处方审查的主要内容如下。

1. 审中成药处方的药名、剂型、剂量和用法

(1) 审查药名:审查药名是指药师对处方用药与临床诊断相符性的审核(对症用药),有助于发现和剔除潜在的用药错误。审查的方法是药师仔细阅读药名,判断药名书写是否规范、正确,是否与临床诊断相符。

目前国内上市的药品中,有些药物具有多个商品名。例如,通用名为银杏叶片的中成药,其商品名有依康宁片、达纳康片、天保宁片等,容易在处方开具、调剂工作及患者用药过程中造成重复用药或混乱。所以,《处方管理办法》规定,书写处方时药品名称应当使用规范的中文通用名。

(2) 审查剂型:同一中成药一般有多种剂型,其用法用量也有差别,故对药物的吸收和疗效有很大影响。审查时要仔细阅读处方后找出是否有漏写剂型的现象，并且判断选用的剂型与给药途径是否相符。只有选用合适的药物剂型，选用正确的给药途径，才能保证药物的有效性和安全性。药师审核处方时应特别关注静脉注射与肌内注射的给药途径混淆，以及注射剂口服、外用等不合理用药行为。

（3）审查剂量和用法：临床用药是千变万化的，由于病情轻重、病势缓急、病程长短、患者体质强弱、发病季节等不同，医师可以酌情增减用量。但剂量的确定要适中，剂量过小，病重药轻达不到治疗目的；剂量过大，则损伤正气或造成浪费，总之应以安全有效为目的。审查方法是将处方药品剂量与药品说明书中该药品的剂量对比，若是一致的，说明剂量合理。若发现超出说明书推荐的用量，则有效性或安全性没有保障，应与处方医师联系确认。特殊情况需要超剂量使用时，处方医师应当注明原因并再次签名。审查剂量时，应特别注意儿童患者，适当调整其用药剂量。正确的用法是保证药品药效、降低不良反应的重要因素。药师审方时应注意缓控释剂型及宜饭前服用药物或饭后服用药物等给药方法，或药物的每日服用次数是否与说明书的用法相符。若不相符，则需要联系医师沟通修改，且处方修改处要医师签名。

由于中成药大多数由中药饮片制成，毒性低，安全系数大，因此广泛用于多种慢性病或正气虚弱病症的调治，剂量要求也不像西药制剂那样严格。这是中成药的一大优点。然而我们绝不能因此就忽略中成药的使用剂量，特别是近年来中成药已逐渐用于治疗危重急症，如中风痰迷、热病神昏、小儿惊风、肺热喘咳、风湿顽痹、胸痹心痛、肿瘤等，并显示良好的效果，一些含有毒成分的中成药也被临床广泛应用，如剂量控制不当，可引起药物不良反应的发生。临床有由于医师用量过大，或患者自行服药，或长期连续用药而引起中成药的不良反应，甚至引起中毒死亡的病例报告。因此，对含有砷、汞、铅及斑蝥、蟾酥、马钱子、乌头、巴豆等有毒成分的中成药一定要严格控制使用剂量，不可过量服用，且不可连续长期用药，以免引起过量或蓄积中毒事故的发生。此外，破血消癥的鳖甲煎丸、破气导滞的开胸顺气丸、峻下逐水的舟车丸等也都属于作用猛烈、容易损伤正气的中成药，也要严格控制使用剂量，用之不当或过量使用，也将损害机体，引起毒副反应。

知识链接

常用处方用语

处方标注：Rp.，取；Sig./S.，用法。

药品单位：g，克；mL 或 c.c.，毫升；mg，毫克；μg，微克；U，单位；#，片。

服药次数：q.d.，每日 1 次；b.i.d.，每日 2 次；t.i.d.，每日 3 次；q.i.d.，每日 4 次；q.8h，每 8 小时 1 次；q.o.d.，隔日 1 次；p.r.n. 或 s.o.s.，时服；q.w.，每周 1 次；st.，立即使用。

给药途径：i.v.，静脉注射；i.v.gtt.，静脉滴注；i.m.，肌内注射；i.h.，皮下注射；p.o.，口服。

2. 审中成药的合理联用

中成药在临床具体应用中，常需采用配伍联合应用的用药形式，其目的有适应复杂病情、增强药效、满足某些疾病在治法上的特殊需要和抑制偏性、降低毒性等四方面。因此，安全、有效、合理地使用中成药，必须掌握中成药的配伍规律。

（1）审查中成药之间的配伍应用：中成药之间的配伍应用，自古以来就是临床应用中成药的主要形式之一。药师进行处方审查时，若中成药之间的配伍应用符合下列三种情况中的任一种，则属于合理配伍。

① 配伍应用的中成药是否有增强原有药物疗效的作用。中成药之间配伍应用基本上符合“七情”配伍用药规律。例如，将两种功效相似的中成药合用治疗一种病证，以起到增强药效的协同作用，也就是“相须”配伍。附子理中丸与四神丸合用，治疗脾肾阳虚、五更泄泻，可以明显增强温肾运脾、补火助阳、涩肠止泻的功效；归脾丸与人参养荣丸合用，治疗气血不足、心悸失眠、眩晕健忘的病证，可明显增强补益心脾、益气养血、安神止惊的功效。又如，将两种功效不同的中成药配伍同用，一药为主，一药为辅，辅药能够提高主药功效，即所谓“相使”的配伍。治疗口舌生疮、胃火牙痛，常以清胃散为主药，配合一清胶囊同用，以引火下行，可明显增强清胃散清胃泻火、消肿止痛的功效。

② 中成药之间的配伍应用是否为了适应复杂病情的需要。例如，治疗小儿痰热急惊当以牛黄抱龙丸为主，以清热化痰，息风定惊；喉间痰鸣，风痰壅盛者可配猴枣散同用，以豁痰开窍；高热烦躁者可配紫雪散同用，以清热解毒，息风定惊。这些属于治疗兼证的配伍应用。

③ 中成药之间的配伍应用是否为了适应治法的特殊需要。对某些特殊疾病，常需要采用内服与外用相结合的治疗方法，因此需要具有不同使用方法的中成药配伍应用。例如，火毒上攻，咽喉肿痛，可内服六神丸、喉症丸，外用冰硼散吹喉，共奏清热解毒、消肿利咽之效。又如，筋骨折伤，可内服跌打丸，外敷七厘散，共奏活血伸筋、疗伤止痛之效。

（2）审查中成药与西药之间的配伍应用：中西药联用得当，可使药效增强，病程缩短，降低药物的毒副作用。药师进行处方审查时，若中成药与西药之间的配伍应用符合下列三种情况中的任一种，则属于合理配伍。

① 中西药配伍后起协同增效的作用。例如，莨菪碱与生脉散、丹参注射液合用，治疗病窦综合征，既能适度加快心率，又能改善血液循环，达到标本兼治的目的。又如，急性牙龈炎而见红肿热痛者，牛黄解毒片配伍乙酰螺旋霉素片起效迅速。再如，香连丸与广谱抗菌增效剂甲氧苄胺嘧啶联用后，可使其抗菌活性增强 16 倍。

② 中西药配伍后能降低药物的毒副作用。例如，八味地黄丸、济生肾气丸等中药与降血糖药联用，可使糖尿病患者的性神经障碍和肾功能障碍减轻。又如，氯氮平治疗精神分裂症有明显疗效，但最常见的不良反应之一是流涎，配伍使用石麦汤（生石膏、炒麦芽）30～60 剂为 1 个疗程，流涎消失率为 82.7%，总有效率达 93.6%。

③ 中西药配伍后可以降低用药剂量。例如，珍菊降压片（珍珠层粉、野菊花、槐花米、盐酸可乐定、氢氯噻嗪）有较好的降压及改善症状的作用，若以常用量每次 1 片、每日 3 次计，则盐酸可乐定比单用剂量减少 60%。又如，地西泮有嗜睡等不良反应，若与苓桂术甘汤合用，地西泮用量只需常规用量的 1/3，嗜睡等不良反应也因为并用中药而消除。

3. 审中成药的用药禁忌

中成药用药禁忌是中医保证临床安全用药的经验总结，它包括配伍禁忌、妊娠禁忌、证候禁忌及服药饮食禁忌四大部分，处方审查时需要审查是否有前三项禁忌。

（1）审中成药的配伍禁忌：配伍禁忌是指有些药物相互配合使用后能产生毒性反应或降低疗效。药师若审查出处方用药有配伍禁忌，则应尽量避免合用，请医师另换其他药物。

① 配伍的中成药中是否含有“十八反”“十九畏”药味。《中国药典》(2025 年版)一部中有不宜同用药的规定,这些规定没有超出“十八反”“十九畏”所含的品种,应属配伍禁忌,原则上是禁忌应用。例如,治疗风寒湿痹证的大活络丸、天麻丸、人参再造丸等均含有附子,而止咳化痰的川贝枇杷露、蛇胆川贝液、通宣理肺丸等分别含有川贝母、半夏,依据配伍禁忌原则,若将上述两组药合用,附子与川贝母、半夏当属相反禁忌之列。又如,临床常用中成药心通口服液中含有海藻,祛痰止咳颗粒含有甘遂,若与橘红痰咳颗粒、通宣理肺丸、镇咳宁胶囊等含有甘草的中成药联用也属禁忌之列。

② 是否有含有毒药物中成药的联用。数种功效相似的中成药联用时,在各自制剂的组成中往往有一种或几种相同的药味。因此,联用将会增加某一味或几味药的剂量。例如,大活络丹与天麻丸合用,两者均含附子;朱砂安神丸与天王补心丹合用,两者均含朱砂。二者均会增加有毒药味的服用量,加大患者产生不良反应的危险性。

③ 是否有某些药物的相互作用。例如,含麻黄的中成药忌与降血压的中成药,如复方罗布麻片、降压片、珍菊降压片、牛黄降压丸等合用;也忌与扩张冠脉的中成药,如速效救心丸、山海丹、活心丹、益心丸、心宝丸、滋心阴液、补心气液等联用。一方面,麻黄中麻黄碱的化学结构与肾上腺素相似,能直接与肾上腺素受体结合,同时还能促使肾上腺素能神经末梢释放介质,从而使血管收缩、血压升高;另一方面,其又能兴奋心脏,增强心肌收缩力,使心肌耗氧量增加。若同时合用,可产生拮抗作用。又如,含朱砂较多的中成药,如磁朱丸、更衣丸、安宫牛黄丸等与含较多还原性溴离子或碘离子的中成药,如消瘿五海丸、内消瘰疬丸等长期同服,在肠内会形成有刺激性的溴化汞或碘化汞,导致药源性肠炎、赤痢样大便。

(2) 审中成药的妊娠禁忌:某些中药具有损害母体及胎元以致引起堕胎的副作用,所以应该作为妊娠禁忌使用的药物。根据药物对母体及胎元损害程度的不同,此类药可分为禁用药与慎用药两类。禁用的品种有舟车丸(含有大量峻下逐水、行气破滞之品)、牛黄解毒片(胶囊、丸,含有毒泻下之品)、抗癌平丸(含有蟾酥)、艾迪注射液(含有斑蝥)、平消胶囊(含有硝石、马钱子、干漆等)、安宫牛黄丸及紫金锭(含有麝香、朱砂、雄黄)、血府逐瘀胶囊(含有活血行气之品)等。慎用的品种有羚羊清肺颗粒、牛黄上清丸(含有大黄)、香砂枳术丸(含有枳实)、龙胆泻肝丸(含有活血、淡渗利湿之品)、温胃舒胶囊(含有辛热燥烈之品)、防风通圣丸(含有泻下渗利之品)等。

在审方时,药师要仔细阅读中成药使用说明书中是否标注该药妊娠期妇女慎用或禁用。凡禁用药妊娠期间绝对不能使用,慎用药可根据孕妇体质及病情需要审慎使用,以免发生医疗事故。

(3) 审中成药的证候禁忌:每种中成药都有其特定的功效和适用范围,主治相应的病证,因此临床用药亦有所禁忌,称证候禁忌。凡药不对证,即药物的性能功效与所疗疾病的病证相悖,有可能导致病情加重、恶化者,原则上都属于禁忌范围。例如,二陈丸、二冬膏、清气化痰丸、三子养亲丸都是治疗咳嗽有痰的中成药,但功效不同,主治各异。二陈丸以燥湿化痰为功,主治色白成块,湿痰咳嗽;二冬膏养阴润肺,主治干咳痰黏,燥痰咳嗽;清气化痰丸清热化痰,主治痰黄黏稠,热痰咳嗽;三子养亲丸温肺化痰,主治吐痰清稀,寒痰停饮咳嗽,各有专攻,不能混淆。再如,安宫牛黄丸的功能为清热解毒、豁痰开窍,属于凉开宣窍醒神救急之品,主治中风、热厥、小儿急惊风证,用于心肝有热、风痰阻窍所致的高热烦躁、面赤气粗、两拳固握、牙关紧闭、舌绛脉数的热闭神昏证;若见面青身凉、苔白脉迟,属于寒闭神昏者,当用苏合香丸以温开宣窍，则当禁用本药。药师审方时应仔细阅读药品说明书，严守病机，审因论治，辨证用药。患者自行购用中成药时，也必须搞清药物功效、主治病证、禁忌病证后，才能购用。由此可见，正确使用中成药必须坚持辨证用药原则，注意证候禁忌。药师审方时要把好关，确保患者用药安全有效。

知识链接

证候禁忌小结

体虚多汗者，忌用发汗药，以免加重出汗而伤阴津；阳虚里寒者，忌用寒凉药，以免再伤阳生寒；阴虚内热者，慎用苦寒清热药，以免苦燥伤阴；脾胃虚寒、大便稀溏者，忌用苦寒或泻下药，以免再伤脾胃；阴虚津亏者，忌用淡渗利湿药，以免加重津液的耗伤；火热内炽和阴虚火旺者，忌用温热药，以免助热伤阴；妇女月经过多及崩漏者，忌用破血逐瘀之品，以免加重出血；脱证神昏者，忌用香窜的开窍药，以免耗气伤正；邪实而正不虚者，忌用补虚药，以免闭门留邪；表邪未解者，忌用固表止汗药，以免妨碍发汗解表；热泻痢者，忌用涩肠止泻药，以免妨碍清热解毒、燥湿止痢。

4. 审处方前记和后记

完整的处方包括处方前记、正文和后记三部分。这三部分的完整性不但是处方审核的内容之一，同时也影响药师对处方适宜性的审核。处方正文部分（包括药品名称、剂型、规格、数量、用法用量）按前述方法审核。现分述处方前记和后记的审查方法。

（1）处方前记包括医疗机构名称、患者姓名、性别、年龄、门诊或住院病历号、科别或病区和床位号、临床诊断、开具日期等。处方前记审查是了解处方来源、处方开具日期及患者基本情况的关键。药品的选用、配伍、用法用量与患者的病情、年龄、性别等基本情况有密切的关系。审查方法是仔细阅读处方前记各项内容，注意各项内容是否填写清晰、完整、正确，有无涂改现象，涂改处是否有医师签名。特别注意患者年龄应当填写实足年龄，新生儿、婴幼儿写日、月龄，必要时注明体重。如有不符合规定的处方，应及时退回医师修改。

（2）处方后记包括医师签名、药品金额，以及审核、调配、核对和发药药师签名。审核方法是仔细查看是否有医师手写签名（并要求签名应与院内药学部门留样备查的式样一致）或加盖专用签章。

药师按上述内容对处方进行审查，均符合各项规定的，判为合格处方，应立即对其进行调配。若有不符合规定的情况出现，则判为不合格处方，需要退回处方医师进行修改后方可进行调配。

二、调配

（一）处方调配程序

1. 再次核查处方

确认是合格处方方可进行调配。

2. 准确调配药品

（1）按顺序逐一调配药品，注意每次调配好一种药品后再调配下一种药品以避免混淆。

（2）药师调剂处方时必须做到“四查十对”。

(3) 正确书写粘贴用药标签，注明患者姓名和药品名称、剂型规格、用法用量、包装数量。

(4) 粘贴标签时应注意避免遮挡原药品包装上的重要信息，如药品名称、规格及有效期等。

(5) 药师在完成处方调配后，应在处方下方药师签名处签字。

(二) 中成药包装、标签及说明书的有关规定

1. 中成药包装的有关规定

药品包装是在药品的储存、销售、展示和使用过程中能为药品提供保护、外观、信息、标识和容纳作用的一种手段，是药品的重要组成部分。药品包装上的标识是药品的重要信息。《中华人民共和国药品管理法》和《药品说明书和标签管理规定》对药品包装的管理规定如下。

(1) 直接接触药品的包装材料和容器，必须符合药用要求，符合保障人体健康、安全的标准，并由药品监督管理部门在审批药品时一并审批。药品生产企业不得使用未经批准的直接接触药品的包装材料和容器。

(2) 药品包装必须符合药品质量的要求，方便储存、运输和医疗使用。

(3) 药品包装必须按照规定印有或者贴有标签，不得夹带其他任何介绍或者宣传产品、企业的文字、音像及其他资料。药品生产企业生产供上市销售的最小包装必须附有说明书。

2. 中成药标签的有关规定

《药品说明书和标签管理规定》对药品标签的管理规定如下。

(1) 药品的标签是指药品包装上印有或者贴有的内容，分为内标签和外标签。药品内标签指直接接触药品的包装的标签，外标签指内标签以外的其他包装的标签。

(2) 药品的标签应当以说明书为依据，其内容不得超出说明书的范围，不得印有暗示疗效、误导使用和不适当宣传产品的文字和标识。

(3) 药品的内标签应当包含药品通用名称、适应证或者功能主治、规格、用法用量、生产日期、产品批号、有效期、生产企业等内容。包装尺寸过小无法全部标明上述内容的，至少应当标注药品通用名称、规格、产品批号、有效期等内容。

(4) 同一药品生产企业生产的同一药品，药品规格和包装规格均相同的，其标签的内容、格式及颜色必须一致；药品规格或者包装规格不同的，其标签应当有明显区别或者规格项明显标注。同一药品生产企业生产的同一药品，分别按处方药与非处方药管理的，两者的包装颜色应当明显区别。

(5) 对贮藏有特殊要求的药品，应当在标签的醒目位置注明。

(6) 药品标签中的有效期应当按照年、月、日的顺序标注，年份用四位数字表示，月、日用两位数表示。其具体标注格式为“有效期至××××年××月”或者“有效期至××××年××月××日”等。预防用生物制品有效期的标注按照国家药品监督管理局批准的注册标准执行，治疗用生物制品有效期的标注自分装日期计算，其他药品有效期的标注自生产日期计算。有效期若标注到日，应当为起算日期对应年月日的前 1 天，若标注到月，应当为起算月份对应年月的前 1 月。

(7) 药品说明书和标签中标注的药品通用名称应当显著、突出，其字体、字号和颜色必须一致，并符合以下要求：① 对于横版标签，必须在上 1/3 范围内显著位置标出；对于竖版标签，必须在右 1/3 范围内显著位置标出；② 不得选用草书、篆书等不易识别的字体，不得使用斜体、中空、阴影等形式对字体进行修饰；③ 字体颜色应当使用黑色或者白色，与相应的浅色或者深色背景形成强烈反差；④ 除因包装尺寸的限制而无法同行书写的，不得分行书写。

(8) 药品商品名称不得与通用名称同行书写，其字体和颜色不得比通用名称更突出和显著，其字体以单字面积计不得大于通用名称所用字体的 1/2。

(9) 药品说明书和标签中禁止使用未经注册的商标以及其他未经国家药品监督管理局批准的药品名称。药品标签使用注册商标的，应当印刷在药品标签的边角，含文字的，其字体以单字面积计不得大于通用名称所用字体的 1/4。

(10) 麻醉药品、精神药品、医疗用毒性药品、放射性药品、外用药品和非处方药品等国家规定有专用标识的，其说明书和标签必须印有规定的标识。

3. 中成药说明书的有关规定

药品说明书是药品包装中所附的介绍药品的资料，用以指导药品的应用。《药品说明书和标签管理规定》对药品说明书的管理规定如下。

(1) 药品说明书和标签中的文字应当清晰易辨，标识应当清楚醒目，不得有印字脱落或者粘贴不牢等现象，不得以粘贴、剪切、涂改等方式进行修改或者补充。

(2) 药品说明书和标签应当使用国家语言文字工作委员会公布的规范化汉字，增加其他文字对照的，应当以汉字表述为准。

(3) 药品说明书应当包含药品安全性、有效性的重要科学数据、结论和信息，用以指导安全、合理使用药品。药品说明书的具体格式、内容和书写要求由国家药品监督管理局制定并发布。

(4) 药品说明书对疾病名称、药学专业名词、药品名称、临床检验名称和结果的表述，应当采用国家统一颁布或规范的专用词汇，度量衡单位应当符合国家标准的规定。

(5) 药品说明书应当列出全部活性成分或者组方中的全部中药药味。注射剂和非处方药还应当列出所用的全部辅料名称。药品处方中含有可能引起严重不良反应的成分或者辅料的，应当予以说明。

(6) 药品生产企业应当主动跟踪药品上市后的安全性、有效性情况，需要对药品说明书进行修改的，应当及时提出申请。根据药品不良反应监测、药品再评价结果等信息，国家药品监督管理局也可以要求药品生产企业修改药品说明书。

(7) 药品说明书获准修改后，药品生产企业应当将修改的内容立即通知相关药品经营企业、使用单位及其他部门，并按要求及时使用修改后的说明书和标签。

(8) 药品说明书应当充分包含药品不良反应信息，详细注明药品不良反应。药品生产企业未根据药品上市后的安全性、有效性情况及时修改说明书或者未将药品不良反应在说明书中充分说明的，由此引起的不良后果由该生产企业承担。

(9) 药品说明书核准日期和修改日期应当在说明书中醒目标示。

药品说明书是指导患者用药的根据之一，具有法律效力，用药前正确阅读和理解说明书是安全用药的前提。正确阅读和使用说明书应包括：① 了解药品的通用名，避免重复用药。因为一种药物只有一个通用名，而商品名可有若干个。② 明确功能主治，这有助于患者判断自己的疾病是否与功能主治相符，以便对症用药。③ 仔细阅读药品用法用量，如饭前、饭后、睡前、一天一次或一天三次，是口服、外用还是注射。④ 重视说明书中有关药品禁忌证、不良反应、药物相互作用、注意事项等内容。如有不明之处，应向药师咨询。

三、复核

复核是指由另一名药师对所调配的处方药品做一次全面的检查，以防出现调配差错，复核的内容主要有以下几方面。

(1) 核对所调配药品包装及标签上注明的药品名称、规格、剂型与处方所开具的药品名称、规格、剂型的一致性；特别要注意药品名称相似、包装相似、多种规格、多种剂型的易混淆药品的正确辨识和调配。

(2) 核对所调配药品包装及标签上注明的用法、用量与处方所开具药品的用法、用量的一致性。

(3) 核对药品性状及包装外观、标签的完好性，确保所调配药品的质量合格。发现药品标签不清或缺损、包装松动变形污染、颜色改变、性状变化或异样时，一律严禁调配发药，并将其按质量问题报告和处理。

(4) 核对所调配药品包装数量与处方所开具药品的总数量的一致性。

(5) 核对药品的有效期，确保发出的药品在患者处方治疗周期内是有效的。

四、发药

(一) 发药的要点及方法

(1) 核对患者：发药药师在发药前必须询问患者姓名，并核对确认与处方患者姓名的一致性，以确保药品发放正确。

(2) “唱付药品”：发药药师在按照处方核对药品的同时，须将药品逐盒交付患者并叮嘱核对包装数量等。

(3) 用药交代：发药药师需按照处方核对药品标签的用法用量是否正确标注，并且在发药时向患者交代用法用量等。

(4) 最后确认：询问患者是否已明白所用药品的正确储存和使用方法，必要时发放补充的药品提示信息，提示药品使用注意事项，提高患者的用药依从性。

(5) 发药完成：药师在完成发药后，应在处方下方药师签名处签字，并将处方按规定办法归档储存。

(二) 中成药的用法简介

1. 中成药的内服方法

一般中成药均以温开水送服，但有的中成药用配伍适当的药引送服，以增强疗效或起协同作用。有的中成药需要含化，将中成药含于口中约 1 分钟，使其缓缓溶解和发挥疗效，然后再咽下。此法多用于咽喉肿痛患者，如六神丸、西瓜霜片等，以便迅速发挥消肿止痛之效。医师根据病情需要，有时也可将中成药入汤剂煎煮以增强疗效，如六一散、益元散、左金丸、越鞠丸等。

知识链接

药引送服中成药

黄酒因其味辛性温，具有温通经络、活血散瘀的作用，故常被用作药引，如活络丹、醒消丸、跌打丸、七厘散等可用黄酒送服，一般用量为15～20 g。食盐味咸，能引药入肾，如六味地黄丸、大补阴丸等可用淡盐水送服，取其引药入肾，增强滋阴补肾的作用。生姜具有散寒、温胃止呕作用，可用生姜切片煎汤作为“药引”，如藿香正气丸、附子理中丸等可用姜汤送服，以增强疗效。川芎茶调散用清茶送服，取其清热之效。治疗风热感冒的银翘解毒丸用鲜芦根煎汤送服，取其清热透表生津的协同作用。四神丸、更衣丸用米汤送服，取其保护胃气的作用等。

2. 中成药的外用方法

中成药的品种繁多，用法各异。一般外用药不可内服，特别是含有毒性药物的外用药更应注意，以免发生事故。即使有的中成药既可内服，又可外用，但在临床使用时，也必须注意其用法用量，确保用药安全有效。

(1) 涂患处：洗净患处后直接涂抹药物，如紫草膏、獾油、癣药水等。外用油膏、水剂多用此法。

(2) 贴患处：是指将中成药外用黑膏药加热烘软后贴敷患处，如狗皮膏；而橡皮膏制剂如伤湿止痛膏，可直接贴于患处。

(3) 调敷患处：将药物用适当的液体调成糊状，敷布于患处。药物直接接触患处，达到治疗目的。常用的液体辅料有白酒、醋、香油、茶水等。例如，治跌打外伤的七厘散、五虎丹，用白酒调成糊状，敷于患处，取酒活血通经、疗伤止痛之效；治痈肿疮毒的紫金锭、蟾酥锭，用醋研成糊状敷于患处；用茶水调敷如意金黄散，取茶叶解毒消肿之效。此外，还有用香油调敷黄水疮药，花椒油调敷四圣散，蛋清调敷武力拔寒散等。

(4) 撒布患处：将药粉直接撒布于患处，如生肌散、珍珠散等。外用散剂多采用此法。

(5) 吹布患处：用小纸筒装少许药粉(多为散剂)，吹之使其散布于患处。例如，吹耳的红棉散治耳道流脓；吹牙龈的冰硼散治口腔糜烂、牙龈肿痛等。

3. 特殊剂型中成药的正确使用

(1) 滴丸剂：滴丸剂主要供口服，多用于病情急重患者，如冠心病、心绞痛、急慢性支气管炎等，起到速效、高效的作用。服用滴丸时应注意：

① 仔细看好药物的服法，剂量不能过大。

② 宜用少量温开水送服，有些(如复方丹参滴丸、速效救心丸)可直接含于舌下。

③ 滴丸在保存时不宜受热。

(2) 栓剂：栓剂因施用腔道的不同，分为直肠栓和阴道栓。

① 直肠栓使用方法：栓剂基质的硬度易受气候的影响而改变。夏季时，炎热的天气会使栓剂变软而不便使用，使用前宜将其置入冰水或冰箱中10～20分钟，让其基质变硬；使用时剥去栓剂外裹的铝箔或聚乙烯膜，在栓剂的顶端蘸少许液状石蜡、凡士林或润滑油；塞入时患者取侧卧位，小腿伸直，大腿向前屈曲，贴着腹部，儿童可呈爬伏状；放松肛门，将栓的尖端向肛门插入，并用手指缓缓推进，深度距肛门口幼儿约2 cm，成人约3 cm，合拢双腿并保持侧卧姿势15分钟，以防栓剂被压出；尽力憋住大便，力争在用药后1小时内不解大便，因

为栓剂在直肠的停留时间越长，吸收越完全；有条件的话，在肛门外塞一点脱脂棉或纸巾，以防基质熔化漏出而污染衣物。

② 阴道栓使用方法：洗净双手，除去栓剂外封物（若栓剂太软，则应将其带着外包装放在冰箱或冰水中冷却使其变硬，然后除去外封物），放在手中捂暖以消除尖状外缘，用清水或水溶性润滑剂涂在栓剂的尖端部；患者仰卧床上，双膝屈起并分开，可利用置入器或戴指套，将栓剂尖端部向阴道口塞入，并用手以向下、向前的方向轻轻推入阴道深处，置入栓剂后患者应合拢双腿，保持仰卧姿势约 20 分钟；在塞药后 1～2 小时内尽量不排尿，以免影响药效；应在入睡前给药，以便药物充分起效，并可防止药栓遇热溶解后外流；注意月经期停用，有过敏史者慎用。

(3) 软膏剂(乳膏)：软膏剂或乳膏剂的使用方法如下。

① 涂敷前将皮肤清洗干净。

② 有破损、溃烂、渗出的皮肤一般不应涂敷。

③ 涂敷部位有烧灼或瘙痒、发红、肿胀、出疹等反应，应立即停药，并将局部药物洗净。

④ 部分药物（尿素）涂后采用封包（用塑料膜、胶布包裹皮肤）可显著提高角质层的含水量，封包条件下的角质层含水量可由 15%增至 50%，增加药物的吸收，提高药物的疗效。

⑤ 涂敷后轻轻按摩可提高疗效。

⑥ 不宜涂敷于口腔、眼结膜。

(4) 滴眼剂：滴眼剂的使用方法如下。

① 用手指轻轻按压眼内眦，以防药液分流降低眼内局部用药浓度或药液经鼻泪管流入口腔而引起不适。

② 清洁双手，将头部后仰，眼往上望，用食指轻轻将下眼睑拉开成一钩袋状。

③ 将药液从眼角侧滴入眼袋内，每次 1～2 滴。

④ 滴药时滴管口应距眼睑 2～3 cm，勿使滴管口碰及眼睑或睫毛，以免污染。

⑤ 滴后轻轻闭眼 1 分钟，同时用手指轻轻压住鼻梁，用药棉或纸巾擦拭流溢在眼外的药液。

⑥ 若同时使用两种滴眼剂，宜间隔 10 分钟使用。

一般先滴右眼、后滴左眼，以免用错药。如左眼病较轻，应先左后右，以免交叉感染。角膜有溃疡、眼部有外伤或眼球手术后，滴药后不可压迫眼球，也不可拉高上眼睑。

⑦ 如眼内分泌物过多，应先将分泌物清净，再滴入或涂敷，否则会影响疗效。

⑧ 滴眼剂不宜多次打开使用，如药液出现浑浊或变色，切勿再用。

⑨ 白天宜用滴眼剂滴眼，反复多次；临睡前应用眼膏剂涂敷，便于附着眼壁维持更长时间，保持夜间的浓度。

（三）中成药使用的注意事项

中成药除主要供医师临床使用外，广大患者也可自行购买非处方中成药使用，因此必须掌握中成药的使用注意事项。中成药使用的注意事项包括证候禁忌、配伍禁忌、妊娠禁忌和饮食禁忌四方面，以及儿童、老年人、运动员等特殊人群用药。证候禁忌、配伍禁忌、妊娠禁忌的内容详见处方审查中审中成药的用药禁忌，现重点介绍饮食禁忌及儿童、老年人和运动员用药注意事项。

1. 饮食禁忌

在服用中成药治疗疾病期间，对某些食物不宜同时进服，称为服药禁忌，又称忌口。由于病性、药性和食性的不同，具体到不同的疾病，其饮食禁忌各不相同。具体来说，在服药期间，不宜吃与药性相反或影响治疗的食物。

① 阳热证宜忌食辛辣油炸及温补性食物，忌烟酒等刺激性之物；

② 阴寒证宜忌食生冷瓜果、清凉饮料及清泻性食品；

③ 肾病水肿、淋病白浊患者，应忌食盐过多和酸辣太过的刺激性食品；

④ 脾胃虚弱、胃脘疼痛、消化不良、泄泻痢疾的患者，应忌食生冷寒滑、油炸坚硬、黏腻壅滞、阻塞气机的食物；

⑤ 湿热黄疸、肝郁胁痛、肝阳眩晕、癫痫发狂等患者，应忌食肥甘、动物脂肪、内脏及胡椒、辣椒、大蒜、白酒等辛热助阳、蕴湿积热之品；

⑥ 痰热咳嗽、肺痈吐脓、痨嗽咯血的患者宜忌食辛辣、鱼肉、油腻、甜黏食品，忌烟酒等刺激之物，以免助火生痰。

在注意饮食禁忌的同时，也可以根据病情、食性的特点，恰当选择食物，以提高疗效、促进康复。例如，风寒感冒者，宜食生姜、葱白等，以助散寒解表；风热感冒者，宜服淡豆豉、菊花、茶叶等，以助疏散风热；寒痰湿痰、咳嗽气喘者，宜食杏仁、柿子、橘子、乌梅、胡桃仁、姜等，以助燥湿化痰、宣肺化饮、止咳平喘；热痰燥痰、咳嗽气喘者，宜食鸭梨、橘子、白萝卜、罗汉果等，以助清肺润燥化痰、止咳平喘。

2. 儿童、老年人和运动员用药注意事项

儿童、老年人由于生理功能不同于成年人，药物在体内的吸收、分布、代谢和排泄过程与成年人也会有差异，这会影响到用药的安全性和有效性。儿童应根据体重或年龄计算用药剂量，尽量缩短用药疗程，避免滥用滋补类药物和注射液，尽量避免使用含有毒性成分的中成药。老年人因自身器官逐渐衰老，对药物的代谢、排泄减慢，应避免使用对肝、肾有损害的药物。运动员因其职业的特殊性，对含有兴奋性成分的药物应避免使用。2009 年国家食品药品监督管理局公布了“含兴奋剂目录所列物质的中药品种名单”，含有相应物质的中成药品种的说明书中均已标明“运动员慎用”的警示语，运动员应避免使用这些中成药品种。

总之，药师在审方时要注意判断处方用药是否存在配伍禁忌、妊娠禁忌和证候禁忌，若出现这些禁忌，应禁止调配处方，退回处方医师处进行修改，以确保患者用药安全、有效。发药时，要交代患者服用的药物有哪些饮食禁忌，以及根据病情的特点最好选择何种食物来提高疗效。若是患者自行购买非处方中成药，使用前应仔细阅读药品说明书，严格按说明书中的功能主治、用法用量及使用注意用药，确保用药的安全性和有效性。

知识检测

一、单选题

1. 以鲜芦根汤为“药引”可以增强清热透表生津作用的中成药是（　）

A. 川芎茶调散　　B. 藿香正气丸

C. 银翘解毒丸　　D. 六神丸

2. 关于滴眼剂的使用方法，下列说法不正确的是（　）

A. 如眼内分泌物过多，应先把分泌物清净，再滴入滴眼剂

B. 同时使用两种滴眼剂时，应同时滴加
C. 使用滴眼剂时勿使滴管口碰及眼睑
D. 白天宜用滴眼剂反复多次滴加，临睡前应用眼膏剂涂敷

3. 审查处方时，发现处方书写有误，应（　　）
A. 由审方人员更改后调配发药
B. 由计价收费员更改
C. 由开方医师更改，并在修改处签字后才能调配
D. 由调剂人员照方调配发药

4. 部分乳膏剂涂后采用封包方式，其作用为（　　）
A. 增加药物吸收　　B. 防止药物挥发
C. 防止病发部位转移　　D. 降低角质层的含水量

5. 药品商品名称不得与通用名称同行书写，其字体和颜色不得比通用名称更突出和显著，其字体以单字面积计不得大于通用名称所用字体的（　　）
A. 二分之一　　B. 一倍
C. 两倍　　D. 三倍

二、配伍选择题

A. 调敷患处	B. 涂患处	C. 贴患处
D. 撒布患处	E. 吹布患处	

1. 冰硼散的用法是（　　）
2. 珍珠散的用法是（　　）
3. 七厘散的用法是（　　）
4. 狗皮膏的用法是（　　）

A. 五虎丹	B. 黄水疮药	C. 如意金黄散
D. 蟾酥锭	E. 四圣散	

5. 用香油调敷的是（　　）
6. 用茶水调敷的是（　　）
7. 用白酒调敷的是（　　）
8. 用醋调敷的是（　　）

A. 忌食生冷物	B. 忌食辛辣物	C. 忌食过咸物
D. 忌食动物脂肪、内脏	E. 忌饮茶	

9. 肾病水肿患者在服药时应（　　）
10. 湿热黄疸患者在服药时应（　　）
11. 热性病服寒凉药时应（　　）

三、多选题

1. 中成药外敷，常用的辅料有（　　）
A. 白酒　　B. 醋　　C. 茶水
D. 香油　　E. 蛋清

2. 正确使用直肠栓的方法有 ( )
A. 成人插入深度为肛门口内约 3 cm
B. 若变软，用前宜将其冷藏固化
C. 应于入睡前给药
D. 塞入时患者可以取仰卧位
E. 力争用药后 1～2 小时不排大便

3. 中成药的外用方法有 ( )
A. 调敷患处 B. 贴患处 C. 涂患处
D. 吹布患处 E. 撒布患处

4. 非处方药遴选原则是 ( )
A. 应用安全 B. 疗效确切 C. 质量稳定
D. 使用方便 E. 无副作用

5. 妊娠期妇女禁用的中成药有 ( )
A. 牛黄解毒丸 B. 蛇胆川贝液 C. 血府逐瘀胶囊
D. 复方板蓝根颗粒 E. 安宫牛黄丸

6. 妊娠期妇女慎用的中成药有 ( )
A. 温胃舒胶囊 B. 银黄颗粒 C. 牛黄上清丸
D. 羚羊清肺颗粒 E. 小柴胡颗粒

7. 说明书和标签必须印有规定的专用标识的药品是 ( )
A. 非处方药品 B. 外用药品 C. 精神药品
D. 生物制品 E. 麻醉药品

【技能训练】

一、训练内容及要求

(1) 下列 10 张成人患者的处方前记和后记都是正确的，请你对表中列出的处方正文内容进行审查，若有错误，请填写差错记录。

(2) 若正文是正确的，请调剂员对处方用药进行调配。正确填写或粘贴用药标签，注明患者姓名、药品名称、剂型规格、用法用量和包装数量。

(3) 调剂员将调配好的药品交给复核发药人员，复核发药人员对调配好的药品进行复核，并发药给顾客。

(4) 实训以 3 位同学为一组，分别轮流扮演调剂员、复核发药人员和顾客。

中成药调剂练习处方

处方序号	患者	临床诊断	处方正文	审查结果	差错记录
例 1	王军	泄泻	麻仁丸 9 g×10 丸×1 盒 Sig. 9 g q. d. p. o.	不合格	存在病证与药品适应证不符

续表

处方序号	患者	临床诊断	处方正文	审查结果	差错记录
例 2	谢琳	胃痛	温胃舒胶囊 0.4 g×12 粒×1 盒 Sig. 1.2 g b.i.d. p.o.	合格	无
01	王雪	风热感冒	银翘解毒片 0.3 g×12#×3 包 Sig. 4# t.i.d. p.o. 蛇胆川贝液 10 mL×6 支×1 盒 Sig. 10 mL b.i.d. p.o.		
02	李华	痔疮	地榆槐角丸 9 g×10 丸×1 盒 Sig. 9 g b.i.d. p.o. 马应龙麝香痔疮膏 10 g×1 支 用法:外用适量涂擦患处一日 2 次		
03	李艳	食积	保和丸 9 g×10 丸×1 盒 Sig. 9 g b.i.d. p.o.		
04	张乐	胸痹	复方丹参片 0.6 g×100#×1 瓶 Sig. 4# t.i.d. p.o.		
05	赵红	月经不调	乌鸡白凤丸 9 g×10 丸×1 盒 Sig. 9 g b.i.d. p.o.		
06	唐糖	白内障	石斛夜光丸 9 g×10 丸×1 盒 Sig. 9 g b.i.d. p.o. 珍珠明目滴眼液 8 mL×1 支 用法:滴入眼睑内一次 2 滴,一日 5 次		
07	黄娟	泄泻 (慢性肠炎)	附子理中丸 9 g×10 丸×1 盒 Sig. 9 g t.i.d. p.o. 四神丸 9 g×6 袋×1 盒 Sig. 9 g b.i.d. p.o.		
08	刘玲	眩晕	全天麻胶囊 0.5 g×24 粒×1 盒 Sig. 0.5 g b.i.d. p.o.		
09	王伟	消渴 (糖尿病)	六味地黄丸(浓缩丸)120 丸×1 瓶 Sig. 8 丸 t.i.d. p.o.		
10	杨丽	跌打损伤	跌打丸 3 g×10 丸×1 盒 Sig. 3 g b.i.d. p.o. 云南白药气雾剂 60 mL×1 瓶 用法:外用喷于伤患处一日 5 次		

二、训练效果评价

中成药处方调配实训效果评价表

考核项目	技能要求	分值	得分
审方	审查药名、剂型、规格、剂量、用法；审查中成药合理联用；审查中成药的用药禁忌；审查处方前记和后记	10	
	不合格处方差错记录填写	5	
调配	再次核查处方	5	
	按顺序逐一调配药品	5	
	调剂处方时做到“四查十对”	5	
	正确书写粘贴标签（注明患者姓名和药品名称、剂型规格、用法用量、包装数量）	10	
	粘贴标签（应注意避免遮挡原药品包装上的重要信息，如药品名称、规格及有效期）	5	
	完成处方调配后，在处方下方药师签名处签字	5	
复核	核对所调配药品包装及标签上注明的药品名称、规格、剂型与处方的一致性	5	
	核对所调配药品包装及标签上注明的用法、用量与处方所开具药品的用法、用量的一致性	5	
	核对所调配药品包装数量与处方所开具药品的总数量的一致性	5	
发药	核对患者	5	
	“唱付药品”	5	
	用药交代	5	
	最后确认（询问患者是否已清楚所用药品的正确储存和使用方法）	5	
	完成处方发药后，应在处方下方药师签名处签字	5	
清场	将处方按规定办法归档储存，清洁整理调剂台面	5	
其他	在规定时间（10 分钟）内完成中成药调剂工作	5	
成绩		100	

项目二　常用中成药分类介绍

学习目标

知识目标

（1）掌握各类疾病的主要症状。

（2）熟悉治疗各类疾病的常用中成药。

（3）了解常用中成药的药物组成、功能主治、用法用量及注意事项。

技能目标

（1）学会严格遵守药店工作人员的标准行为规范。

（2）能根据患者主诉症状合理推荐常用中成药。

（3）能说出常用中成药的药物组成、功能主治、用法用量和使用注意事项。

（4）能准确回答患者用药咨询等常见问题。

素质目标

（1）培养辨证论治、以人为本、安全用药的思想。

（2）培养同情心和耐心，形成良好的沟通技巧。

任务一　内科用药

导学情景

情景描述：

小张第一天到药房工作。此时来了一位患者，自述近期频繁咽痒咳嗽，有痰，常伴有鼻塞、流清涕、头痛、肢体酸楚、恶寒发热等表证。小张听后给该患者推荐了小青龙颗粒，但对患者的咨询敷衍躲避、只言片语。看到这一幕的老员工小王急忙上前仔细问询，发现该患者咳嗽声重、气急、咯痰稀薄、色白、无汗、舌苔薄白，脉浮紧，此外还耐心地询问患者的既往史、用药记录等情况，而后给出了用药建议。尽管今天患者很多，小王仍认真对待每一位患者，她的敬业精神让小张自惭形秽。

学前导语：

1. 在医药行业柜台工作的人员，应当掌握的职业礼仪有哪些？

2. 请综合评价小张的荐药方案和职业素养。

一、感冒荐药

（一）感冒

感冒，俗称“伤风”，是由于六淫、时行病毒侵袭人体，以风邪为主，引起肺卫功能失调，出现以鼻塞、流涕、喷嚏、头痛、恶寒、发热、全身不适、脉浮等为主要临床表现的一种外感病证，病程较短，一般 3～7 天。中医根据其证候表现常分为风寒证、风热证、暑湿证及气虚外感证等。患者体质有虚有实，虚体感冒需在疏散药中酌加扶正之品。感冒的证型与临床症状见表 3－2－1。

表 3-2-1 感冒的证型与临床症状

证型	临床症状
风寒证	症见恶寒重、发热轻、头身疼痛、无汗或有汗、鼻塞、流清涕、咳嗽、苔薄白、脉浮紧。
风热证	症见发热重、恶寒轻、头痛、咽喉疼痛、咳嗽、流稠涕、吐黄痰、口渴、苔薄黄、脉浮数等。
暑湿证	因饮食劳倦损伤脾胃，复感暑湿之邪而引起，症见身热不扬、微恶风寒、微汗、头身困重、头晕、胸脘痞满、纳呆、苔腻、脉濡数。
气虚外感证	症见素体气虚、卫表不固、感受外邪，以恶寒发热、自汗、头痛鼻塞、语声低怯、气短倦怠、脉浮无力为常见症。

感冒全年均可发病，但以冬、春季节为多，且冬季多夹寒邪，春季多夹风邪，具有一定传染性。同时，患者感受外邪是否发病，也取决于感邪轻重和人体正气的强弱。一般认为西医学中的上呼吸道感染属于本病范畴。

（二）常用中成药

感冒清热颗粒（胶囊剂、口服液、咀嚼片）

【药物组成】防风、荆芥穗、白芷、紫苏叶、薄荷、柴胡、葛根、桔梗、苦杏仁、苦地丁、芦根。

【功能主治】疏风散寒，解表清热。用于风寒感冒，头痛发热，恶寒身痛，鼻流清涕，咳嗽咽干。

【用法用量】开水冲服。一次 1 袋，一日 2 次。

九味羌活颗粒（丸、口服液）

【药物组成】羌活、防风、苍术、细辛、川芎、白芷、黄芩、甘草、地黄。

【功能主治】解表，散寒，除湿。用于外感风寒挟湿导致的恶寒发热，无汗，头痛且重，肢体酸痛。

【用法用量】姜汤或开水冲服。一次 1 袋，一日 2～3 次。

【注意事项】风热感冒者不适用；儿童、孕妇、老年体弱者慎用；高血压、心脏病、肝病、肾病、糖尿病等慢性病严重者应遵医嘱服用；不宜与滋补性或温热性中药同用；忌酒、烟及辛辣、生冷、鱼腥、油腻食物。

午时茶颗粒（胶囊）

【药物组成】苍术、柴胡、羌活、防风、白芷、川芎、广藿香、前胡、连翘、陈皮、山楂、枳实、炒麦芽、甘草、桔梗、六神曲（炒）、紫苏叶、厚朴、红茶。

【功能主治】祛风解表，化湿和中。用于外感风寒、内伤食积证，症见恶寒发热、头痛身楚、胸脘满闷、恶心呕吐、腹痛腹泻。

【用法用量】开水冲服。一次 1 袋，一日 1～2 次。

柴银口服液

【药物组成】柴胡、金银花、黄芩、葛根、荆芥、青蒿、连翘、桔梗、苦杏仁、薄荷、鱼腥草。

【功能主治】清热解毒，利咽止咳。用于上呼吸道感染外感风热证，症见发热恶风、头痛、咽痛、汗出、鼻塞流涕、咳嗽，舌边尖红，苔薄黄。

【用法用量】口服。一次 20 mL，一日 3 次，连服 3 天。

【注意事项】脾胃虚寒者宜温服。

双黄连颗粒(口服液、片、胶囊、栓)

【药物组成】金银花、连翘、黄芩。

【功能主治】疏风解表,清热解毒。用于外感风热所致的感冒,症见发热、咳嗽、咽痛。

【用法用量】口服或开水冲服。一次 10 g,一日 3 次;6 个月以下,一次 2~3 g;6 个月至 1 岁,一次 3~4 g;1 岁以上至 3 岁,一次 4~5 g;3 岁以上,酌量或遵医嘱。无蔗糖颗粒服用量减半。

银翘解毒片(丸、软胶囊、胶囊、颗粒)

【药物组成】金银花、连翘、薄荷、荆芥、淡豆豉、牛蒡子(炒)、桔梗、淡竹叶、甘草。

【功能主治】疏风解表,清热解毒。用于风热感冒,症见发热头痛、咳嗽口干、咽喉疼痛。

【用法用量】口服。一次 4 片,一日 2~3 次。

银黄口服液

【药物组成】金银花提取物、黄芩提取物。

【功能主治】清热疏风,利咽解毒。用于外感风热、肺胃热盛所致的咽干、咽痛、喉核肿大、口渴、发热;急慢性扁桃体炎、急慢性咽炎、上呼吸道感染见上述证候者。

【用法用量】口服。一次 10~20 mL,一日 3 次;小儿酌减。

感冒退热颗粒

【药物组成】大青叶、板蓝根、连翘、拳参。

【功能主治】清热解毒,疏风解表。用于上呼吸道感染、急性扁桃体炎、咽喉炎属外感风热、热毒壅盛证,症见发热、咽喉肿痛。

【用法用量】开水冲服。一次 1~2 袋,一日 3 次。

连花清瘟胶囊

【药物组成】连翘、金银花、薄荷脑、广藿香、板蓝根、绵马贯众、鱼腥草、炒苦杏仁、炙麻黄、石膏、大黄、红景天、甘草。

【功能主治】清瘟解毒,宣肺泄热。用于治疗流行性感冒属热毒袭肺证,症见发热、恶寒、肌肉酸痛、鼻塞流涕、咳嗽、头痛、咽干咽痛,舌偏红,苔黄或黄腻。

【用法用量】口服。一次 4 粒,一日 3 次。

【注意事项】风寒感冒者慎服。

保济丸(口服液)

【药物组成】钩藤、菊花、蒺藜、厚朴、木香、苍术、天花粉、广藿香、葛根、化橘红、白芷、薏苡仁、稻芽、薄荷、茯苓、广东神曲。

【功能主治】解表,祛湿,和中。用于暑湿感冒,症见发热头痛、腹痛腹泻、恶心呕吐、肠胃不适;亦可用于晕车晕船。

【用法用量】口服。一次 1.85~3.7 g,一日 3 次。

【注意事项】外感燥热者不宜服用。

藿香正气水(口服液、软胶囊、滴丸)

【药物组成】广藿香油、白芷、紫苏叶油、苍术、厚朴(姜制)、茯苓、陈皮、大腹皮、生半夏、甘草浸膏。

【功能主治】解表化湿,理气和中。用于外感风寒、内伤湿滞或夏伤暑湿所致的感冒,症见头痛昏重、胸膈痞闷、脘腹胀痛、呕吐泄泻;胃肠型感冒见上述证候者。

【用法用量】口服。一次 5～10 mL，一日 2 次，用时摇匀。

六合定中丸

【药物组成】广藿香、紫苏叶、香薷、木香、檀香、姜厚朴、枳壳(炒)、陈皮、桔梗、甘草、茯苓、木瓜、炒白扁豆、炒山楂、六神曲(炒)、炒麦芽、炒稻芽。

【功能主治】祛暑除湿，和中消食。用于夏伤暑湿，宿食停滞，寒热头痛，胸闷恶心，吐泻腹痛。

【用法用量】口服。一次 3～6 g，一日 2～3 次。

十滴水软胶囊

【药物组成】樟脑、干姜、大黄、小茴香、肉桂、辣椒、桉油。

【功能主治】健胃，祛暑。用于因中暑而引起的头晕、恶心、腹痛、胃肠不适。

【用法用量】口服。一次 1～2 粒；儿童酌减。

【注意事项】孕妇忌服。

川芎茶调颗粒(丸剂、散剂)

【药物组成】川芎、荆芥、薄荷、细辛、白芷、羌活、防风、甘草。

【功能主治】疏风止痛。用于外感风邪所致的头痛，或有恶寒、发热、鼻塞。

【用法用量】饭后用温开水或浓茶冲服。一次 1 袋，一日 2 次；儿童酌减。

【注意事项】孕妇慎服。

玉屏风胶囊(口服液、颗粒、袋泡茶)

【药物组成】黄芪、防风、白术(炒)。

【功能主治】益气，固表，止汗。用于表虚不固，自汗恶风，面色㿠白，或体虚易感风邪者。

【用法用量】口服。一次 2 粒，一日 3 次。

小柴胡颗粒(片、泡腾片、胶囊)

【药物组成】柴胡、黄芩、姜半夏、党参、生姜、甘草、大枣。

【功能主治】解表散热，疏肝和胃。用于外感病，邪犯少阳证，症见寒热往来、胸胁苦满、食欲不振、心烦喜呕、口苦咽干。

【用法用量】开水冲服。一次 1～2 袋，一日 3 次。

【注意事项】风寒表证者不宜使用。

防风通圣丸(颗粒)

【药物组成】防风、麻黄、荆芥穗、薄荷、黄芩、石膏、连翘、桔梗、大黄、芒硝、白芍、川芎、栀子、滑石、当归、甘草、白术(炒)。

【功能主治】解表通里，清热解毒。用于外寒内热，表里俱实，恶寒壮热，头痛咽干，小便短赤，大便秘结，瘰疬初起，风疹湿疮。

【用法用量】口服。一次 6 g，一日 2 次。

【注意事项】孕妇慎用。

(三) 案例分析

(1) 李某，男，25 岁，7 月长期在室外工作，室外温度可高达 38 ℃，回家后出现头身重痛、无汗、口渴、发热等症状，全身难受，怀疑是感冒。想买治疗感冒的中成药，你有什么推荐？请做好用药指导。

(2) 张某,女,30 岁,半夜感到发热、头痛、口干、咽喉疼痛、咳嗽、鼻涕黏稠,疑是感冒。来药店想买治疗感冒的中成药,你有什么推荐?

(3) 张某,男,32 岁,最近因半夜吹空调,且温度调得很低,第二天出现鼻塞、咽痛、流黄涕、咳嗽有痰等症状,全身不舒服,疑是感冒。想买治疗感冒的中成药,你有什么推荐?

课堂讨论

药师小王在为该患者荐药过程中,发现患者此前自行购买了桑菊感冒片并已服用 2 次。小王经过思考,认为该患者不适合服用桑菊感冒片,推荐了感冒清热颗粒。小王为什么这样建议?

注意:中成药荐药过程中,应当根据患者主诉先准确判断证型,再推荐适合的中成药。比如,风寒感冒患者忌用桑菊感冒片、银翘解毒片等药物。

二、咳嗽荐药

(一) 咳嗽

咳嗽是指以外感或内伤等因素导致肺失宣肃,肺气上逆,冲击气道发出咳声或伴咯痰为临床特征的一种病证。历代将有声无痰称为咳,有痰无声称为嗽,有痰有声谓之咳嗽。一般多为痰声并见,难以截然分开,故以咳嗽并称。咳嗽的证型与临床症状见表 3-2-2。

表 3-2-2 咳嗽的证型与临床症状

证型	临床症状
风寒袭肺证	咳嗽声重,痰稀色白,口不渴,恶寒,或有发热,无汗,或兼头痛,舌苔薄白,脉浮紧等。
风热犯肺证	咳嗽气粗,吐黏白或黄痰,咯吐不利,咽痛声嘶,舌边尖红,苔薄白或微黄,脉浮数。
痰热郁肺证	咳嗽气粗,痰多黄稠,烦热口干,舌红,苔黄腻,脉滑数。
痰湿阻肺证	咳嗽痰多色白,咳声重浊,因痰作嗽,痰滑宜咳,晨起为甚,胸闷脘痞,苔白腻,脉弦滑。咳嗽喘急,气短胸闷,动则加剧,老年人多见。
肺肾阴虚证	干咳少痰或痰中带血,午后咳甚,或伴五心烦热,颧红,舌红少苔,脉细数。

中医认为咳嗽与外邪的侵袭及脏腑功能失调有着密切关系,在治疗上一般外感以祛邪宣肺为主,内伤以调理脏腑、气血为主。

(二) 常用中成药

通宣理肺胶囊(片、丸、颗粒)

【药物组成】紫苏叶、黄芩、枳壳(炒)、苦杏仁(去皮,炒)、甘草、陈皮、桔梗、茯苓、前胡、麻黄、半夏(制)。

【功能主治】解表散寒,宣肺止嗽。用于风寒束表、肺气不宣所致的感冒咳嗽,症见发热、恶寒、咳嗽、鼻塞流涕、头痛、无汗、肢体酸痛。

【用法用量】口服。一次 2 粒,一日 2~3 次。

桂龙咳喘宁胶囊(颗粒)

【药物组成】桂枝、龙骨、白芍、生姜、大枣、炙甘草、牡蛎、黄连、法半夏、瓜蒌皮、苦杏仁(炒)。

【功能主治】止咳化痰,降气平喘。用于外感风寒、痰湿阻肺引起的咳嗽、气喘、痰涎壅盛;急慢性支气管炎见上述证候者。

【用法用量】口服。一次3粒,一日3次。

【注意事项】服药期间忌烟酒、猪肉及生冷食物。

小青龙合剂(颗粒)

【药物组成】麻黄、桂枝、白芍、干姜、细辛、甘草(蜜炙)、法半夏、五味子。

【功能主治】解表化饮,止咳平喘。用于风寒水饮,恶寒发热,无汗,喘咳痰稀。

【用法用量】口服。一次10~20 mL,一日3次。用时摇匀。

川贝枇杷糖浆

【药物组成】川贝母流浸膏、桔梗、枇杷叶、薄荷脑。

【功能主治】清热宣肺,化痰止咳。用于风热犯肺、痰热内阻所致的咳嗽痰黄或咯痰不爽、咽喉肿痛、胸闷胀痛;感冒、支气管炎见上述证候者。

【用法用量】口服。一次10 mL,一日3次。

急支糖浆

【药物组成】鱼腥草、金荞麦、四季青、麻黄、紫菀、前胡、枳壳、甘草。

【功能主治】清热化痰,宣肺止咳。用于外感风热所致的咳嗽,症见发热、恶寒、胸膈满闷、咳嗽咽痛;急性支气管炎、慢性支气管炎急性发作见上述证候者。

【用法用量】口服。一次20~30 mL,一日3~4次;儿童1岁以内一次5 mL,1~3岁一次7 mL,3~7岁一次10 mL,7岁以上一次15 mL,一日3~4次。

蛇胆川贝散(胶囊、软胶囊)

【药物组成】蛇胆汁、川贝母。

【功能主治】清肺,止咳,除痰。用于肺热咳嗽,痰多。

【用法用量】口服。一次0.3~0.6 g,一日2~3次。

羚羊清肺丸(颗粒)

【药物组成】浙贝母、桑白皮(蜜炙)、前胡、麦冬、天冬、天花粉、地黄、玄参、石斛、桔梗、枇杷叶(蜜炙)、苦杏仁(炒)、金果榄、金银花、大青叶、栀子、黄芩、板蓝根、牡丹皮、薄荷、甘草、熟大黄、陈皮、羚羊角粉。

【功能主治】清肺利咽,清瘟止嗽。用于肺胃热盛,感受时邪,身热头晕,四肢酸懒,咳嗽痰盛,咽喉肿痛,鼻衄咳血,口干舌燥。

【用法用量】口服。小蜜丸一次6 g(30丸),大蜜丸一次1丸,一日3次。

橘红丸(片、颗粒、胶囊)

【药物组成】化橘红、浙贝母、陈皮、半夏(制)、茯苓、苦杏仁、炒紫苏子、桔梗、紫菀、款冬花、瓜蒌皮、石膏、地黄、麦冬、甘草。

【功能主治】清肺,化痰,止咳。用于痰热咳嗽,痰多,色黄黏稠,胸闷口干。

【用法用量】口服。水蜜丸一次7.2 g,小蜜丸一次12 g,大蜜丸一次2丸(每丸重6 g)或4丸(每丸重3 g),一日2次。

清肺抑火丸

【药物组成】黄芩、栀子、黄柏、浙贝母、桔梗、前胡、苦参、知母、天花粉、大黄。

【功能主治】清肺止咳，化痰通便。用于痰热阻肺所致的咳嗽、痰黄稠黏、口干咽痛、大便干燥。

【用法用量】口服。水丸一次 6 g，大蜜丸一次 1 丸，一日 2～3 次。

【注意事项】孕妇慎用。

苏子降气丸

【药物组成】紫苏子(炒)、厚朴、前胡、甘草、姜半夏、陈皮、沉香、当归。

【功能主治】降气化痰，温肾纳气。用于上盛下虚、气逆痰壅所致的咳嗽喘息、胸膈痞塞。

【用法用量】口服。一次 6 g，一日 1～2 次。

【注意事项】阴虚，舌红无苔者忌服。

二陈丸

【药物组成】陈皮、半夏(制)、茯苓、甘草。

【功能主治】燥湿化痰，理气和胃。用于痰湿停滞导致的咳嗽痰多、胸脘胀闷、恶心呕吐。

【用法用量】口服。一次 9～15 g，一日 2 次。

百合固金丸(口服液、片、颗粒、浓缩丸)

【药物组成】百合、地黄、熟地黄、麦冬、玄参、川贝母、当归、白芍、桔梗、甘草。

【功能主治】养阴润肺，化痰止咳。用于肺肾阴虚所致的燥咳少痰、痰中带血、咽干喉痛。

【用法用量】口服。水蜜丸一次 6 g，小蜜丸一次 9 g，大蜜丸一次 1 丸，一日 2 次。

养阴清肺膏(口服液、丸)

【药物组成】地黄、玄参、麦冬、白芍、牡丹皮、川贝母、薄荷、甘草。

【功能主治】养阴润燥，清肺利咽。用于阴虚肺燥所致的咽喉干痛、干咳少痰或痰中带血。

【用法用量】口服。一次 10～20 mL，一日 2～3 次。

二母宁嗽丸

【药物组成】知母、川贝母、石膏、炒栀子、黄芩、炒瓜蒌子、蜜桑白皮、茯苓、陈皮、麸炒枳实、五味子(蒸)、炙甘草。

【功能主治】清肺润燥，化痰止咳。用于燥热蕴肺所致的咳嗽、痰黄而黏不易咳出、胸闷气促、久咳不止、声哑喉痛。

【用法用量】口服。大蜜丸一次 1 丸，水蜜丸一次 6 g，一日 2 次。

(三) 案例分析

(1) 张某，女，33 岁，1 周前患感冒，伴有咳嗽、咽喉红肿疼痛，舌红、苔薄黄；数天后感冒减轻，但咳嗽加重，咽喉不痛，痰多、黄稠。你推荐哪些治疗咳嗽的中成药？

(2) 冯某，女，85 岁，近期咳嗽，白痰很多，易于咳出，早晨更严重，感觉胸闷，略微运动后感觉气喘加剧，胸闷更甚。你推荐哪些治疗咳嗽的中成药？

(3) 赵某，男，39 岁，喜吃火锅，近期感冒 4 天后出现咳嗽，气息急促，痰多且黄稠，黏腻难以咳出，面赤身热，口干欲饮，舌红苔黄。你推荐哪些治疗咳嗽的中成药？

课堂讨论

一名孕妇近期频繁咳嗽难忍，遂听取邻居建议来药店购买小青龙合剂。小王听后拒绝了该患者的购药需求，并向她作出解释。为什么？

注意：特殊人群如儿童、孕妇及哺乳期妇女等一定要在医生指导或者药师指导下用药。使用小青龙合剂时一定要注意：儿童、孕妇和哺乳期妇女禁用；肝肾功能不全者禁用；风热、痰热咳嗽及阴虚干咳者忌用；糖尿病患者禁用含蔗糖的颗粒。

三、暑病荐药

（一）暑病

中暑是指暑天感受暑热或暑湿之邪，出现身热、头昏重胀痛、口中黏腻、渴不多饮、胸闷、恶心、小便短赤等证候表现，多发于夏季或夏秋之交。暑病的证型与临床症状见表3-2-3。

表3-2-3　暑病的证型与临床症状

证型	临床症状
阳暑	身热，汗出，微恶寒，头重胀痛，身重肢节酸楚，脘痞，口不渴。舌红，苔白腻或微黄腻，脉浮数或濡数。
阴暑	发热无汗，恶寒甚则寒战，身形拘急，身重疼痛，脘痞，心烦，时有呕恶，苔腻，脉浮弦或浮紧。

患者常因正气虚弱、脾胃先伤、元气不足，或外感暑邪而发病。治疗暑病的中成药可分为解表祛暑类、健胃祛暑类、祛暑除湿类等。

（二）常用中成药

藿香正气水（口服液、软胶囊、滴丸）

【药物组成】广藿香油、紫苏叶油、苍术、陈皮、厚朴（姜制）、白芷、茯苓、大腹皮、生半夏、甘草浸膏。

【功能主治】解表化湿，理气和中。用于外感风寒、内伤湿滞或夏伤暑湿所致的感冒，症见头痛昏重、胸膈痞闷、脘腹胀痛、呕吐泄泻；胃肠型感冒见上述证候者。

【用法用量】口服。一次5～10 mL，一日2次，用时摇匀。

十滴水软胶囊

【药物组成】樟脑、干姜、大黄、小茴香、肉桂、辣椒、桉油。

【功能主治】健胃，祛暑。用于因中暑而引起的头晕、恶心、腹痛、胃肠不适。

【用法用量】口服。一次1～2粒；儿童酌减。

【注意事项】孕妇忌服。

保济丸

【药物组成】广藿香、钩藤、薄荷、蒺藜、白芷、木香、广东神曲、菊花、苍术、茯苓、厚朴、化橘红、天花粉、薏苡仁、葛根、稻芽。

【功能主治】解表，祛湿，和中。用于暑湿感冒，症见发热头痛、腹痛腹泻、恶心呕吐、肠胃不适；亦可用于晕车晕船。

【用法用量】口服。一次1.85～3.7 g，一日3次。

【注意事项】外感燥热者不宜服用。

清热银花糖浆

【药物组成】山银花、菊花、白茅根、绿茶叶、通草、大枣、甘草。

【功能主治】清热解毒，通利小便。用于外感暑湿所致的头痛如裹、目赤口渴、小便不利。

【用法用量】口服。一次 20 mL，一日 3 次。

清暑益气丸

【药物组成】人参、黄芪(蜜炙)、白术(炒)、苍术(米泔炙)、麦冬、泽泻、五味子(醋炙)、当归、黄柏、葛根、青皮(醋炙)、陈皮、六神曲(麸炒)、升麻、甘草。

【功能主治】祛暑利湿，补气生津。用于中暑受热，气津两伤，症见头晕身热、四肢倦怠、自汗心烦、咽干口渴。

【用法用量】姜汤或温开水送服。一次 1 丸，一日 2 次。

【注意事项】忌食辛辣油腻之品。

六合定中丸

【药物组成】广藿香、紫苏叶、香薷、木香、檀香、姜厚朴、枳壳(炒)、陈皮、桔梗、甘草、茯苓、木瓜、炒白扁豆、炒山楂、六神曲(炒)、炒麦芽、炒稻芽。

【功能主治】祛暑除湿，和中消食。用于夏伤暑湿，宿食停滞，寒热头痛，胸闷恶心，吐泻腹痛。

【用法用量】口服。一次 3～6 g，一日 2～3 次。

(三) 案例分析

(1) 李某，男，20 岁，夏天某中午在室外运动后，回家感到有点头晕头痛，略微怕冷，胸闷，吃不下东西，浑身没力气。你会推荐哪一种中成药？请做好用药指导。

(2) 杨某，男，27 岁，今日天气炎热，仍在烈阳之下奔走数小时，很快就感到略微发热，怕冷严重，身重疼痛，心烦，时有呕恶，观之苔腻，脉浮弦或浮紧。你会推荐哪一种中成药？请做好用药指导。

知识链接

出现中暑症状，应立即将患者抬到阴凉的地方并补充水分，然后用毛巾包裹冰块冷敷额头，注意多休息。如果病情严重，应到当地正规的医院进行治疗。

四、伤食荐药

(一) 伤食

伤食是以恶心厌食、嗳腐吐馊，或肠鸣腹痛、泻下粪便臭如败卵，或大便秘结、舌苔厚腻、脉滑或弦滑等为主要表现的胃肠积滞性疾病。患者常有饮食过饱或不慎史，起病较急，病程短。

本病主要因饮食不慎、进食过饱，或脾胃不健、感受风寒，再加饮食失调，使食积胃肠、运化不及所致，故本类方药中又多配伍行气、健脾药。

本病相当于西医所说的消化不良。

(二) 常用中成药

保和丸

【药物组成】山楂(焦)、六神曲(炒)、半夏(制)、茯苓、陈皮、连翘、莱菔子(炒)、麦芽(炒)。

【功能主治】消食，导滞，和胃。用于食积停滞，脘腹胀满，嗳腐吞酸，不欲饮食。

【用法用量】口服。小蜜丸一次 9～18 g，大蜜丸一次 1～2 丸，一日 2 次；小儿酌减。

槟榔四消丸

【药物组成】槟榔、大黄（酒）、牵牛子（炒）、猪牙皂（炒）、醋香附、五灵脂（醋炒）。

【功能主治】消食导滞，行气泻水。用于食积痰饮，消化不良，脘腹胀满，嗳气吞酸，大便秘结。

【用法用量】口服。一次 6 g，一日 2 次。

【注意事项】孕妇忌服。

大山楂丸

【药物组成】山楂、六神曲（麸炒）、炒麦芽。

【功能主治】开胃消食。用于食积内停所致的食欲不振、消化不良、脘腹胀闷。

【用法用量】口服。一次 1～2 丸，一日 1～3 次；小儿酌减。

枳术丸

【药物组成】枳实（炒）、麸炒白术。

【功能主治】健脾消食，行气化湿。用于脾胃虚弱，食少不化，脘腹痞满。

【用法用量】口服。一次 6 g，一日 2 次。

枳实导滞丸

【药物组成】枳实（炒）、大黄、黄连（姜汁炙）、黄芩、六神曲（炒）、白术（炒）、茯苓、泽泻。

【功能主治】消积导滞，清利湿热。用于饮食积滞、湿热内阻所致的脘腹胀痛、不思饮食、大便秘结、痢疾里急后重。

【用法用量】口服。一次 6～9 g，一日 2 次。

香砂六君丸

【药物组成】木香、砂仁、党参、炒白术、茯苓、炙甘草、陈皮、姜半夏。

【功能主治】益气健脾，和胃。用于脾虚气滞，消化不良，嗳气食少，脘腹胀满，大便溏泄。

【用法用量】口服。一次 6～9 g，一日 2～3 次。

六味安消散（胶囊）

【药物组成】藏木香、诃子、大黄、山柰、北寒水石、碱花。

【功能主治】和胃健脾，消积导滞，活血止痛。用于脾胃不和、积滞内停所致的胃痛胀满、消化不良、便秘、痛经。

【用法用量】口服。一次 1.5～3 g，一日 2～3 次。

【注意事项】孕妇忌服。

健脾丸

【药物组成】党参、炒白术、陈皮、枳实（炒）、炒山楂、炒麦芽。

【功能主治】健脾开胃。用于脾胃虚弱，脘腹胀满，食少便溏。

【用法用量】口服。小蜜丸一次 9 g，大蜜丸一次 1 丸，一日 2 次；小儿酌减。

（三）案例分析

(1) 患儿，男，2 岁，2 周前因饮食不节制，出现大便干结较粗的情况，难以排出，3～4 日内偶有腹胀、手足心热的情况。近日患儿食欲不振、有口气、睡眠不好、半夜易惊醒。你会推荐哪一种中成药？

（2）陈某，男，17岁，除夕夜进食较多，半夜开始感到胃疼腹胀，嗳腐酸臭，肚子鼓胀，按之疼痛加剧，近3日未行大便。来药店，观之舌苔厚腻。你认为哪一种中成药治疗比较好？请做好用药指导。

五、胃脘痛荐药

（一）胃脘痛

胃脘痛是指以上腹胃脘部近心窝处经常发生疼痛为主症的疾患，俗称“胃痛”。在中医古代文献中所记载的“心痛”“心下痛”，多是指胃脘痛。胃脘痛常伴食欲不振、恶心呕吐、嘈杂泛酸、嗳气吐腐等胃肠道症状。胃脘痛的证型与临床症状见表3-2-4。

表3-2-4　胃脘痛的证型与临床症状

证型	临床症状
寒邪客胃	症见胃脘冷痛暴作，畏寒喜暖，遇寒则痛甚，口不渴，呕吐清水痰涎，大便溏，舌淡苔白，脉弦紧。
脾胃虚寒	症见胃脘隐痛，绵绵不休，喜温喜按，空腹痛甚，食后痛减，劳累或受凉后发作或加重；呕吐清水，神疲纳呆，四肢倦怠，手足不温，大便稀薄，舌淡苔白，脉虚弱或迟缓。
胃热炽盛	症见胃脘灼烧疼痛，痛较急迫，烦躁易怒，泛酸嘈杂，口干口苦，舌红苔黄，脉细数。
肝胃不和	症见胃脘胸胁胀闷，攻撑作痛，嗳气频繁，口苦口干，头晕目眩，心烦易怒，大便不畅，每因情志因素而发作或加剧，苔薄白，脉沉弦。
胃阴亏虚	症见胃脘灼痛，心烦，手足心热，口燥咽干，食少，大便干燥，舌红少津，脉细数。
饮食停滞	症见脘腹胀满拒按，疼痛不适，嗳腐吞酸，呕吐不消化食物，其味腐臭，吐后痛减；不思进食，夜卧不安，大便不爽，得矢气及便后稍舒，舌苔厚腻，脉滑。

胃脘痛的病位在胃，多由饮食不节、嗜食生冷或忧思烦恼等因素致气机不畅，从而导致胃的病变。胃的受纳、腐熟及消化功能的正常运作，又要依赖于脾气的运化、肝气的疏泄、肾阳的温煦，如出现不适将导致胃气阻滞、胃失和降等，故胃脘痛也与脾、肝、肾的病变有密切关系。

西医学的急、慢性胃炎与消化性溃疡、胃痉挛、胃癌、胃下垂、胃黏膜脱垂症、胃神经官能症、十二指肠球炎，以及部分肝胆疾病、胰腺炎等以上腹部疼痛为主要表现的病症，均可参考本病辨证论治。

（二）常用中成药

理中丸

【药物组成】党参、土白术、炙甘草、炮姜。

【功能主治】温中散寒，健胃。用于脾胃虚寒，呕吐泄泻，胸满腹痛，消化不良。

【用法用量】口服。一次1丸，一日2次。小儿酌减。

【注意事项】忌食生冷油腻、不易消化的食物。

小建中合剂（片、颗粒）

【药物组成】桂枝、白芍、炙甘草、生姜、大枣。

【功能主治】温中补虚，缓急止痛。用于脾胃虚寒，脘腹疼痛，喜温喜按，嘈杂吞酸，食少；胃及十二指肠溃疡见上述证候者。

【用法用量】口服。一次20～30 mL，一日3次。用时摇匀。

温胃舒胶囊

【药物组成】附片(黑顺片)、肉桂、肉苁蓉(酒蒸)、补骨脂、南山楂(炒)、乌梅、陈皮、砂仁、党参、炙黄芪、山药、白术(清炒)。

【功能主治】温中养胃，行气止痛。用于中焦虚寒所致的胃痛，症见胃脘冷痛、腹胀嗳气、纳差食少、畏寒无力；慢性萎缩性胃炎、浅表性胃炎见上述证候者。

【用法用量】口服。一次3粒，一日2次。

【注意事项】胃大出血时禁用；忌食生冷、油腻及不易消化的食物。

戊己丸

【药物组成】黄连、吴茱萸(制)、白芍(炒)。

【功能主治】泻肝和胃，降逆止呕。用于肝火犯胃、肝胃不和所致的胃脘灼热疼痛、呕吐吞酸、口苦嘈杂、腹痛泄泻。

【用法用量】口服。一次3～6 g，一日2次。

三九胃泰颗粒(胶囊)

【药物组成】三叉苦、九里香、两面针、木香、黄芩、地黄、茯苓、白芍。

【功能主治】清热燥湿，行气活血，柔肝止痛。用于湿热内蕴、气滞血瘀所致的胃痛，症见脘腹隐痛、饱胀反酸、恶心呕吐、嘈杂纳减；浅表性胃炎、糜烂性胃炎、萎缩性胃炎见上述证候者。

【用法用量】开水冲服。一次1袋，一日2次。

【注意事项】胃寒患者慎用；忌油腻、生冷、难消化食物。

沉香化气丸

【药物组成】沉香、木香、广藿香、醋香附、砂仁、陈皮、醋莪术、六神曲(炒)、炒麦芽、甘草。

【功能主治】理气疏肝，消积和胃。用于肝胃气滞，脘腹胀痛，胸膈痞满，不思饮食，嗳气泛酸。

【用法用量】口服。一次3～6 g，一日2次。

【注意事项】孕妇慎用。

左金丸(胶囊)

【药物组成】黄连、吴茱萸。

【功能主治】泻火，疏肝，和胃，止痛。用于肝火犯胃，脘胁疼痛，口苦嘈杂，呕吐酸水，不喜热饮。

【用法用量】口服。一次3～6 g，一日2次。

气滞胃痛颗粒(片)

【药物组成】柴胡、醋延胡索、枳壳、醋香附、白芍、炙甘草。

【功能主治】舒肝理气，和胃止痛。用于肝郁气滞，胸痞胀满，胃脘疼痛。

【用法用量】开水冲服。一次1袋，一日3次。

【注意事项】孕妇慎用。

香砂养胃丸(颗粒)

【药物组成】木香、砂仁、陈皮、半夏(制)、茯苓、甘草、白术、醋香附、枳实(炒)、姜厚朴、豆蔻(去壳)、广藿香、生姜、大枣。

【功能主治】温中和胃。用于胃阳不足、湿阻气滞所致的胃痛、痞满，症见胃痛隐隐、脘闷不舒、呕吐酸水、嘈杂不适、不思饮食、四肢倦怠。

【用法用量】口服。一次 9 g，一日 2 次。

阴虚胃痛颗粒

【药物组成】北沙参、麦冬、石斛、川楝子、玉竹、白芍、炙甘草。

【功能主治】养阴益胃，缓急止痛。用于胃阴不足所致的胃脘隐隐灼痛、口干舌燥、纳呆干呕；慢性胃炎、消化性溃疡见上述证候者。

【用法用量】开水冲服。一次 1 袋，一日 3 次。

胃苏颗粒

【药物组成】紫苏梗、香附、陈皮、香橼、佛手、枳壳、槟榔、炒鸡内金。

【功能主治】理气消胀，和胃止痛。用于气滞型胃脘痛，症见胃脘胀痛，窜及两胁，得嗳气或矢气则舒，情绪郁怒则加重，胸闷食少，排便不畅，舌苔薄白，脉弦；慢性胃炎及消化性溃疡见上述证候者。

【用法用量】开水冲服。一次 1 袋，一日 3 次。15 日为一疗程，可服 1～3 个疗程或遵医嘱。

(三) 案例分析

(1) 李某，男，60 岁，有多年胃痛病史，5 天前因吃了冷饭冷菜诱发胃痛，现胃脘冷痛，喝热水或按压可稍感缓解，得食后痛减，乏力，纳少，四肢不温。现来药店，想买治疗胃脘痛的中成药，观之，舌淡红、苔白。你会推荐哪一种中成药？请做好用药指导。

(2) 谢某，女，37 岁，周末和朋友去吃了自助餐，回去后感觉胃胀不适，疼痛 1 天，同时伴有嗳气酸腐，大便尚可。选用哪种治疗胃脘痛的中成药？

(3) 邱某，女，55 岁，2 天前感觉胃中隐痛，绵绵不绝，每遇运动、食不定时则疼痛更剧烈，揉按温敷或得食后痛减，舌淡苔白。你会推荐哪一种中成药？请做好用药指导。

(4) 凡某，女，25 岁，半年前感觉胃痛，连左胁窜痛，近日因愤懑感到左胁窜痛连及胃脘痛，食后嘈杂，伴有嗳气吞酸、心烦少寐等病症，食欲尚可，二便正常，舌苔薄白。你会推荐哪一种中成药？请做好用药指导。

课堂讨论

每当节假日来临之际，店长总要叮嘱小王注意治疗胃脘痛中成药的库存信息，以确保备货量不足时能提前采购药品，及时补充上架。这是为什么？

注意：胃脘痛发病以中青年居多，起病或急或缓，多有反复发作病史。胃脘痛的发病多和饮食失调、情志不畅、受寒受累等有关。节假日期间，人们常常会饮食不规律，暴饮暴食，过度摄入高热量、高脂肪、高盐、高糖等食物，这些都可能导致胃部不适，因此，节假日常成为胃脘痛发作高发期。临床上，常通过胃镜检查、胃肠 X 线钡剂造影、B 超及肝功能检查等帮助医生诊断疾病。

六、泄泻荐药

（一）泄泻

泄泻，俗称“拉肚子”，临床上主要表现为大便次数增多，粪便稀薄，甚至泻出如水样。若腹泻日久，易致气阴两伤；久泻迁延不愈者，则可导致营养不良，影响生长发育。本病一年四季均可发生，尤以夏、秋两季多见。泄泻的证型与临床症状见表 3-2-5。

表 3-2-5　泄泻的证型与临床症状

证型	临床症状
急性湿热泄泻	便稀有黏液，泻而不爽，粪色黄褐，气味臭秽，肛门灼热，腹痛，口渴喜冷饮，小便短赤，舌红，苔黄腻，脉濡数。
急性寒湿泄泻	大便清稀，甚则如水样，水谷相混，肠鸣胀痛，头昏头重，胸膈痞满，口不渴，身寒喜温，舌淡，苔白滑，脉迟。
慢性脾虚泄泻	稍进油腻食物或饮食稍多则大便次数明显增多，大便时溏时溏，腹胀肠鸣，面色萎黄，神疲肢软，舌淡苔薄，脉细弱。
慢性脾肾阳虚泄泻	黎明之前腹中微痛，肠鸣即泻，泻后痛减，形寒肢冷，腰膝酸软，舌淡苔白，脉沉细。

泄泻的主要病位在脾胃与大小肠，其病因有感受外邪、饮食所伤、七情不和及脏腑虚弱等，但关键在于脾胃功能障碍。

西医学的消化不良，急、慢性肠炎及胃肠功能紊乱等疾病可参照本病治疗。

（二）常用中成药

固本益肠片

【药物组成】党参、麸炒白术、补骨脂、麸炒山药、黄芪、炮姜、酒当归、炒白芍、醋延胡索、煨木香、地榆炭、煅赤石脂、儿茶、炙甘草。

【功能主治】健脾温肾、涩肠止泻。用于脾肾阳虚所致的泄泻，症见腹痛绵绵、大便清稀或有黏液及黏液血便、食少腹胀、腰瘦乏力、形寒肢冷、舌淡苔白、脉虚；慢性肠炎见上述证候者。

【用法用量】口服。一次小片 8 片，大片 4 片，一日 3 次。

【注意事项】服药期间忌食生冷、辛辣、油腻食物。湿热下痢亦非本方所宜。

肠炎宁片（糖浆）

【药物组成】地锦草、金毛耳草、樟树根、香薷、枫香树叶。

【功能主治】清热利湿，行气。用于大肠湿热所致的泄泻、痢疾，症见大便泄泻或大便脓血、里急后重、腹痛腹胀；急、慢性胃肠炎，腹泻、细菌性痢疾、小儿消化不良见上述证候者。

【用法用量】口服。一次 4～6 片[规格(1)]或一次 3～4 片[规格(2)]或一次 2～3 片[规格(3)]，一日 3～4 次；小儿酌减。

【规　　格】(1) 糖衣片(片心重 0.28 g)；(2) 薄膜衣片(每片重 0.42 g)；(3) 薄膜衣片(每片重 0.58 g)。

复方黄连素片

【药物组成】盐酸小檗碱、木香、吴茱萸、白芍。

【功能主治】清热燥湿，行气止痛，止痢止泻。用于大肠湿热，赤白下痢，里急后重或暴注下泻，肛门灼热；肠炎、痢疾见上述证候者。

【用法用量】口服。一次 4 片，一日 3 次。

香连丸(片)

【药物组成】萸黄连、木香。

【功能主治】清热化湿，行气止痛。用于大肠湿热所致的痢疾，症见大便脓血、里急后重、发热腹痛；肠炎、细菌性痢疾见上述证候者。

【用法用量】口服。一次 3～6 g，一日 2～3 次；小儿酌减。

四神丸

【药物组成】肉豆蔻(煨)、补骨脂(盐炒)、五味子(醋制)、吴茱萸(制)、大枣(去核)。

【功能主治】温肾散寒，涩肠止泻。用于肾阳不足所致的泄泻，症见肠鸣腹胀、五更溏泄、食少不化、久泻不止、面黄肢冷。

【用法用量】口服。一次 9 g，一日 1～2 次。

保济丸(口服液)

【药物组成】钩藤、菊花、蒺藜、厚朴、木香、苍术、天花粉、广藿香、葛根、化橘红、白芷、薏苡仁、稻芽、薄荷、茯苓、广东神曲。

【功能主治】解表，祛湿，和中。用于暑湿感冒，症见发热头痛、腹痛腹泻、恶心呕吐、肠胃不适；亦可用于晕车晕船。

【用法用量】口服。一次 1.85～3.7 g，一日 3 次。

【注意事项】外感燥热者不宜服用。

(三) 案例分析

(1) 张某，男，82 岁，久泻未愈，形寒肢冷，腰膝酸软，四肢无力，每天会在黎明前如厕，泻下清稀，观之苔白，脉沉细。选用哪种治疗泄泻的中成药？

(2) 陈某，女，43 岁，近日腹痛、泻下急迫、粪色黄褐、气味臭秽、肛门灼热、小便短黄、烦热口渴，观之舌质红、苔黄腻，脉滑数。选用哪种治疗泄泻的中成药？请做好用药指导。

课堂讨论

一位自称泄泻的患者来到药店寻求荐药帮助时，小张主动上前仔细进行查询，通过咨询该患者的腹泻时间、排便次数、排便颜色、排便性状等，怀疑该患者是痢疾，建议其去医院就医。请问痢疾和泄泻一般怎么鉴别？

注意：泄泻和痢疾均为大便次数增多、粪质稀薄。泄泻以大便次数增加，粪质稀溏甚则如水样，或完谷不化为主症，大便不带脓血，也无里急后重，或无腹痛。而痢疾以腹痛、里急后重、便下赤白脓血为特征。

七、便秘荐药

（一）便秘

便秘主要是指排便次数明显减少，无规律，每 2～3 天甚至更长时间一次，粪质干硬，并常常伴有排便困难的病理现象。急性便秘患者多有腹痛、腹胀，甚至恶心、呕吐；慢性便秘多无特殊表现，可能会导致食欲减退、腹胀、下腹不适或有头晕、头痛、疲乏等神经功能症状，但一般不重。便秘的证型与临床症状见表 3-2-6。

表 3-2-6　便秘的证型与临床症状

证型	临床症状
热秘	大便干结，腹胀腹痛，面红身热，口干口臭，心烦不安，小便短赤，舌红、苔黄燥，脉滑数。
冷秘	大便艰涩，腹痛拘急，胀满拒按，胁下偏痛，手足不温，呃逆呕吐，舌苔白腻，脉弦紧。
气秘	排便困难，嗳气频作，胁腹痞闷，甚则胀痛，大便干或不干。多发于忧愁、思虑过度、情志不畅或久坐少动的人。
阴虚血虚便秘	大便干结如羊屎状，排出困难，形体消瘦，心烦失眠，潮热盗汗，腰膝酸软，头晕耳鸣，或面色无华，心悸气短，健忘，口唇色淡，舌红少苔，脉细数。
气虚阳虚便秘	大便干或不干，皆排出困难，粪质并不干硬，有便意，临厕排便困难，需努挣方出，汗出气短，便后乏力，体质虚弱，面白神疲，肢倦懒言，或腹中冷痛，舌淡苔白，脉沉迟弱。

本病病位在大肠，并与脾、胃、肺、肝、肾密切相关，以年老体弱、孕产妇、儿童等特殊人群为高发人群。

西医学的功能性便秘、肠易激综合征及直肠、肛门疾患引起的便秘、药物性便秘等，可参考本病辨证论治。

（二）常用中成药

麻仁丸

【药物组成】火麻仁、大黄、苦杏仁、枳实（炒）、姜厚朴、炒白芍。

【功能主治】润肠通便。用于肠热津亏所致的便秘，症见大便干结难下、腹部胀满不舒；习惯性便秘见上述证候者。

【用法用量】口服。水蜜丸一次 6 g，小蜜丸一次 9 g，大蜜丸一次 1 丸，一日 1～2 次。

便通片（胶囊）

【药物组成】麸炒白术、肉苁蓉、当归、桑椹、枳实、芦荟。

【功能主治】健脾益肾，润肠通便。用于脾肾不足、肠腑气滞所致的便秘，症见大便秘结或排便乏力、神疲气短、头晕目眩、腰膝酸软；习惯性便秘、肛周疾病见上述证候者。

【用法用量】口服。一次 3 片，一日 2 次，或遵医嘱。

【注意事项】（1）孕妇禁服。（2）偶见轻度腹痛、腹泻及皮疹。

通乐颗粒

【药物组成】何首乌、地黄、当归、麦冬、玄参、麸炒枳壳。

【功能主治】滋阴补肾，润肠通便。用于阴虚便秘，症见大便秘结、口干、咽燥、烦热；习惯性、功能性便秘见上述证候者。

【用法用量】开水冲服。一次2袋,一日2次。2周为一疗程,或遵医嘱。

【注意事项】偶见上腹部不适或大便难以控制,一般不影响继续治疗。

胆宁片

【药物组成】虎杖、大黄、青皮、陈皮、郁金、白茅根、山楂。

【功能主治】疏肝利胆,清热通下。用于肝郁气滞、湿热未清所致的右上腹隐隐作痛、食入作胀、胃纳不香、嗳气、便秘;慢性胆囊炎见上述证候者。

【用法用量】口服。一次5片,一日3次。饭后服用。

【注意事项】服用本品后,如每日排便增至3次以上,应酌情减量。

麻仁润肠丸

【药物组成】火麻仁、炒苦杏仁、大黄、木香、陈皮、白芍。

【功能主治】润肠通便。用于肠胃积热,胸腹胀满,大便秘结。

【用法用量】口服。一次1～2丸,一日2次。

【注意事项】孕妇忌服。

当归龙荟丸

【药物组成】酒当归、龙胆(酒炙)、芦荟、青黛、栀子、酒黄连、酒黄芩、盐黄柏、酒大黄、木香、人工麝香。

【功能主治】泻火通便。用于肝胆火旺,心烦不宁,头晕目眩,耳鸣耳聋,胁肋疼痛,脘腹胀痛,大便秘结。

【用法用量】口服。一次6 g,一日2次。

【注意事项】孕妇禁用。

通幽润燥丸

【药物组成】麸炒枳壳、木香、姜厚朴、桃仁(去皮)、红花、当归、炒苦杏仁、火麻仁、郁李仁、熟地黄、地黄、黄芩、槟榔、熟大黄、大黄、甘草。

【功能主治】清热导滞,润肠通便。用于胃肠积热所致的便秘,症见大便不通、脘腹胀满、口苦尿黄。

【用法用量】口服。一次1～2丸,一日2次。

【注意事项】孕妇禁用;年老体弱者慎用。

(三)案例分析

(1)乔某,男,69岁,半月前进行了手术,术后一直卧床,现出现大便难解,粪质干结,舌红苔黄,脉数。应选用哪种药物?

(2)白某,男,64岁,近日大便干结,肚子胀,四肢无力,常感到神疲气短,头晕耳鸣,腰膝酸软。想买点药治疗便秘,推荐哪种中成药?

课堂讨论

小王在给便秘患者提供用药指导后,总会耐心地给予很多营养建议,以帮助预防便秘病症的发生。作为店员,小王一般如何提醒患者预防便秘?

注意:便秘患者应当饮食规律,以清淡为主,增加膳食纤维的摄入量,同时每天多喝水,补充足够的蔬菜和水果,而且应该尽可能避免饮酒或摄入含有咖啡因、酒精等成分的食物。

八、实火证荐药

（一）实火证

实火指感受热邪，为人体机能活动亢进所表现的证候，起病急，病程短，以胃、肠、肝胆实火为常见。其证候表现为高热、头痛、目赤、口苦口干、渴喜冷饮、烦躁、腹痛拒按、胁痛、便秘；甚或吐血、衄血，或发斑疹；舌红、苔黄而干或起芒刺，脉数实等。

实火病因多为外感六淫，此外情绪波动过大、精神过度受刺激、脏腑机能活动失调、中暑、受凉、伤风、嗜烟酒以及过食葱、姜、蒜、辣椒等辛辣之品，贪食羊肉、狗肉等肥腻之品，中毒、缺少睡眠等亦可引起。

（二）常用中成药

黄连上清片（丸、胶囊、颗粒）

【药物组成】酒大黄、菊花、黄连、黄芩、黄柏（酒炒）、栀子（姜制）、石膏、炒蔓荆子、荆芥穗、桔梗、白芷、川芎、防风、薄荷、旋覆花、连翘、甘草。

【功能主治】散风清热，泻火止痛。用于风热上攻、肺胃热盛所致的头晕目眩、暴发火眼、牙齿疼痛、口舌生疮、咽喉肿痛、耳痛耳鸣、大便秘结、小便短赤。

【用法用量】口服。一次 6 片，一日 2 次。

【注意事项】忌食辛辣食物；孕妇慎用；脾胃虚寒者禁用。

三黄片

【药物组成】大黄、盐酸小檗碱、黄芩浸膏。

【功能主治】清热解毒，泻火通便。用于三焦热盛所致的目赤肿痛、口鼻生疮、咽喉肿痛、牙龈肿痛、心烦口渴、尿黄、便秘；亦用于急性胃肠炎，痢疾。

【用法用量】口服。小片一次 4 片，大片一次 2 片，一日 2 次；小儿酌减。

【注意事项】孕妇慎用。

牛黄解毒丸（片、胶囊、软胶囊）

【药物组成】人工牛黄、石膏、大黄、黄芩、桔梗、冰片、雄黄、甘草。

【功能主治】清热解毒。用于火热内盛，咽喉肿痛，牙龈肿痛，口舌生疮，目赤肿痛。

【用法用量】口服。水蜜丸一次 2 g，大蜜丸一次 1 丸，一日 2～3 次。

【注意事项】孕妇禁用。

牛黄清心丸

【药物组成】牛黄、当归、川芎、甘草、山药、黄芩、炒苦杏仁、大豆黄卷、大枣（去核）、炒白术、茯苓、桔梗、防风、柴胡、阿胶、干姜、白芍、人参、六神曲（炒）、肉桂、麦冬、白蔹、蒲黄（炒）、人工麝香、冰片、水牛角浓缩粉、羚羊角、朱砂、雄黄。

【功能主治】清心化痰，镇惊祛风。用于风痰阻窍所致的头晕目眩、痰涎壅盛、神志混乱、言语不清及惊风抽搐、癫痫。

【用法用量】口服。大蜜丸一次 1 丸，水丸一次 1.6 g，一日 1 次。

【注意事项】孕妇慎用。

穿心莲内酯滴丸

【药物组成】穿心莲内酯。

【功能主治】清热解毒，抗菌消炎。用于上呼吸道感染，细菌性痢疾。

【用法用量】口服。一次1袋，一日3次。

【注意事项】脾胃虚寒者慎用。

清火栀麦丸

【药物组成】穿心莲、栀子、麦冬。

【功能主治】清热解毒，凉血消肿。用于肺胃热盛所致的咽喉肿痛、发热、牙痛、目赤。

【用法用量】口服。一次0.8 g，一日2次。

六应丸

【药物组成】丁香、雄黄、珍珠、蟾酥、牛黄、冰片。

【功能主治】清热解毒，消肿止痛。用于火毒内盛所致的喉痹、乳蛾，症见咽喉肿痛、口苦咽干、喉核红肿；咽喉炎、扁桃体炎见上述证候者。亦用于疖痈疮疡及虫咬肿痛。

【用法用量】饭后服，一次10丸，儿童一次5丸，婴儿一次2丸，一日3次；外用，以冷开水或醋调敷患处。

导赤丸

【药物组成】连翘、黄连、栀子(姜炒)、木通、玄参、天花粉、赤芍、大黄、黄芩、滑石。

【功能主治】清热泻火，利尿通便。用于火热内盛所致的口舌生疮、咽喉疼痛、心胸烦热、小便短赤、大便秘结。

【用法用量】口服。水蜜丸一次2 g，大蜜丸一次1丸，一日2次；1岁以内小儿酌减。

安宫牛黄丸(散)

【药物组成】牛黄、水牛角浓缩粉、麝香或人工麝香、黄连、黄芩、栀子、郁金、冰片、珍珠、朱砂、雄黄。

【功能主治】清热解毒，镇惊开窍。用于热病，邪入心包，高热惊厥，神昏谵语；中风昏迷及脑炎、脑膜炎、中毒性脑病、脑出血、败血症见上述证候者。

【用法用量】口服。一次2丸[规格(1)]或一次1丸[规格(2)]，一日1次；小儿3岁以内一次1/2丸[规格(1)]或一次1/4丸[规格(2)]，3～6岁一次1丸[规格(1)]或一次1/2丸[规格(2)]，一日1次；或遵医嘱。

【注意事项】孕妇慎用。

【规　　格】(1) 每丸重1.5 g；(2) 每丸重3 g。

(三) 案例分析

(1) 徐某，男，22岁，喜食辣，近日口舌生疮，牙龈肿痛，口臭，小便短赤，推测可能是上火了。来到药店想买点去火药，应推荐哪种中成药？请做好用药指导。

(2) 张某，男，39岁，自觉面热，咽喉疼痛，吞咽时更痛，口渴。来到药店想买点去火药，应推荐哪种中成药？请做好用药指导。

课堂讨论

患者李某在服用牛黄解毒丸期间，出现了口腔咽喉干痛、烧灼感，口中有金属味、流涎、剧烈恶心呕吐、腹痛腹泻等情况。这是为什么？

注意：含雄黄的中成药如牛黄解毒丸(片)、六神丸、安宫牛黄丸、牛黄清心丸、追风丸、砒枣散等，使用过量容易出现以下中毒表现。

(1) 消化系统表现为口腔咽喉干痛、烧灼感，口中有金属味、流涎、剧烈恶心呕吐、腹痛腹泻等，严重时临床表现类似霍乱。

(2) 各种出血症状。

(3) 出现肝肾功能损害时会引起转氨酶升高、黄疸、血尿、蛋白尿等。

(4) 严重者因心力衰竭、呼吸衰竭而死亡。

(5) 长期接触可引起皮肤过敏，出现丘疹、疱疹、痤疮样皮疹等。

一般中毒后，应尽快清除毒物，如催吐、洗胃、导泻、输液，服用牛奶、蛋清、豆浆、药用炭等吸附毒物，以保护黏膜进行救治。同时，纠正水液代谢和电解质紊乱，抗休克、进行肾透析等。

九、头痛荐药

(一) 头痛

头痛是临床上常见的自觉症状，可单独出现，也可见于多种急、慢性疾病中。头痛可由多种原因引起，外感六淫或内伤杂病均可引起不同部位、不同程度的疼痛，且持续时间长短不一，其中风邪导致的头痛最为常见。头痛的证型、临床症状与疼痛部位见表 3－2－7。

表 3－2－7　头痛的证型、临床症状与疼痛部位

证型	临床症状	疼痛部位
阳明头痛	症见头部疼痛，可伴随恶心、呕吐、眩晕、视力障碍、精神症状等。	疼痛部位主要集中于前额、眉弓、鼻根部。
少阳头痛		疼痛部位主要位于侧头部，多数情况为单侧头痛。
太阳头痛		疼痛部位为枕骨部，时常痛连颈项。
厥阴头痛		疼痛部位集中于巅顶部，疼痛发作时常痛连目系。
全头痛		疼痛弥散整个头部或者患者自觉疼痛牵掣多个头面区域。

西医学的偏头痛、血管神经性头痛、颈椎病、高血压病、脑动脉硬化等，均可参照本病辩证治疗。

(二) 常用中成药

芎菊上清丸(片)

【药物组成】川芎、菊花、黄芩、栀子、炒蔓荆子、黄连、薄荷、连翘、荆芥穗、羌活、藁本、桔梗、防风、甘草、白芷。

【功能主治】清热解表，散风止痛。用于外感风邪引起的恶风身热、偏正头痛、鼻流清涕、牙疼喉痛。

【用法用量】口服。一次 1 丸，一日 2 次。

【注意事项】体虚者慎用。

天麻钩藤颗粒

【药物组成】天麻、钩藤、石决明、栀子、黄芩、牛膝、盐杜仲、益母草、桑寄生、首乌藤、茯苓。

【功能主治】平肝熄风，清热安神。用于肝阳上亢所引起的头痛、眩晕、耳鸣、眼花、震颤、失眠;高血压见上述证候者。

【用法用量】开水冲服。一次 1 袋,一日 3 次,或遵医嘱。

川芎茶调丸(片、散、颗粒)

【药物组成】川芎、白芷、羌活、细辛、防风、荆芥、薄荷、甘草。

【功能主治】疏风止痛。用于外感风邪所致的头痛,或有恶寒、发热、鼻塞。

【用法用量】饭后清茶送服。一次 3~6 g,一日 2 次。

【注意事项】孕妇慎服。

通天口服液

【药物组成】川芎、赤芍、天麻、羌活、白芷、细辛、菊花、薄荷、防风、茶叶、甘草。

【功能主治】活血化瘀,祛风止痛。用于瘀血阻滞、风邪上扰所致的偏头痛,症见头部胀痛或刺痛、痛有定处、反复发作、头晕目眩或恶心呕吐、恶风。

【用法用量】口服。第一日:即刻、服药 1 小时后、服药 2 小时后、服药 4 小时后各服 10 mL,以后每 6 小时服 10 mL。第二日、第三日:一次 10 mL,一日 3 次。3 日为一疗程,或遵医嘱。

【注意事项】出血性脑血管病、阴虚阳亢患者和孕妇禁服。

正天丸(胶囊)

【药物组成】钩藤、白芍、川芎、当归、地黄、白芷、防风、羌活、桃仁、红花、细辛、独活、麻黄、黑顺片、鸡血藤。

【功能主治】疏风活血,养血平肝,通络止痛。用于外感风邪、瘀血阻络、血虚失养、肝阳上亢引起的偏头痛、紧张性头痛、神经性头痛、颈椎病型头痛、经前头痛。

【用法用量】饭后服用。一次 6 g,一日 2~3 次。15 日为一疗程。

【注意事项】(1) 用药期间注意血压监测。(2) 孕妇慎用。(3) 宜饭后服用。(4) 有心脏病史者用药期间注意监测心律情况。

都梁丸(滴丸、软胶囊)

【药物组成】白芷(酒炖)500 g,川芎 125 g。

【功能主治】祛风散寒,活血通络。用于风寒瘀血阻滞脉络所致的头痛,症见头胀痛或刺痛、痛有定处、反复发作、遇风寒诱发或加重。

【用法用量】口服。一次 1 丸,一日 3 次。

【注意事项】忌食辛辣食物。

(三) 案例分析

(1) 许某,女,35 岁,近阶段常感到头部胀痛,头痛部位在头顶和太阳穴,头痛时身体乏力,手脚冰凉,经常感到疲劳。中医诊断为阳虚头痛,请你推荐一种中成药并做好用药指导。

(2) 刘某,男,26 岁,常常感到头部有重压感样疼痛,头痛部位在头部和额部,头痛时身体乏力,口干舌燥,经常感到口臭。中医诊断为湿热头痛,请你推荐一种中成药并做好用药指导。

课堂讨论

小王在给患者推荐正天丸时，叮嘱患者用药期间注意监测血压。这是为什么？

注意：正天丸属于含乌头类中成药，患者在用药期间一定要遵医嘱，防止中毒。

中毒表现如下：

(1) 神经系统表现为口舌、四肢及全身麻木，头痛、头晕、精神恍惚、语言不清或小便失禁，继而四肢抽搐、牙关紧闭、呼吸衰竭等。

(2) 循环系统表现为心悸气短、心律失常、血压下降、面色苍白、口唇紫绀、四肢厥冷等。

(3) 消化系统表现为流涎、恶心、呕吐、腹痛、腹泻、肠鸣音亢进。

十、不寐荐药

(一) 不寐

不寐，亦称不得眠或不得卧、目不瞑，是指经常不能获得正常睡眠的一种病证。病情轻重不一，或入睡困难，或易醒不酣，或寐短早醒，或寐梦纷扰，甚者彻夜难眠。不寐的证型与临床症状见表 3-2-8。

表 3-2-8 不寐的证型与临床症状

证型	临床症状
肝火扰心证	症见不寐多梦，甚则彻夜不眠，急躁易怒，伴头晕头胀，目赤耳鸣，口苦，便秘，舌红苔黄，脉弦数。
心胆气虚证	症见虚烦不寐，触事易惊，胆怯心悸，气短倦怠，舌淡苔薄，脉弦细。
心脾两虚证	症见不易入睡，多梦易醒，心悸健忘，肢倦神疲，腹胀便溏，面色少华，舌质淡，脉细弱。
痰热扰心证	症见心烦不寐，胸闷，恶食嗳气，头重目眩，舌苔黄腻，脉滑数。
心肾不交证	症见心烦不寐，入睡困难，心悸多梦，头晕耳鸣，腰膝酸软，潮热盗汗，五心烦热，咽干，遗精，月经不调，舌红苔少，脉细数。

不寐是由情志、饮食内伤，病后或年迈，禀赋不足，心虚胆怯等病因，引起心神失养或心神不安，从而导致经常不能获得正常睡眠。

西医学中的神经症、围绝经期综合征、慢性消化不良、贫血、高血压、动脉硬化等以不寐为主要临床表现时，均可参照本病辨证论治。

(二) 常用中成药

天王补心丸

【药物组成】地黄、麦冬、天冬、炒酸枣仁、柏子仁、党参、五味子、茯苓、制远志、玄参、丹参、当归、石菖蒲、桔梗、甘草、朱砂。

【功能主治】滋阴养血，补心安神。用于心阴不足，心悸健忘，失眠多梦，大便干燥。

【用法用量】口服。水蜜丸一次 6 g，小蜜丸一次 9 g，大蜜丸一次 1 丸，一日 2 次。

乌灵胶囊

【药物组成】乌灵菌粉。

【功能主治】补肾健脑，养心安神。用于心肾不交所致的失眠、健忘、心悸心烦、神疲乏力、腰膝酸软、头晕耳鸣、少气懒言、脉细或沉无力；神经衰弱见上述证候者。

【用法用量】口服。一次 3 粒，一日 3 次。

柏子养心丸（片）

【药物组成】柏子仁、党参、炙黄芪、炙甘草、制远志、酸枣仁、醋五味子、茯苓、朱砂、川芎、当归、肉桂、半夏曲。

【功能主治】补气，养血，安神。用于心气虚寒，心悸易惊，失眠多梦，健忘。

【用法用量】口服。水蜜丸一次 6 g，小蜜丸一次 9 g，大蜜丸一次 1 丸，一日 2 次。

归脾丸（合剂、颗粒）

【药物组成】炙黄芪、龙眼肉、党参、炒白术、当归、炒酸枣仁、茯苓、制远志、木香、炙甘草、大枣（去核）。

【功能主治】益气健脾，养血安神。用于心脾两虚，气短心悸，失眠多梦，头昏头晕，肢倦乏力，食欲不振，崩漏便血。

【用法用量】用温开水或生姜汤送服。水蜜丸一次 6 g，小蜜丸一次 9 g，大蜜丸一次 1 丸，一日 3 次。

安神补脑液

【药物组成】鹿茸、淫羊藿、制何首乌、干姜、甘草、大枣、维生素 B_1。

【功能主治】生精补髓，益气养血，强脑安神。用于肾精不足、气血两亏所致的头晕、乏力、健忘、失眠；神经衰弱症见上述证候者。

【用法用量】口服。一次 10 mL，一日 2 次。

（三）案例分析

（1）李某，女，47 岁，平时总唉声叹气，感觉心情沉闷，健忘，夜晚难以入睡。应选用哪种药物？

（2）赵某，男，42 岁，一年前下岗，恰逢家人身体不适，家庭与前途压力让其日渐发愁，晚间入睡困难，即便入睡也是浅眠多梦，导致白天精神疲乏，头脑昏沉。想买中成药调理，请你推荐一种中成药并做好用药指导。

（3）叶某，男，53 岁，近期常觉入睡困难，白天进食少，时常感到胸闷心烦，恶食嗳气，头重目眩，舌苔黄腻，脉滑数。请你推荐一种中成药并做好用药指导。

课堂讨论

休息期间，小张和同事们闲聊时发现同事小郑心绪不宁，经询问，了解到小郑因为买房压力大导致长期不寐。作为医药工作者，小郑已在正确服药以改善睡眠问题，虽有效果但状态仍然低迷。小张认为，小郑当务之急应该是卸下包袱，调整心态。你认为呢？

注意：随着人们生活压力增大，喜怒哀乐等情志过极表现均会对睡眠有影响，情志失调、肝气郁结、气郁化火，同时饮食不节、宿食停滞，脾胃受损，酿生痰湿，痰湿夹火热扰动心神而致不寐的情况多有发生。

十一、眩晕荐药

（一）眩晕

眩是眼花，晕是头晕，二者常同时出现，故统称为眩晕。眩晕患者轻者闭目即止，重者如坐车船，旋转不定，不能站立，或伴有恶心、呕吐、汗出，甚至晕倒。眩晕的证型与临床症状见表3-2-9。

表3-2-9 眩晕的证型与临床症状

证型	临床症状
肝火上扰证	眩晕耳鸣，头痛且胀，每因情绪而发，烦躁易怒，寐少多梦，面色潮红，口苦便秘，舌红苔黄，脉弦数。
气血亏虚证	眩晕，动则加剧，劳累即发，面色白，神疲乏力，倦怠懒言，唇甲不华，发色不泽，心悸少寐，纳少，舌淡、苔薄白，脉细弱。
痰浊上蒙证	眩晕而头重如裹，胸闷恶心，食少多寐，苔白腻，脉濡滑。
肝肾阴虚证	眩晕而精神萎靡，健忘耳鸣，腰膝酸软，或五心烦热，少寐多梦，舌红少苔，脉细数。

本病的发生属于虚者居多，如阴虚则易肝风内动，血少则脑失所养，精亏则髓海不足，均易导致眩晕；其次痰浊壅滞或化火上蒙，亦可形成眩晕。

西医学中耳源性眩晕、脑性眩晕、颈源性眩晕及其他原因所致的眩晕均可参照本病辩证治疗。

（二）常用中成药

当归龙荟丸

【药物组成】酒当归、龙胆（酒炙）、芦荟、青黛、栀子、酒黄连、酒黄芩、盐黄柏、酒大黄、木香、人工麝香。

【功能主治】泻火通便。用于肝胆火旺，心烦不宁，头晕目眩，耳鸣耳聋，胁肋疼痛，脘腹胀痛，大便秘结。

【用法用量】口服。一次6 g，一日2次。

【注意事项】孕妇禁用。

脑立清丸（胶囊）

【药物组成】冰片、薄荷脑、磁石、酒曲、酒曲（炒）、牛膝、清半夏、赭石、珍珠母、猪胆汁（或猪胆粉）。

【功能主治】平肝潜阳，醒脑安神。用于肝阳上亢，头晕目眩，耳鸣口苦，心烦难寐；高血压见上述证候者。

【用法用量】口服。一次10丸，一日2次。

【注意事项】孕妇及体弱虚寒者忌服。

全天麻胶囊

【药物组成】天麻。

【功能主治】平肝，息风，止痉。用于肝风上扰所致的眩晕、头痛、肢体麻木、癫痫抽搐。

【用法用量】口服。一次2～6粒，一日3次。

半夏天麻丸

【药物组成】法半夏、天麻、炙黄芪、人参、苍术（米泔炙）、炒白术、茯苓、陈皮、泽泻、六神曲（麸炒）、炒麦芽、黄柏。

【功能主治】健脾祛湿，化痰息风。用于脾虚湿盛、痰浊内阻所致的眩晕、头痛、如蒙如裹、胸脘满闷。

【用法用量】口服。一次 6 g,一日 2～3 次。

【注意事项】忌食生冷油腻。

杞菊地黄丸

【药物组成】枸杞子、菊花、熟地黄、酒萸肉、牡丹皮、山药、茯苓、泽泻。

【功能主治】滋肾养肝。用于肝肾阴亏,眩晕耳鸣,羞明畏光,迎风流泪,视物昏花。

【用法用量】口服。水蜜丸一次 6 g,小蜜丸一次 9 g,大蜜丸一次 1 丸,一日 2 次。

消眩止晕片

【药物组成】火炭母、鸡矢藤、姜半夏、白术、天麻、丹参、当归、白芍、茯苓、木瓜、枳实、砂仁、石菖蒲、白芷。

【功能主治】豁痰,化瘀,平肝。用于因肝阳挟痰瘀上扰所致的眩晕;脑动脉硬化见上述证候者。

【用法用量】口服。一次 5 片,一日 3 次,4 周为一个疗程。

(三) 案例分析

(1) 张某,男,66 岁,主诉头晕 2 月余,加重 7 天。自述 2 个月前无明显诱因出现头晕,7 天前因情绪激动头晕症状加重,自觉昏沉不适,视物旋转伴耳鸣,改变体位无明显改善,偶伴发胸闷气短,下肢乏力。无恶心、呕吐、咳嗽、咳痰等情况。你有什么中成药可以推荐吗?

(2) 刘某,女,77 岁,素有高血压,经常感觉头昏,但不甚严重。近 2 个月来病情加重,时常感到头晕目眩,夜间尤甚,站立或者端坐均能感到天旋地转,双目昏花难睁,只能躺卧,伴耳鸣响、四肢酸楚,心情烦躁。观之舌红苔黄,脉弦细。你有什么中成药可以推荐吗?

点滴积累

服药期间要保持情绪乐观,切忌生气恼怒;忌生冷及油腻难消化的食物。中枢性、颈性、药物中毒性眩晕,前庭系统疾病患者,有高血压、心脏病、肝病、糖尿病、肾病等慢性病且严重者,儿童、老年人、孕妇及哺乳期妇女等患者不适宜自己选择用药。

十二、胸痹荐药

(一) 胸痹

胸痹是指以胸部闷痛,甚则胸痛彻背,气短、喘息不得卧为主症的一种病证。胸痹轻者感觉胸闷,呼吸不畅;重者疼痛剧烈,或呈压榨样绞痛,常伴有心悸、气短、呼吸不畅,甚至喘促、惊恐不安、面色苍白、冷汗自出等。胸痹的证型与临床症状见表 3-2-10。

表 3-2-10　胸痹的证型与临床症状

证型	临床症状
心血瘀阻证	心胸刺痛,痛有定处,入夜为甚,胸闷,舌紫暗有瘀斑,脉弦涩。
阴寒凝滞证	胸痛彻背,受寒则甚,畏寒肢冷,舌质白滑,脉沉细。
痰浊闭阻证	胸闷痰多气短,肢重肥胖,倦怠乏力,吐涎,舌胖有齿痕,苔浊腻或白滑,脉滑。

续表

证型	临床症状
心肾阴虚证	胸闷痛，心悸盗汗，心烦不寐，腰酸，耳鸣，舌质红、少苔，脉细数或细涩。
气阴两虚证	心胸隐痛时作，心悸气短，动则益甚，倦怠易汗出，舌淡胖有齿痕，脉虚细缓或结代。
阳气虚衰证	胸闷气短，甚则痛彻背，心悸，汗出，畏寒肢冷，面色苍白，舌质淡或紫暗，脉沉细。

病因多为劳累、饱餐、寒冷及情绪激动，亦可无明显诱因或安静时发病。病机关键在于外感或内伤引起心脉痹阻。其病位在心，但与肝、脾、肾三脏功能的失调有密切关系。

本病与西医的冠心病、心绞痛、心包炎等疾病引起的心前区疼痛，以及肺部疾病、胸膜炎、肋间神经痛等以胸痛为主症的疾病相类似，可以此辨证施治。

（二）常用中成药

复方丹参片（胶囊、滴丸、颗粒、喷雾）

【药物组成】丹参、三七、冰片。

【功能主治】活血化瘀，理气止痛。用于气滞血瘀所致的胸痹，症见胸闷、心前区刺痛；冠心病心绞痛见上述证候者。

【用法用量】口服。一次 3 片[规格(1)、规格(3)]或 1 片[规格(2)]，一日 3 次。

【注意事项】孕妇慎用。

【规　　格】(1) 薄膜衣小片每片重 0.32 g(相当于饮片 0.6 g)；(2) 薄膜衣大片每片重 0.8 g(相当于饮片 1.8 g)；(3) 糖衣片(相当于饮片 0.6 g)。

血府逐瘀丸（口服液、胶囊）

【药物组成】柴胡、当归、地黄、赤芍、红花、桃仁、麸炒枳壳、甘草、川芎、牛膝、桔梗。

【功能主治】活血祛瘀，行气止痛。用于气滞血瘀所致的胸痛、头痛日久、痛如针刺而有定处、内热烦闷、心悸失眠、急躁易怒。

【用法用量】空腹时用红糖水送服。一次 1～2 丸，一日 2 次。

【注意事项】忌食辛冷食物；孕妇禁用。

麝香保心丸

【药物组成】人工麝香、人参提取物、人工牛黄、肉桂、苏合香、蟾酥、冰片。

【功能主治】芳香温通，益气强心。用于气滞血瘀所致的胸痹，症见心前区疼痛且固定不移；心肌缺血所致的心绞痛、心肌梗死见上述证候者。

【用法用量】口服。一次 1～2 丸，一日 3 次；或症状发作时服用。

【注意事项】孕妇禁用。

速效救心丸

【药物组成】川芎、冰片。

【功能主治】行气活血，祛瘀止痛，增加冠脉血流量，缓解心绞痛。用于气滞血瘀型冠心病，心绞痛。

【用法用量】含服。一次 4～6 丸，一日 3 次；急性发作时，一次 10～15 丸。

【注意事项】孕妇禁用。寒凝血瘀、阴虚血瘀胸痹心痛不宜单用。有过敏史者慎用。伴有中重度心力衰竭的心肌缺血者慎用。在治疗期间，心绞痛持续发作，宜加用硝酸酯类药。

通心络胶囊

【药物组成】水蛭、全蝎、蝉蜕、蜈蚣、土鳖虫、降香、乳香(制)、檀香、冰片、酸枣仁(炒)、人参、赤芍。

【功能主治】益气活血,通络止痛。用于冠心病心绞痛属心气虚乏、血瘀络阻证,症见胸部憋闷,刺痛、绞痛且固定不移,心悸自汗,气短乏力,舌质紫暗或有瘀斑,脉细涩或结代;亦用于气虚血瘀络阻型中风,症见半身不遂或偏身麻木、口舌歪斜、言语不利。

【用法用量】口服。一次 2~4 粒,一日 3 次。

【注意事项】出血性疾患、孕妇、妇女经期及阴虚火旺型中风禁用。

银杏叶滴丸(片、胶囊、软胶囊、口服液)

【药物组成】银杏叶提取物。

【功能主治】活血化瘀通络。用于瘀血阻络引起的胸痹心痛、中风、半身不遂、舌强语謇;冠心病稳定型心绞痛、脑梗死见上述证候者。

【用法用量】口服。一次 5 丸,一日 3 次;或遵医嘱。

神香苏合丸

【药物组成】人工麝香、冰片、水牛角浓缩粉、乳香(制)、安息香、白术、香附、木香、沉香、丁香、苏合香。

【功能主治】温通宣痹,行气化浊。用于寒凝心脉、气机不畅所致的胸痹,症见心痛、胸闷、胀满、遇寒加重;冠心病心绞痛见上述证候者。

【用法用量】口服。一次 0.7 g,一日 1~2 次。

【注意事项】孕妇禁用。

心通口服液

【药物组成】黄芪、党参、麦冬、何首乌、淫羊藿、葛根、当归、丹参、皂角刺、海藻、昆布、牡蛎、枳实。

【功能主治】益气活血,化痰通络。用于气阴两虚、痰瘀痹阻所致的胸痹,症见心痛、胸闷、气短、呕恶、纳呆;冠心病心绞痛见上述证候者。

【用法用量】口服。一次 10~20 mL,一日 2~3 次。

【注意事项】孕妇禁用;如有服后泛酸者,可于饭后服用。

生脉饮

【药物组成】红参、麦冬、五味子。

【功能主治】益气复脉,养阴生津。用于气阴两亏,心悸气短,脉微自汗。

【用法用量】口服。一次 10 mL,一日 3 次。

稳心颗粒(片、胶囊)

【药物组成】党参、黄精、三七、琥珀、甘松。

【功能主治】益气养阴,活血化瘀。用于气阴两虚、心脉瘀阻所致的心悸不宁、气短乏力、胸闷胸痛;室性早搏、房性早搏见上述证候者。

【用法用量】开水冲服。一次 1 袋,一日 3 次,或遵医嘱。

【注意事项】孕妇慎用。缓慢型心律失常禁用。

(三)案例分析

(1) 刘某,女,60 岁,胸闷,心前区刺痛,痛有定处,入夜为甚,舌紫暗有瘀斑,脉弦涩。到药店寻求帮助，你推荐何药？

（2）辛某，女，45岁，胸闷、痰多、气短，肢重肥胖，倦怠乏力，吐涎，舌胖有齿痕，苔腻或滑，脉滑。想买点药，你推荐何药？

（3）秦某，女，40岁，近一年感觉心胸隐痛时作，心悸气短，动则益甚，倦怠容易出汗。到药店寻求帮助，你推荐何药？

课堂讨论

小王在给患者推荐速效救心丸后，叮嘱患者在紧急发作时，务必舌下含服数粒。为什么要这样做？

注意：速效救心丸属于气滞血瘀型用药，使用方法是舌下含服，因为人体舌下毛细血管丰富，溶化后的药物可通过舌下毛细血管吸收，能高浓度地迅速到达心脏，迅速减缓胸痹症状。如果心绞痛持续发作，宜加用硝酸甘油，中西医结合效果更好。

十三、淋证荐药

（一）淋证

淋证指小便频数短涩，滴沥刺痛，欲出未尽，小腹拘急，或痛引腰腹的病证，证候特征为频、急、痛。淋证的证型与临床症状见表3-2-11。

表3-2-11 淋证的证型与临床症状

证型	临床症状
热淋	小便频数短涩，灼热刺痛，溺色黄赤，少腹拘急胀痛，或有寒热、口苦、呕恶，或有腰痛拒按，或有大便秘结，苔黄腻，脉滑数。
石淋	小便涩痛，尿中夹石带血，或排尿时突然中断，尿道刺痛，窘迫难忍，或腰腹绞痛，少腹拘急，舌红，苔正常或薄黄而腻，脉弦或数。
血淋	小便热涩刺痛，尿色紫红或夹有血块，小腹疼痛满急加剧，可见心烦，舌苔薄黄，脉数有力。
膏淋	小便浑浊乳白如米泔，上有浮油如脂，置之沉淀，或伴有絮状凝块物，或夹有凝块及血液，尿道疼痛热涩，尿时阻塞不畅，口干，舌红、苔黄腻，脉濡数。
气淋	郁怒之后，小便涩滞，淋沥不畅，少腹满痛，苔薄白，脉沉弦。
劳淋	小便不甚赤涩，溺痛不甚，但淋沥不已，时作时止，遇劳即发，腰膝酸软，神疲乏力，病程缠绵，舌质淡，脉细弱。

淋证多因嗜酒过度，或多食肥甘食品造成体内积存湿热，或情绪不好、郁怒伤肝所致。淋证多见于已婚女性，每因疲劳、情志变化、感受外邪而诱发。

西医学中的急、慢性尿路感染，泌尿系结核，尿路结石，急、慢性前列腺炎，乳糜尿及尿道综合征等病均可参考本病辨证论治。患者治疗期间，饮食宜清淡，忌食辛辣。

（二）常用中成药

三金片

【药物组成】金樱根、菝葜、羊开口、金沙藤、积雪草。

【功能主治】清热解毒，利湿通淋，益肾。用于下焦湿热所致的热淋、小便短赤、淋沥涩痛、尿急频数；急、慢性肾盂肾炎及膀胱炎、尿路感染见上述证候者；慢性非细菌性前列腺炎肾虚湿热下注证。

【用法用量】口服。(1) 慢性非细菌性前列腺炎：大片一次 3 片，一日 3 次。疗程为 4 周。(2) 其他适应证：小片一次 5 片，大片一次 3 片，一日 3～4 次。

【注意事项】(1) 偶见血清丙氨酸氨基转移酶(ALT)、血清门冬氨酸氨基转移酶(AST)轻度升高，血尿素氮(BUN)轻度升高，血白细胞(WBC)轻度降低。(2) 用药期间请注意肝肾功能的监测。

热淋清颗粒

【药物组成】头花蓼。

【功能主治】清热泻火，利尿通淋。用于下焦湿热所致的热淋，症见尿频、尿急、尿痛；尿路感染、肾盂肾炎见上述证候者。

【用法用量】开水冲服。一次 1～2 袋，一日 3 次。

复方金钱草颗粒

【药物组成】广金钱草、车前草、光石韦、玉米须。

【功能主治】清热利湿，通淋排石。用于湿热下注所致的热淋、石淋，症见尿频、尿急、尿痛、腰痛；泌尿系结石、尿路感染见上述证候者。

【用法用量】开水冲服。一次 1～2 袋，一日 3 次。

排石颗粒

【药物组成】连钱草、盐车前子、木通、徐长卿、石韦、忍冬藤、滑石、瞿麦、苘麻子、甘草。

【功能主治】清热利湿，通淋排石。用于下焦湿热所致的石淋，症见腰腹疼痛、排尿不畅或伴有血尿；泌尿系结石见上述证候者。

【用法用量】开水冲服。一次 1 袋，一日 3 次；或遵医嘱。

萆薢分清丸

【药物组成】粉萆薢、石菖蒲、甘草、乌药、盐益智仁。

【功能主治】分清化浊，温肾利湿。用于肾不化气、清浊不分所致的白浊、小便频数。

【用法用量】口服。一次 6～9 g，一日 2 次。

【注意事项】忌食茶、醋及油腻、辛辣刺激性食物。

沉香散

【药物组成】沉香、砂仁、苍术、枳实、麦芽(炒焦)、青皮、紫苏叶、细辛、川芎、桔梗、茯苓、甘草、栀子、厚朴、香附、木香、山楂、陈皮、藿香、荆芥、白芷、防风、薄荷、半夏、白芍、葛根。

【功能主治】理气疏导，通淋利尿。用于气淋，脐下烦闷，小便疼不可忍。

【用法用量】煎服或泡茶服，一次 9～15 g，一日 1～2 次。

【注意事项】孕妇慎用。

(三) 案例分析

(1) 白某，女，36 岁，小便涩痛，尿中夹石带血，尿道刺痛感，排尿突然中断。请你推荐一种中成药并做用药指导。

(2) 李某，女，39 岁，小便如米泔水，上有浮油，伴有絮状凝块。请你推荐一种中成药并做用药指导。

(3) 宋某,女,39 岁,小便有刺痛感,尿深红色,有隐血。请你推荐一种中成药并做用药指导。

点滴积累

淋证患者应增强体质,防止情志内伤,避免各种外邪入侵和湿热内生的有关因素,如忍尿、过食肥甘、纵欲过度、外阴不洁、湿热丹毒等。

十四、虚证荐药

(一) 虚证

人的气、血、阴、阳是中医学对人体组成物质和功能的高度概括,它们之间是互相依存的关系,当机体物质不足或功能低下时,则产生虚证。一般久病、病势缓、耗损过多、体质素弱者多为虚证。虚证主要表现为面色不华,精神疲惫,气短音低,自汗盗汗,头晕眼花,心悸失眠,饮食减少,舌质淡胖或瘦瘪,脉虚细无力等。虚证的证型与临床症状见表 3-2-12。

表 3-2-12 虚证的证型与临床症状

证型	临床症状
气虚	神疲乏力,少气懒言,面色苍白,头晕目眩,心悸自汗,纳差,舌淡苔白,脉虚无力等。
血虚	面色无华或萎黄,口唇及指甲苍白,无红润颜色,唇色淡,头晕目眩,心悸失眠,手足发麻,失眠以及月经不调,舌淡,脉细。
阴虚	五心烦热,口燥咽干,潮热盗汗,大便干燥,尿少色黄,舌红绛,少苔或无苔,脉细数。
阳虚	畏寒肢冷,面色苍白,倦怠乏力,少气懒言,自汗,小便清长或夜尿频多,大便稀溏,腰膝酸软,阳痿早泄,舌淡胖嫩,苔白滑,脉沉迟无力等。
气血两虚	神疲乏力、劳累后心悸气短、头晕心慌、自汗、食少,还伴有面色、唇、眼睑、舌、指甲苍白不红润,肢体麻木,女性会出现月经量少、月经后延、闭经等症状,舌质淡,脉细。
气阴两虚	面色苍白,食欲不振,口干咽燥,神疲乏力,手足心热,心烦不舒,头晕肢乏,舌体瘦小、干红少津,脉细弱无力。

(二) 常用中成药

补中益气丸(合剂、颗粒)

【药物组成】黄芪(蜜炙)、党参、甘草(蜜炙)、白术(炒)、当归、升麻、柴胡、陈皮、生姜、大枣。

【功能主治】补中益气,升阳举陷。用于脾胃虚弱、中气下陷所致的泄泻、脱肛、阴挺,症见体倦乏力、食少腹胀、便溏久泻、肛门下坠或脱肛、子宫脱垂。

【用法用量】口服。小蜜丸一次 9 g,大蜜丸一次 1 丸,一日 2~3 次。

参苓白术散(丸)

【药物组成】人参、茯苓、白术(炒)、山药、白扁豆(炒)、莲子、薏苡仁(炒)、砂仁、桔梗、甘草。

【功能主治】补脾胃,益肺气。用于脾胃虚弱,食少便溏,气短咳嗽,肢倦乏力。

【用法用量】口服。一次 6～9 g，一日 2～3 次。

四君子丸(颗粒)

【药物组成】党参、白术、茯苓、炙甘草。

【功能主治】益气健脾。用于脾胃气虚，胃纳不佳，食少便溏。

【用法用量】口服。一次 3～6 g，一日 3 次。

十全大补丸

【药物组成】党参、炒白术、茯苓、炙甘草、当归、川芎、酒白芍、熟地黄、炙黄芪、肉桂。

【功能主治】温补气血。用于气血两虚，面色苍白，气短心悸，头晕自汗，体倦乏力，四肢不温，月经量多。

【用法用量】口服。水蜜丸一次 6 g，小蜜丸一次 9 g，大蜜丸一次 1 丸，一日 2～3 次。

阿胶补血口服液(膏)

【药物组成】阿胶、熟地黄、党参、黄芪、枸杞子、白术。

【功能主治】补益气血，滋阴润肺。用于气血两虚所致的久病体弱、目昏、虚劳咳嗽。

【用法用量】口服。一次 20 mL，早晚各一次，或遵医嘱。

六味地黄丸(胶囊、软胶囊、颗粒)

【药物组成】熟地黄、酒萸肉、山药、牡丹皮、茯苓、泽泻。

【功能主治】滋阴补肾。用于肾阴亏损，头晕耳鸣，腰膝酸软，骨蒸潮热，盗汗遗精，消渴。

【用法用量】口服。水丸一次 5 g，水蜜丸一次 6 g，小蜜丸一次 9 g，大蜜丸一次 1 丸，一日 2 次。

大补阴丸

【药物组成】熟地黄、盐知母、盐黄柏、醋龟甲、猪脊髓。

【功能主治】滋阴降火。用于阴虚火旺，潮热盗汗，咳嗽咯血，耳鸣遗精。

【用法用量】口服。水蜜丸一次 6 g，一日 2～3 次；大蜜丸一次 1 丸，一日 2 次。

知柏地黄丸

【药物组成】知母、熟地黄、牡丹皮、茯苓、黄柏、山茱萸(制)、山药、泽泻。

【功能主治】滋阴降火。用于阴虚火旺，潮热盗汗，口干咽痛，耳鸣遗精，小便短赤。

【用法用量】口服。水蜜丸一次 6 g，小蜜丸一次 9 g，大蜜丸一次 1 丸，一日 2 次。

桂附地黄丸(颗粒、口服液)

【药物组成】肉桂、附子(制)、熟地黄、酒萸肉、牡丹皮、山药、茯苓、泽泻。

【功能主治】温补肾阳。用于肾阳不足，腰膝酸冷，肢体浮肿，小便不利或反多，痰饮喘咳，消渴。

【用法用量】口服。水蜜丸一次 6 g，小蜜丸一次 9 g，大蜜丸一次 1 丸，一日 2 次。

五子衍宗丸(片)

【药物组成】枸杞子、菟丝子(炒)、覆盆子、五味子(蒸)、盐车前子。

【功能主治】补肾益精。用于肾虚精亏所致的阳痿不育、遗精早泄、腰痛、尿后余沥。

【用法用量】口服。水蜜丸一次 6 g，小蜜丸一次 9 g，大蜜丸一次 1 丸，一日 2 次。

【注意事项】忌不消化食物；感冒发热期停服；阴虚内热者不适用；治疗期间宜节制房事。

人参健脾丸

【药物组成】人参、白术(麸炒)、茯苓、山药、陈皮、木香、砂仁、炙黄芪、当归、酸枣仁(炒)、远志(制)。

【功能主治】健脾益气，和胃止泻。用于脾胃虚弱所致的饮食不化、脘闷嘈杂、恶心呕吐、腹痛便溏、不思饮食、体弱倦怠。

【用法用量】口服。水蜜丸一次 8 g，大蜜丸一次 2 丸，一日 2 次。

八珍丸(颗粒)

【药物组成】党参、炒白术、茯苓、甘草、当归、白芍、川芎、地黄。

【功能主治】补气益血。用于气血两虚，面色萎黄，食欲不振，四肢乏力，月经过多。

【用法用量】口服。水蜜丸一次 6 g，大蜜丸一次 1 丸，一日 2 次。

生脉饮

【药物组成】红参、麦冬、五味子。

【功能主治】益气复脉，养阴生津。用于气阴两亏，心悸气短，脉微自汗。

【用法用量】口服。一次 10 mL，一日 3 次。

(三) 案例分析

(1) 仇某，女，39 岁，前段时间因手术初愈，常有头晕目眩、浑身无力等症状，经了解其声音低微，少气懒言，食欲欠佳，大便溏泄，自汗，活动后加剧。到药店寻求帮助，可选用何药?

(2) 张某，女，45 岁，主诉头晕眼花，月经量很少，甚至没有，面色萎黄，口唇、指甲及全身皮肤苍白，心悸多梦，手脚发麻，头晕目眩，耳鸣嗜睡，倦怠不耐劳，心悸失眠，大便干燥。到药店寻求帮助，观之舌淡白，脉细，请你推荐一种中成药并做用药指导。

(3) 王某，女，52 岁，最近感觉神疲乏力，劳累后心悸气短、头晕心慌，自汗，食少，指甲苍白，伴有四肢麻木，月经量少。到药店寻求帮助，请你推荐一种中成药并做用药指导。

(4) 朱某，男，78 岁，多年来身患多种慢性疾病，近一年来感觉腰膝关节酸凉疼痛，浑身怕冷，小便次数增多，夜里更甚。每天黎明时肚子总是咕噜响且疼痛，必须解大便，平时还经常泄泻，面色也日渐苍白，终日无精打采，神疲乏力。到药店想买中成药，请你推荐一种中成药并做用药指导。

课堂讨论

小张在跟随同事一起进行“药店下乡活动”期间，发现较多老年患者错误地认为：复方阿胶浆为补品，人人都可以服用，对身体起到滋补效果。对此，小张赶紧纠正这种观点，为什么?

注意：复方阿胶浆属于补益剂，易滋腻碍胃，凡脾胃虚弱、呕吐泄泻、腹胀便溏、咳嗽痰多者慎用。且处方里面含参类，不宜同时服用藜芦、五灵脂或其制剂。虚证证型较多，药物也较多，店员应当协助患者清楚判断证型。若用药不对症，不但无效，而且会加重病情。

岗位对接：

本任务是中药学专业、药学专业学生必须掌握的内容，为其成为合格的药品调剂员、医药购销员奠定坚实的基础。

本任务对应岗位包括药品调剂、药品管理、药学服务等相关工种。

上述从事医院药品服务和管理相关岗位的从业人员均需掌握常见疾病及其常用中成药

的功能主治、用法用量等，并能为患者准确荐药，从而为今后在医院药学部门、药房等工作奠定基础。

重点小结：

(1) 感冒有风寒证、风热证、暑湿证、气虚证等不同证型，常用中成药有感冒清热颗粒、双黄连颗粒、小柴胡颗粒、保济丸等。

(2) 咳嗽有风寒袭肺证、风热犯肺证、痰热郁肺证、痰湿阻肺证、肺肾阴虚证等不同证型，常用中成药有桂龙咳喘宁胶囊、川贝枇杷糖浆、二陈丸、百合固金丸等。

(3) 暑病是暑天由于受暑热或暑湿之邪而引起的病症，常用中成药有藿香正气水、六合定中丸、十滴水软胶囊等。

(4) 伤食常用中成药有槟榔四消丸、大山楂丸、健脾丸等。

(5) 胃脘痛有寒邪客胃、脾胃虚寒、胃热炽盛、肝胃不和、胃阴亏虚、饮食停滞等不同证型，常用中成药有理中丸、温胃舒胶囊、左金丸、香砂养胃丸等。

(6) 泄泻有急性和慢性之分，常用中成药有肠炎宁片、复方黄连素片等。

(7) 便秘有热秘、冷秘、气秘、阴虚血虚便秘、气虚阳虚便秘等不同证型，常用中成药有麻仁丸、麻仁润肠丸、通幽润燥丸等。

(8) 实火证起病急，病程短，常用中成药有黄连上清片、牛黄解毒丸、穿心莲内酯滴丸、安宫牛黄丸等。

(9) 头痛病因复杂，外感六淫或内伤杂病均可引起不同部位、不同程度的疼痛，常用中成药有芎菊上清丸、川芎茶调丸、通天口服液、都梁丸等。

(10) 不寐有肝火扰心证、心胆气虚证、心脾两虚证、痰热扰心证、心肾不交证等不同证型，常用中成药有天王补心丸、柏子养心丸、归脾丸、安神补脑液等。

(11) 眩晕有肝火上扰证、气血亏虚证、痰浊上蒙证、肝肾阴虚证等不同证型，常用中成药有当归龙荟丸、全天麻胶囊、杞菊地黄丸、消眩止晕片等。

(12) 胸痹有心血瘀阻证、阴寒凝滞证、痰浊闭阻证、心肾阴虚证、气阴两虚证、阳气虚衰证等不同证型，常用中成药有复方丹参片、麝香保心丸、速效救心丸、通心络胶囊等。

(13) 淋证有热淋、石淋、血淋、膏淋、气淋、劳淋等不同证型，常用中成药有三金片、热淋清颗粒、排石颗粒、萆薢分清丸等。

(14) 虚证有气虚、血虚、阴虚、阳虚、气血两虚、气阴两虚等不同证型，常用中成药有补中益气丸、四君子丸、十全大补丸、六味地黄丸等。

知识检测

一、单选题

1. 以下药物可用于治疗暑湿感冒的是 (　　)

A. 川芎茶调散　　B. 保济口服液　　C. 午时茶颗粒
D. 玉屏风胶囊　　E. 八珍丸

2. 实火证的症状特点是 (　　)

A. 起病急，病程短　　B. 起病急，病程长　　C. 起病短，病程短
D. 起病短，病程长　　E. 以上都不是

3. 下列哪个选项不是风寒袭肺咳嗽的症状 ( )
A. 咳嗽声重 B. 咳痰稀白 C. 恶寒、头痛
D. 苔黄,脉浮数 E. 以上都不是

4. 龙胆泻肝丸的功效是 ( )
A. 清肝胆,利湿热 B. 散风清热,泻火止痛
C. 清热解毒,化瘀凉血 D. 清肝利肺,降逆除烦
E. 以上都不是

5. 排石颗粒主要用于治疗 ( )
A. 热淋 B. 石淋 C. 血淋
D. 膏淋 E. 以上都是

6. 下列哪个不是实火证的症状 ( )
A. 目赤胀痛 B. 口干、口苦、口臭
C. 牙龈肿痛,口舌生疮 D. 大便稀薄
E. 以上都不是

7. 复方丹参片用于治疗哪种胸痹 ( )
A. 心血瘀阻证 B. 阴寒凝滞证 C. 痰浊闭阻证
D. 心肾阴虚证 E. 以上都是

8. 双黄连口服液的药物组成为 ( )
A. 金银花、黄芩、黄连 B. 金银花、黄连、连翘
C. 金银花、黄芩、连翘 D. 连翘、黄芩、黄连
E. 黄连、黄芩、黄柏

9. 六味地黄丸的处方不包括下列哪一味药材 ( )
A. 熟地黄 B. 酒萸肉 C. 山药
D. 泽兰 E. 牡丹皮

10. 苏子降气丸在使用过程中需要注意 ( )
A. 阴虚、舌红无苔者忌服 B. 孕妇禁用
C. 老年人禁用 D. 阳虚患者忌服
E. 孕妇慎用

二、简答题

1. 作为药师,对于风热犯肺型咳嗽的患者,可以推荐使用哪些中成药?
2. 在萆薢分清丸使用过程中,作为店员应该如何对患者进行用药指导?
3. 阴寒凝滞型胸痹的症状有哪些?常用哪些中成药进行治疗?
4. 简述复方丹参片的处方、功能与主治及使用注意事项。
5. 简述小柴胡颗粒现有的剂型、功能与主治及使用注意事项。

任务二　外科用药

导学情景

情景描述：

小王，男，25岁，因起身倒水，不小心烫到脚背，到医院后经医师诊断为轻度烫伤，此时创面已经开始有些溃烂。

学前导语：

1. 情景中患者应使用何种中成药？
2. 外科常用中成药使用注意事项有哪些？

外科用药可分为虫螫伤类药、冻伤类药、疖肿类药、手足皲裂类药、水火烫伤类药和痔疮类药。

一、虫螫伤类药

（一）虫螫伤

虫螫伤是指被虫类咬伤、蜇伤，接触其毒液或虫体的毛粉而引起的皮肤疾病，临床上以皮肤起丘疹、风团、斑点、水疱和瘙痒发热、红肿疼痛为特征。

（二）常用中成药

风油精

【药物组成】本品含薄荷脑、樟脑、桉油、丁香酚、水杨酸甲酯，辅料为液状石蜡、叶绿素、香精。

【功能主治】清凉，止痛，驱风，止痒。用于蚊虫叮咬及伤风感冒引起的头痛、头晕、晕车不适。

【用法用量】外用，涂擦于患处。

【注意事项】孕妇和3岁以下儿童慎用；皮肤有烫伤、损伤及溃疡者禁用；搽药时注意不要使药误入眼内；外搽后皮肤出现皮疹瘙痒者应停用；瓶盖宜拧紧，以防止药物挥发；对本品过敏者禁用，过敏体质者慎用；本品性状发生改变时禁止使用。

季德胜蛇药片

【药物组成】重楼、干蟾蜍、蜈蚣、地锦草等药味。

【功能主治】清热解毒，消肿止痛。用于毒蛇、毒虫咬伤。

【用法用量】口服。第一次20片，以后每隔6小时续服10片，危急重症者将剂量增加10～20片并适当缩短服药间隔时间。不能口服药者，可行鼻饲法给药。外用。被毒虫咬伤后，以本品和水外搽，即可消肿止痛。

【注意事项】孕妇忌用。脾胃虚寒者慎用。肝肾功能不全者慎用。本品不可过服、久服。若用药后出现皮肤过敏反应需及时停用。忌食辛辣、油腻食物。

课堂讨论

（1）张某，女，30岁，夏季傍晚户外活动归来后皮肤起丘疹、瘙痒发热、红肿疼痛。宜选用哪种药物？请你推荐一种中成药并做好用药指导。

(2) 王某，男，32 岁，被毒蛇咬伤后，皮肤红肿疼痛。你推荐哪一种药物？

点滴积累

作为药师，首先确认患者的姓名、年龄、性别、职业，然后进一步查询。可通过患者皮肤起丘疹、瘙痒发热、红肿疼痛等症状判断为被虫螫伤，并对症用药。

虫螫伤类症状临床上以皮肤起丘疹、风团、斑点、水疱和瘙痒发热、红肿疼痛等为特征。

二、冻伤类药

(一) 冻伤

冻伤临床以手背、足背、耳郭、面颊等处局部受冻后，出现发凉红肿、瘙痒疼痛，甚至皮肤紫暗、溃烂为特征。

(二) 常用中成药

风痛灵

【药物组成】乳香、没药、薄荷脑、冰片、樟脑、血竭、麝香草脑、丁香罗勒油、水杨酸甲酯。

【功能主治】活血散瘀，消肿止痛。用于扭挫伤痛，风湿痹痛，冻疮红肿。

【用法用量】外用，适量涂擦患处；一日数次。必要时用湿毛巾热敷后，随即涂擦。

【注意事项】孕妇禁用。

课堂讨论

刘某，女，60 岁，每到冬季手背、脸颊、耳郭发凉红肿、瘙痒疼痛、皮肤紫暗。宜选用哪种药物？请你推荐一种中成药并做好用药指导。

点滴积累

可通过患者手背、脸颊、耳郭等部位发凉红肿、皮肤紫暗、溃烂等症状判断为冻伤，并对症用药。冻伤临床以手背、足背、面颊、耳郭等处局部受冻后，出现发凉红肿、瘙痒疼痛，甚至皮肤紫暗、溃烂为特征。

三、疖肿类药

(一) 疖肿

疖肿是金黄色葡萄球菌自毛囊或汗腺侵入所引起的单个毛囊或皮脂腺的急性化脓性感染。多个疖肿同时或反复发生，为疖病。临床表现为局部色红、灼热、疼痛、肿胀，突出浮浅为其特征。疖肿多发生于头、面、颈、背及臀部，最初为红、肿、痛的小硬结，逐渐扩大，顶部出现“脓头”破溃后则逐步愈合。一般无全身症状，如有感染扩大，可引起转移性脓肿或全身性化脓性感染。

（二）常见中成药

连翘败毒丸

【药物组成】金银花、连翘、大黄、紫花地丁、蒲公英、栀子、白芷、黄芩、赤芍、浙贝母、桔梗、玄参、木通、防风、白鲜皮、甘草、蝉蜕、天花粉。

【功能主治】清热解毒，散风消肿。用于脏腑积热、风热湿毒引起的疮疡初起，红肿疼痛，憎寒发热，风湿疙瘩，遍身刺痒，大便秘结。

【用法用量】口服。水丸一次 1 袋，大蜜丸一次 1 丸，一日 2 次。

【注意事项】忌烟酒及辛辣食物；不宜在服药期间同时服用滋补性中药；高血压、心脏病患者慎服；糖尿病、肝病、肾病等慢性病严重者应在医师指导下服用；服药 3 天症状无缓解，应去医院就诊；运动员慎用；孕妇禁用；儿童、年老体弱者应在医师指导下服用；对本品过敏者禁用，过敏体质者慎用；本品性状发生改变时禁止使用。

如意金黄散

【药物组成】姜黄、大黄、黄柏、苍术、厚朴、陈皮、甘草、生天南星、白芷、天花粉。

【功能主治】清热解毒，消肿止痛。用于热毒瘀滞肌肤所致的疮疡肿痛、丹毒流注，症见肌肤红、肿、热、痛；亦用于跌打损伤。

【用法用量】外用。红肿，烦热，疼痛，用清茶调敷；漫肿无头，用醋或葱酒调敷；亦可用植物油或蜂蜜调敷；一日数次。

【注意事项】本品为外用药，不可内服；用毕洗手，切勿接触眼睛、口腔等黏膜处。皮肤破溃处禁用；忌辛辣刺激性食物；婴幼儿和孕妇禁用；疮疖较重或局部变软化脓或已破溃者应去医院就诊；全身高热者应去医院就诊；本品不宜长期或大面积使用，用药后局部出现皮疹等过敏表现者应停用；用药 3 天症状无缓解，应去医院就诊；对本品过敏者禁用，过敏体质者慎用；本品性状发生改变时禁止使用。

当归苦参丸

【药物组成】当归、苦参。

【功能主治】活血化瘀，清热除湿。用于血燥湿热引起的头面生疮、粉刺疙瘩、湿疹刺痒、酒糟鼻赤。

【用法用量】口服。一次 6 g，一日 2 次。

【注意事项】忌烟酒、辛辣食物；切忌用手挤压患处；本病为慢性过程，短期服用效果不明显，一般连续服药应在 4 周以上；如有多量脓肿、囊肿、脓疱等严重者应去医院就诊；药品性状发生改变时禁止服用。

湿毒清胶囊

【药物组成】地黄、当归、丹参、蝉蜕、苦参、白鲜皮、甘草、黄芩、土茯苓。

【功能主治】养血润肤，祛风止痒。用于血虚风燥所致的风瘙痒，症见皮肤干燥、脱屑、瘙痒，伴有抓痕、血痂、色素沉着；皮肤瘙痒症见上述证候者。

【用法用量】口服。一次 3～4 粒，一日 3 次。

【注意事项】孕妇及过敏体质者慎用；忌食辛辣、海鲜之品。

课堂讨论

（1）杨某，女，45岁，肌肤局部色红、灼热、疼痛、肿胀，局部急性化脓性感染，宜选用哪种药物？请你推荐一种中成药并做好用药指导。

（2）赵某，男，48岁，皮肤局部灼热、流脓流水，发热。你推荐哪一种药物？

点滴积累

可通过患者皮肤红肿、灼热、疼痛等症状判断为外科疖肿。疖肿临床表现为局部色红、灼热、疼痛、肿胀，局部突出浮浅为其特征。

四、手足皲裂类药

（一）手足皲裂

手足皲裂是指由各种原因引起的手足部皮肤干燥和裂纹，伴有疼痛，严重者可影响日常生活和工作。本病既是一些皮肤病的伴随症状，也是一种独立的皮肤病。手足皲裂好发于秋冬季节。皮疹分布于指屈侧、手掌、足跟、足跖外侧等角质层增厚或经常摩擦的部位，临床表现为沿皮纹发展的深浅、长短不一的裂隙，从皮损无任何感觉到轻度刺痛或中度触痛，乃至灼痛并伴有出血。

（二）常用中成药

紫归治裂膏

【药物组成】紫草、当归、白蔹、甘草、冰片、二甲基亚砜。辅料为橡胶、氧化锌、松香、凡士林、羊毛脂、液状石蜡等。

【功能主治】活血，生肌，止痛。用于手足皲裂。

【用法用量】贴患处，2～3天换一次药。

【注意事项】本品为外用药，禁止内服；孕妇慎用；皲裂较大敷药时可能有疼痛，疼痛不剧者可继用；有真菌感染，或伴有足癣（脚气）者应在医师指导下配合其他药物治疗。用药后局部出现皮疹等过敏表现者应停用；对本品过敏者禁用，过敏体质者慎用；本品性状发生改变时禁止使用。

课堂讨论

（1）王某，男，65岁，脚跟部皮肤增厚、干燥、粗糙，甚至出现开裂、出血并伴有疼痛，宜选用哪种药物？请你推荐一种中成药并做好用药指导。

（2）赵某，男，58岁，皮肤增厚、干燥、粗糙，甚至出现开裂、出血并伴有疼痛。你推荐哪一种药物？

点滴积累

可通过患者脚部、手掌部皮肤增厚、干燥、粗糙，甚至出现开裂、出血并伴有疼痛等症状判断为手足皲裂。手足皲裂临床表现以手掌、足底部皮肤增厚、干燥、粗糙，甚至出现皲裂、出血、疼痛为特征。

五、水火烫伤类药

（一）水火烫伤

在古代，火烧伤和汤烫伤者居多，故称为水火烫伤，或称汤泼火伤、火烧伤、汤火疮、火疮。现代出现了化学烧伤、放射性烧伤、电击伤等。本病的临床特点是创面局部以红斑、肿胀、疼痛、水疱、渗出、焦痂为主要表现，严重者伴有全身症状，若不及时救治或治疗不当，可危及生命。本病西医也称为烧伤。

（二）常用中成药

京万红

【药物组成】地榆、地黄、当归、桃仁、黄连、木鳖子、罂粟壳、血余炭、棕榈、半边莲、土鳖虫、白蔹、黄柏、紫草、金银花、红花、大黄、苦参、五倍子、槐米、木瓜、苍术、白芷、赤芍、黄芩、胡黄连、川芎、栀子、乌梅、冰片、血竭、乳香、没药。辅料为麻油、蜂蜡。

【功能主治】活血解毒，消肿止痛，去腐生肌。用于轻度水、火烫伤，疮疡肿痛，创面溃烂。

【用法用量】用生理盐水清理创面，涂敷本品或将本品涂于消毒纱布上，敷盖创面，消毒纱布包扎，每日换药1次。

【注意事项】本品为外用药，不可内服。孕妇慎用；本药使用时应注意全身情况，如有高烧、全身发抖等症状，应及时去医院就诊；重度烧、烫伤时不宜自我治疗，应去医院就诊；烫伤局部用药一定要注意创面的清洁干净，在清洁的环境下最好采用暴露疗法；轻度烧、烫伤者，用药1日内症状无改善或创面有脓苔应去医院就诊；对本品过敏者禁用，过敏体质者慎用；本品性状发生改变时禁止使用。

烧伤肤康液

【药物组成】地榆、白及、虎杖、忍冬藤、黄连、冰片。

【功能主治】清热解毒，收敛止痛，保护创面。用于轻度水、火烫伤及热疖、痱子、湿疹。

【用法用量】外用，将本品摇匀，用消毒棉球蘸取药液，轻轻涂于清洁的创面或患处，一日3～4次，2～3日后不再涂，任其愈合。

【注意事项】本品仅限外用，不可入口。勿使药物进眼内，以防刺激，用药后应将创面立即盖好，防止感染。

课堂讨论

（1）程某，男，15岁，手部被开水烫后出现红、肿、热、痛、起水疱的症状，宜选用哪种药物？请你推荐一种中成药并做好用药指导。

（2）林某，女，8岁，手臂被火灼伤出现红、肿、热、痛的症状。你推荐哪一种药物？

点滴积累

可通过患者手部被开水烫后红、肿、热、痛、起水疱等症状判断为被烫伤。水火烫伤临床上以伤处红、肿、热、痛、起水疱、结焦痂为主要表现。

六、痔疮类药

（一）痔疮

痔疮，俗称痔，是由于肛管或直肠下端静脉丛充血或瘀血并肿大导致的常见肛肠病。痔疮可分为外痔、内痔和混合痔。发病原因包括肛垫下移或静脉曲张，以及不良排便习惯、慢性疾病、低纤维饮食习惯等。部分患者没有症状，常见症状包括排便时出血、肛周瘙痒、疼痛和痔赘脱出。

（二）常用中成药

槐角丸

【药物组成】槐角（清炒）、地榆炭、黄芩、麸炒枳壳、当归、防风。

【功能主治】清肠疏风，凉血止血。用于血热所致的肠风便血、痔疮肿痛。

【用法用量】口服。水蜜丸一次 6 g，小蜜丸一次 9 g，大蜜丸一次 1 丸，一日 2 次。

【注意事项】孕妇及 3 岁以下儿童慎用。禁烟、酒及辛辣食物；失血过多、身体虚弱者禁用；痔疮便血、发炎肿痛严重和便血呈喷射状者，应去医院就诊；未明确诊断的便血，必须到医院就诊；药品性状发生改变时禁止服用。

马应龙麝香痔疮膏

【药物组成】人工麝香、人工牛黄、珍珠、煅炉甘石粉、硼砂、冰片、琥珀。

【功能主治】清热解毒，活血消肿，去腐生肌。用于湿热瘀阻所致的各类痔疮、肛裂，症见大便出血或疼痛、有下坠感；亦用于肛周湿疹。

【用法用量】外用。涂擦患处。

【注意事项】本品为外用药，禁止内服；用毕洗手，切勿接触眼睛、口腔等黏膜处；忌烟酒及辛辣、油腻、刺激性食物；保持大便通畅；孕妇慎用或遵医嘱。儿童、哺乳期妇女、年老体弱者应在医师指导下使用；内痔出血过多或原因不明的便血应去医院就诊；用药 3 日症状无缓解，应去医院就诊；对本品过敏者禁用，过敏体质者慎用；本品性状发生改变时禁止使用。

消痔软膏

【药物组成】熊胆粉、地榆、冰片。

【功能主治】凉血止血，消肿止痛。用于炎性、血栓性外痔及Ⅰ、Ⅱ期内痔属风热瘀阴或湿热壅滞证。

【用法用量】外用。用药前用温水清洗局部，治疗内痔：将注入头轻轻插入肛内，把药膏推入肛内；治疗外痔：将药膏均匀涂敷患处，外用清洁纱布覆盖。一次 2～3 g，一日 2 次。

【注意事项】忌食辛辣、油腻食物；孕妇慎用；本品为外用药，禁止内服；过敏体质者慎用；本品仅对痔疮合并有少量出血、肿胀及疼痛者有效，如便血量较多，内痔便后脱出不能自行还纳肛内，需到医院就诊；对本品过敏者禁用，过敏体质者慎用；本品性状发生改变时禁止使用。

地榆槐角丸

【药物组成】地榆炭、蜜槐角、炒槐花、黄芩、大黄、地黄、当归、赤芍、红花、防风、荆芥穗、麸炒枳壳。

【功能主治】疏风凉血，泻热润燥。用于脏腑实热、大肠火盛所致的肠风便血、痔疮瘘疮、湿热便秘、肛门肿痛。

【用法用量】口服。水蜜丸一次 5 g，大蜜丸一次 1 丸，一日 2 次。

【注意事项】忌烟、酒及辛辣食物；3 岁以下儿童慎用；失血过多、身体虚弱者禁用；痔疮便血、发炎肿痛严重和便血呈喷射状者，应去医院就诊；未明确诊断的便血，必须去医院就诊；对本品过敏者禁用，过敏体质者慎用；本品性状发生改变时禁止使用。

课堂讨论

李某，男，40 岁，大便经常干燥艰涩、便时滴血，近两年大便时肛门右侧有异物脱出。你推荐哪一种药物？

点滴积累

可通过患者便血、便时肛门有异物脱出等症状判断为痔疮。痔疮主要症状：早期症状有便血、疼痛，便时有异物脱出，肛门瘙痒，坠胀不适，流脓，有分泌物，便秘，便频，有异物感。

知识检测

一、单选题

1. 痔疮是指直肠末端黏膜下和肛管下静脉血管丛发生迂曲扩张所形成的（　　）
   A. 肿块　　B. 静脉丛
   C. 静脉团块　　D. 硬核
2. 当归苦参丸的功能是（　　）
   A. 补血养阴　　B. 活血化瘀，燥湿清热
   C. 活血凉血　　D. 燥湿止带
3. 下述药物中可内服治疗痔疮的是（　　）
   A. 如意金黄散　　B. 马应龙麝香痔疮膏
   C. 连翘败毒丸　　D. 地榆槐角丸
4. 当归苦参丸主要用于治疗________引起的粉刺疙瘩，皮肤红赤发热，或伴脓头、硬结、酒糟鼻赤（　　）
   A. 湿热瘀阻　　B. 热毒
   C. 情绪郁结　　D. 血虚
5. 地榆槐角丸的功能为疏风凉血，泻热润燥，用于脏腑实热、大肠火盛所致的（　　）
   A. 疮疹斑毒　　B. 热毒壅盛
   C. 热毒上攻，口舌生疮　　D. 痔疮、湿热便秘

二、多选题

1. 冻疮临床常见发病部位为（　　）
   A. 面颊　　B. 耳郭　　C. 腿部
   D. 足背　　E. 手背

2. 水火烫伤临床表现为 ( )
A. 起水疱 B. 皮肤紫暗 C. 结焦痂
D. 麻木 E. 伤处红、肿、热、痛

3. 连翘败毒丸的注意事项有 ( )
A. 丹毒者慎用 B. 孕妇忌用 C. 疮疡阴证者慎用
D. 年老体弱者慎用 E. 不宜与寒凉性药物同用

4. 如意金黄散的使用注意事项有 ( )
A. 本品为外用药，也可内服 B. 疮疡阴证者忌用 C. 孕妇禁用
D. 皮肤破溃处禁用 E. 本品为外用药，不可内服

5. 下列哪项不是手足皲裂者要注意的 ( )
A. 防寒 B. 防潮 C. 防风
D. 防冻 E. 防热

【技能训练】

一、训练内容及要求

（一）训练内容

外科用药的问病荐药。

（二）训练要求

熟悉所学外科用非处方中成药的相关知识，能与患者交流，根据患者主诉症状准确推荐非处方中成药，并能回答患者提出的有关药品使用等方面的问题。

（三）训练方法

1. 角色扮演

实训以两位同学为一组，一位同学根据下列“患者症状概括”扮演患者到药店来购药。另一位同学扮演药店的药师，根据患者主诉的症状进行辨证、推荐用药并做用药指导。

两位同学进行角色互换，按同样方法重新进行实训。

2. 剧本编写

场景，地点：某社区零售药店；时间：2024 年仲夏某日午后。药师已完成对顾客甲的导购，正引导其去收银台结账，这时一位年轻女性顾客乙进入，怀抱一名约 5 个月大的小孩。

药师：（对顾客乙）请您稍等一下，我马上过来。（对顾客甲）请您在那边付款，祝您健康。

顾客乙等待中。

药师：（对顾客乙）您好！请问您哪里不舒服或是想买些什么药？

顾客乙：我最近大便时常带血、疼痛，感觉痔疮又犯了，想买些药。

药师：哦，您出现这种症状有多长时间啦？

顾客乙：有两天了，去年年初犯过一次，医生给开了一个好像什么槐角丸的药，吃了几天

就好了。

药师:出血量多不多?

顾客乙:出血量不多,就是大便的时候疼,擦的时候带一些血。

(正在这时,已付完款并离开药店的顾客甲返回。)

顾客甲:不好意思,我忽然想起我刚才买的这个感冒颗粒家里还有,我想退掉。

药师:(对顾客乙)您好!麻烦您稍等一下。(对顾客甲)您好!对不起,因为药品属于特殊商品,如果没有质量问题,卖出之后我们是不接受退货的。

顾客甲皱眉,表示不能理解。

药师:(对顾客甲)您可以换个角度想一下,如果是别的顾客买了药,离开了药店,然后又回来要求退货,我们接受了退货,最后又将这个退货药品卖给了您,是不是也是对您用药安全的不负责任?

顾客甲:呵呵,也是,那好吧。

药师:(对顾客甲)您慢走,祝您健康!(对顾客乙)对不起,让您久等了。根据您刚才的症状描述判断您是患了痔疮,以前医生给您开的口服药应该是地榆槐角丸或者槐角丸。这几个药柜摆放的都是治疗痔疮的内服与外用药,请您到这边看一下。

顾客乙:对,是这个药。感觉效果还可以。

药师:是的,地榆槐角丸治疗痔疮的效果是比较好的。这是您的孩子吧,真可爱,几个月啦?

顾客乙:谢谢,刚5个月。

药师:那您还在哺乳期吗?

顾客乙:是的。

药师:那出于用药安全,尤其考虑到您还在哺乳期,建议您不要选择内服的药物。可以选择一些外用的药物,比如马应龙麝香痔疮膏、消痔软膏等外用中成药。

顾客乙:马应龙麝香痔疮膏这个我听说过。

药师:这个药主要由麝香、牛黄、炉甘石等组成,可以活血消肿、去腐生肌。临床应用治疗痔疮及缓解痔疮出血的效果比较好,价格也不贵,6块多。

顾客乙:那我就买这个药吧。

药师:好的,这是您要的药。请您严格按照药品使用说明书使用,用完后洗手,切勿接触眼睛、口腔等黏膜处。

顾客乙:好的,谢谢。

药师:如果用药1周后症状没有明显缓解,请您及时去医院就诊。另外,请您注意日常饮食清淡,不要吃油腻、刺激性食物,保持大便通畅。

顾客乙:好,好,这次痔疮又犯可能就是因为这段时间吃了太多火锅和辛辣的。

药师:您现在在喂奶,不论是出于自己身体的考虑,还是为宝宝考虑,都不应该吃太多辛辣的。

顾客乙:好的,谢谢。

药师:请您在那边付款。

顾客乙:好的,谢谢。

药师:您慢走,祝您健康!

（四）训练素材

1. 药品信息资料

外科用非处方中成药包装盒、说明书、标签及参考书籍。

2. 患者症状概括

（1）患者甲，女，20 岁，便秘，近期大便常带血，疼痛。

（2）患者乙，女，32 岁，已生育，有一名 2 个月大的小孩，近期大便常带血，疼痛。

（3）患者丙，男，16 岁，夏季面部及身体四肢局部出现突出于皮肤的脓疱，伴有瘙痒、灼热感。

（4）患者丁，女，14 岁，夏天头面易生疮，同时伴有鼻赤。

二、训练效果评价

外科中成药问病荐药实训效果评价表

考核项目	考核要点	技能要求	分值	得分
问病荐药	店员与患者相互沟通及辨证论治	询问患者，观察病情	10	
		辨证	10	
	可选择的药品介绍	能恰当地介绍药品，有效地处理顾客的异议，帮助顾客选择适合的药品	10	
	推荐使用的药品介绍及用药指导	药品的名称（通用名、商品名）	5	
		药品规格	5	
		药品功能主治	10	
		服用注意事项	5	
		禁忌证	5	
		服用方法和用量	5	
		提示有效期	5	
		提示价格（具体价格参照标签）	5	
		温馨提示：药品的合理联用、贮藏方法	5	
	仪表仪态	衣着、鞋帽干净，穿戴整齐，仪态大方得体	5	
	礼貌用语	能够正确运用礼貌用语	5	
	沟通能力	语言表达清晰、简洁，易于理解，能与患者做较好的沟通	5	
	时间	在规定时间（10 分钟）内完成问病荐药，并能达到销售目的	5	
成绩			100	

任务三　妇科用药

导学情景

情景描述：

患者，女，25 岁，月经不调，月经量少，胸胁胀痛，不思饮食。

学前导语：

1. 先确认患者的姓名、年龄、性别、职业，然后进一步查询。

2. 询问患者出现这种症状多长时间？肚子痛不痛？胸胁是否胀满？

患者描述胸胁胀痛，饮食不佳，有时头晕，初步判定肝郁脾虚所致的月经不调，推荐使用逍遥丸。

妇科用药可分为月经不调类药、痛经类药、绝经前后诸证类药、带下过多类药等。

一、月经不调类药

月经病是妇科的常见病，常见有月经的期、量、色、质异常，或伴随月经周期所出现的一系列不适症状。凡是月经周期或经量出现异常者，均称为月经不调。月经不调有以月经周期改变为主的月经先期、月经后期、月经先后无定期、经期延长和以经量改变为主的月经过多、月经过少等。另外，还伴有经色、经质的变异，临床应结合色、质、量等进行辨证用药。症状：月经提前、延后或先后无定期，行经下腹胀痛或刺痛、隐痛、胀痛连及胸胁喜按或拒按；经色紫黑有块，量多，或经色淡红，量少质稀；面色暗滞，舌暗红，脉弦涩，或面色苍白或萎黄，舌淡，脉细弱。

逍遥丸

【药物组成】柴胡、当归、白芍、炒白术、茯苓、薄荷、炙甘草。

【功能主治】疏肝健脾，养血调经。用于肝郁脾虚所致的郁闷不舒、月经不调、胸胁胀痛、头晕目眩、食欲减退。

【用法用量】口服。水丸一次 6～9 克，一日 1～2 次；大蜜丸一次 1 丸，一日 2 次；浓缩丸一次 8 丸，一日 3 次。

【注意事项】凡肝肾阴虚所致的胁肋胀痛、咽干口燥、舌红少津者慎用；服药期间少食辛辣生冷食物，饮食宜清淡；孕妇服用时请向医师咨询；平素月经正常，突然出现月经量少，或月经错后，或阴道不规则出血应去医院就诊；按照用法用量服用，长期服用应向医师咨询。

四物合剂

【药物组成】当归、川芎、白芍、熟地黄。

【功能主治】养血调经。用于血虚所致的面色萎黄、头晕眼花、心悸气短及月经不调。

【用法用量】口服。一次 10～15 mL，一日 3 次。

【注意事项】平素月经正常，突然出现月经过少，或经期错后，或阴道不规则出血者应去医院就诊；儿童、孕妇、哺乳期妇女应在医师指导下服用；头晕、心悸气短严重者应去医院就诊。

乌鸡白凤丸

【药物组成】乌鸡（去毛、爪、肠）、人参、黄芪、鹿角胶、醋鳖甲、煅牡蛎、桑螵蛸、当归、白芍、香附(醋制)、天冬、甘草、地黄、熟地黄、川芎、银柴胡、丹参、山药、炒芡实、鹿角霜。

【功能主治】补气养血,调经止带。用于气血两虚,身体瘦弱,腰膝酸软,月经不调,崩漏带下。

【用法用量】口服。大蜜丸一次 1 丸,水蜜丸一次 6 g,小蜜丸一次 9 g,一日 2 次。

【注意事项】月经不调或崩漏属血热实证者慎用;服药后出血不减,或带下量仍多者须去医院诊治;青春期少女及围绝经期妇女应在医师指导下服用;平素月经正常,突然出现月经过少,或经期错后,或阴道不规则出血者应去医院就诊;服药期间少食辛辣刺激性食物。

当归养血丸

【药物组成】当归、白芍(炒)、地黄、炙黄芪、阿胶、牡丹皮、香附(制)、茯苓、炒杜仲、炒白术。

【功能主治】益气养血调经。用于气血两虚所致的月经不调,症见月经提前、经血量少或量多、经期延长、肢体乏力。

【用法用量】口服。大蜜丸一次 1 丸,水蜜丸一次 9 g,一日 3 次。

【注意事项】湿热蕴结致月经不调者慎用;感冒时不宜服用本药;平素月经正常,突然出现月经量少,或月经错后,或阴道不规则出血者,应去医院就诊;服药期间少食辛辣刺激性食物。

益母草膏(颗粒)

【药物组成】益母草。

【功能主治】活血调经。用于血瘀所致的月经不调、产后恶露不绝,症见经水量少、淋沥不净、产后出血时间过长;产后子宫复旧不全见上述证候者。

【用法用量】口服。一次 10 g,一日 1～2 次。

【注意事项】孕妇禁用;月经量多者慎用;气血不足、肝肾亏虚所致月经不调者不宜单用;不宜过量服用。

七制香附丸

【药物组成】醋香附、当归、熟地黄、地黄、茯苓、川芎、炒白术、白芍、益母草、艾叶炭、黄芩、酒萸肉、天冬、阿胶、炒酸枣仁、砂仁、醋延胡索、艾叶、粳米、盐小茴香、人参、甘草。

【功能主治】舒肝理气,养血调经。用于气滞血虚所致的痛经、月经量少、闭经,症见胸胁胀痛、经行量少、行经小腹胀痛、经前双乳胀痛,经水数月不行。

【用法用量】口服。一次 6 g,一日 2 次。

【注意事项】孕妇禁服;湿热患者慎用;不宜同时服用藜芦、五灵脂、皂荚及其制剂,不宜喝茶和吃萝卜;平素月经周期正常,突然月经错后,应在排除早早孕后才可服药;服药期间饮食宜清淡、易消化,忌食生冷食物。

课堂讨论

患者,女,25 岁,因血虚气滞、下焦虚寒导致行经后错、有血块、经量少、经行小腹冷痛喜热、腰膝酸痛,宜选用哪种中成药?

二、痛经类药

凡在经期或经行前后出现周期性小腹疼痛或痛引腰骶,甚至剧痛晕厥者,称为痛经,又称经行腹痛。西医学的痛经包括原发性痛经和继发性痛经。功能性痛经容易痊愈，器质性病变导致的痛经病程较长，缠绵难愈。

痛经的辨证治疗根据其临证的虚实寒热，分别采取补益气血、疏肝、温经、化湿，兼以活血止痛的方法治疗。

元胡止痛片

【药物组成】醋延胡索、白芷。

【功能主治】理气，活血，止痛。用于气滞血瘀所致的胃痛、胁痛、头痛及痛经。

【用法用量】口服。一次4～6片，一日3次；或遵医嘱。

【注意事项】孕妇慎用；脾胃虚寒及胃阴不足胃痛者慎用；忌愤怒、忧郁，保持心情舒畅；疼痛严重者应及时去医院就诊。

艾附暖宫丸

【药物组成】艾叶(炭)、醋香附、制吴茱萸、肉桂、当归、川芎、白芍(酒炒)、地黄、炙黄芪、续断。

【功能主治】理气养血，暖宫调经。用于血虚气滞、下焦虚寒所致的月经不调、痛经，症见行经后错、经量少、有血块、小腹疼痛、经行小腹冷痛喜热、腰膝酸痛。

【用法用量】口服。小蜜丸一次9 g，大蜜丸一次1丸，一日2～3次。

【注意事项】孕妇禁用；热证、实证患者慎用；忌食寒凉食物；治疗痛经，宜在经前3～5天开始服药，连服1周；如有生育要求，应在医师指导下服用；服药后痛经不减轻，或重度痛经者，应去医院就诊。

少腹逐瘀丸

【药物组成】当归、蒲黄、五灵脂、赤芍、小茴香(炒)、延胡索(醋制)、没药(炒)、川芎、肉桂、炮姜。

【功能主治】温经活血，散寒止痛。寒凝血瘀所致的月经后期、痛经，产后腹痛，症见行经后错、行经小腹冷痛，经血紫暗、有血块，产后小腹疼痛喜热、拒按。

【用法用量】温黄酒或温开水送服。一次1丸，一日2～3次。

【注意事项】孕妇忌用；忌生冷食物，不宜洗凉水澡；服药期间不宜同时服用人参或其制剂；感冒发热者不宜服用；平素月经正常，突然出现月经过少，或经期错后，或阴道不规则出血者应去医院就诊。

妇科十味片

【药物组成】香附(醋炙)、当归、熟地黄、川芎、延胡索(醋炙)、白术、赤芍、白芍、大枣、甘草、碳酸钙。

【功能主治】养血舒肝，调经止痛。用于血虚肝郁所致月经不调、痛经、月经前后诸证，症见行经后错，经水量少、有血块，行经小腹疼痛，血块排出痛减，经前双乳胀痛、烦躁，食欲不振。

【用法用量】口服。一次4片，一日3次。

【注意事项】感冒发热者不宜服用；忌辛辣、生冷食物；过敏体质者慎用。

调经丸

【药物组成】当归、川芎、熟地黄、酒白芍、炒白术、茯苓、甘草、清半夏、醋艾炭、盐小茴香、制吴茱萸、醋香附、陈皮、牡丹皮、醋没药、醋延胡索、益母草、断续、酒黄芩、麦冬、生阿胶。

【功能主治】理气活血，养血调经。用于气滞血瘀所致月经不调、痛经，症见月经延期、经期腹痛、经血量少或有血块，或见经前乳胀、烦躁不安、崩漏带下。

【用法用量】口服。水蜜丸一次 6 g，大蜜丸一次 1 丸，一日 2 次。

【注意事项】孕妇禁用。感冒时不宜服用本药。

课堂讨论

患者，女，30 岁，寒凝血瘀致痛经、月经错后、经色紫暗、有血块。宜选用哪种中成药？

知识链接

向痛经患者建议除了服用对症药物外，可采用在小腹上放一热水袋，或者是躺在垫有加热毯的床上等加热方法来缓解痛经，也可采用传统中药食疗方法进行缓解，如服食鸡蛋当归姜汤、山楂桂枝红糖汤等。

三、绝经前后诸证类药

妇女在绝经前后，出现烘热面赤，进而汗出，精神倦怠，烦躁易怒，头晕目眩，耳鸣心悸，失眠健忘，腰酸背痛，手足心热，或伴有月经紊乱等与绝经有关的症状，称绝经前后诸证，又称经断前后诸证。

绝经前后诸证的治疗原则以调节肾阴阳之虚为主，若涉及他脏者，或疏肝、养阴、温阳，肝、脾、肾共调或兼之治之。

更年安片

【药物组成】地黄、泽泻、麦冬、熟地黄、玄参、茯苓、仙茅、磁石、牡丹皮、珍珠母、五味子、首乌藤、制何首乌、浮小麦、钩藤。

【功能主治】滋阴清热，除烦安神。用于肾阴虚所致的绝经前后诸证，症见烦热出汗、眩晕耳鸣、手足心热、烦躁不安；围绝经期综合征见上述证候者。

【用法用量】口服。一次 6 片，一日 2～3 次。

【注意事项】孕妇禁用；脾肾阳虚者慎用；糖尿病患者慎用；服药期间忌食辛辣食物；伴有月经紊乱者，应在医师指导下服用；眩晕症状较重者，应及时去医院就诊；严格按用法用量服用，本品不宜长期服用。

坤宝丸(颗粒)

【药物组成】何首乌(制)、地黄、枸杞子、女贞子(酒炙)、墨旱莲、龟甲、覆盆子、菟丝子、南沙参、麦冬、石斛、当归、白芍、鸡血藤、赤芍、地骨皮、白薇、知母、黄芩、桑叶、菊花、珍珠母、炒酸枣仁。

【功能主治】滋补肝肾，养血安神。用于肝肾阴虚所致的绝经前后诸证，症见烘热汗出、心烦易怒、少寐健忘、头晕耳鸣、口渴咽干、四肢酸楚；围绝经期综合征见上述证候者。

【用法用量】口服。一次 50 粒，一日 2 次；连续服用 2 个月或遵医嘱。

【注意事项】孕妇禁用；脾肾阳虚者慎用；服用期间忌食辛辣食物。

女珍颗粒

【药物组成】女贞子、墨旱莲、地黄、紫草、炒酸枣仁、柏子仁、钩藤、珍珠粉、茯苓、莲子心。

【功能主治】滋肾，宁心。主要用于围绝经期综合征属肝肾阴虚、心肝火旺证者，可改善烘热汗出，五心烦热，心悸，失眠。

【用法用量】开水冲服。一次1袋，一日3次。将药物颗粒倒入杯中，加适量开水，摇匀，待水温合适时口服，最好在饭后半小时后服用，以减轻胃肠道的不适症状。

【注意事项】应该避免食用生冷、辛辣、油腻食物，服药期间禁止饮酒；服药期间尽量避免情绪激动或生闷气。

灵莲花颗粒

【药物组成】乌灵菌粉、栀子、女贞子、墨旱莲、百合、玫瑰花、益母草、远志。

【功能主治】养阴安神，交通心肾。用于围绝经期综合征属心肾不交者，症见烘热汗出、失眠、心烦不宁、心悸、多梦易惊、头晕耳鸣、腰膝酸痛、大便干燥，舌红苔薄，脉细弦。

【用法用量】开水冲服。一次1袋，一日2次。

【注意事项】偶有胃部不适、纳差或恶心。建议饭后服用，对本品过敏者禁用。

课堂讨论

患者，女，48岁，围绝经期综合征2年，症见烘热汗出、心烦易怒、少寐健忘、头晕耳鸣、口渴咽干、四肢酸楚。证属肝肾阴虚，宜选用哪种中成药？

知识链接

妇女绝经前后由于生理特点和激素水平的变化，易出现肾气虚衰、阴阳平衡失调，并可伴有烦躁不安、心悸失眠、骨质疏松等症状。因此，日常应注意饮食调摄，多进食含钙类食物，如牛奶、虾皮、豆制品、鱼粉、黑木耳等；多进食滋阴养血之品，如银耳、莲子、百合、小米粥、黑米粥、蘑菇、黑芝麻等，并适当补充新鲜蔬菜和水果，睡前不宜饮浓茶、咖啡。

四、带下过多类药

带下量明显增多，色、质、气味发生异常，或伴全身、局部症状者，称为带下过多，又称“下白物”“流秽物”，相当于西医学的阴道炎、宫颈炎、盆腔炎、妇科肿瘤等疾病引起的带下增多。

带下过多的治疗以除湿为主，治脾宜运、宜升、宜燥；治肾宜补、宜固、宜涩；治湿热宜清、宜利。实证治疗也可配合外治法。

千金止带丸

【药物组成】党参、炒白术、当归、白芍、川芎、醋香附、木香、砂仁、小茴香（盐炒）、醋延胡索、盐杜仲、续断、盐补骨脂、鸡冠花、青黛、椿皮（炒）、煅牡蛎。

【功能主治】健脾补肾，调经止带。用于脾肾两虚所致的月经不调、带下病，症见月经先后无定期、量多或淋沥不净、色淡无块，或带下量多、色白清稀、神疲乏力、腰膝酸软。

【用法用量】口服。水丸一次6～9 g，一日2～3次；大蜜丸一次1丸，一日2次。

【注意事项】孕妇禁用；肝郁血瘀证、湿热证、热毒证者慎用；伴有赤带者，应去医院就诊；平素月经正常，突然出现月经过少，或经期错后，或阴道不规则出血者应去医院就诊；严格按用法用量服用，本品不宜长期服用。

白带丸

【药物组成】黄柏(酒炒)、椿皮、白芍、当归、醋香附。

【功能主治】清热,除湿,止带。用于湿热下注所致的带下病,症见带下量多、色黄、有味。

【用法用量】口服。一次 6 g,一日 2 次。

【注意事项】肝肾阴虚者慎用;少女、孕妇、绝经后患者均应在医师指导下服用;伴有赤带者,应去医院就诊;饮食宜清淡,忌食辛辣食物。

妇炎康片

【药物组成】赤芍、土茯苓、醋三棱、炒川楝子、醋莪术、醋延胡索、炒芡实、当归、苦参、醋香附、黄柏、丹参、山药。

【功能主治】清热利湿,理气活血,散结消肿。用于湿热下注、毒瘀互阻所致的带下病,症见带下量多、色黄、气臭、少腹痛、腰骶痛,口苦咽干;阴道炎、慢性盆腔炎见上述证候者。

【用法用量】口服。一次 3 片,一日 3 次。

【注意事项】孕妇禁用;经期、哺乳期女性慎用。糖尿病或患有其他疾病者慎用。月经过多者不宜服用。

妇科千金片

【药物组成】千斤拔、金樱根、穿心莲、功劳木、单面针、当归、鸡血藤、党参。

【功能主治】清热除湿,益气化瘀。用于湿热瘀阻所致的带下病、腹痛,症见带下量多、色黄质稠、臭秽,小腹疼痛,腰骶酸痛,神疲乏力;慢性盆腔炎、子宫内膜炎、慢性宫颈炎见上述证候者。

【用法用量】口服。一次 6 片,一日 3 次。

【注意事项】忌辛辣、生冷、油腻食物;少女、孕妇、绝经后患者均应在医师指导下服用。

花红片

【药物组成】一点红、白花蛇舌草、鸡血藤、桃金娘根、白背叶根、地桃花、菥蓂。

【功能主治】清热解毒,燥湿止带,祛瘀止痛。用于湿热瘀滞所致的带下病、月经不调,症见带下量多、色黄质稠、小腹隐痛、腰骶酸痛、经行腹痛;慢性盆腔炎、附件炎、子宫内膜炎见上述证候者。

【用法用量】口服。一次 4~5 片,一日 3 次,7 日为一疗程,必要时可连服 2~3 个疗程,每疗程之间停药 3 日。

【注意事项】孕妇禁用。忌食辛辣、生冷、油腻食物;妇女经期、哺乳期慎用。月经过多者慎用;带下清稀者不宜选用。伴有赤带者,应去医院就诊。

课堂讨论

患者,女,35 岁,带下量多,色黄质稠,小腹隐痛,腰骶酸痛,经行腹痛,可选用何药?

知识检测

单选题

1. 调经首选且善治气虚血亏、月经不调、崩漏带下的是　　（　　）

A. 加味逍遥丸　　B. 逍遥丸　　C. 坤宝丸

D. 舒肝丸　　E. 乌鸡白凤丸

2. 患者，女，带下量多，色白清晰，可选用（　　）
A. 逍遥丸　B. 妇科千金片　C. 妇炎康片
D. 千金止带丸　E. 路路通益母膏
3. 益母草膏可用于月经不调、产后恶露不绝等病症的治疗，其功能是（　　）
A. 活血散寒　B. 活血行气　C. 活血止痛
D. 活血调经　E. 破血消癥
4. 能疏肝健脾、养血调经的中成药是（　　）
A. 益母草颗粒　B. 逍遥丸　C. 艾附暖宫丸
D. 痛经宝颗粒　E. 固金丸
5. 用于气血两虚、气滞血瘀所致的月经不调、痛经的是（　　）
A. 当归苦参丸　B. 女金丸　C. 定坤丹
D. 妇科千金片　E. 安坤颗粒
6. 乌鸡白凤丸既能调经止带，又能（　　）
A. 散寒止带　B. 开郁顺气　C. 理气健脾
D. 补气养血　E. 温阳散寒
7. 艾附暖宫丸除暖宫调经外又能（　　）
A. 养血安神　B. 健脾益气　C. 理气养血
D. 疏肝健脾　E. 除湿止带
8. 患者，女，36 岁，半年来行经后错、经量少、有血块，小腹疼痛、经行小腹冷痛喜热、腰膝酸痛，证属血虚气滞、下焦虚寒所致的月经不调、痛经，治当理气养血、暖宫调经，宜首选的中成药是（　　）
A. 八珍益母丸　B. 乌鸡白凤丸　C. 艾附暖宫丸
D. 少腹逐瘀丸　E. 固经丸
9. 妇科十味片除调经止痛外，还能（　　）
A. 舒肝补气　B. 滋阴清热　C. 养血舒肝
D. 除烦安神　E. 益气养血
10. 患者，女，40 岁，患带下病多年，症见带下量多、色白清稀、神疲乏力。证属脾肾两虚，宜选用的中成药是（　　）
A. 白带丸　B. 消糜栓　C. 千金止带丸
D. 妇科千金片　E. 益母草颗粒

【技能训练】

一、训练内容及要求

（一）训练内容

妇科用药的问病荐药。

（二）训练要求

熟悉所学妇科用非处方中成药的相关知识，能与患者交流，根据患者主诉症状准确推荐非处方中成药，并能回答患者提出的有关药品使用等方面的问题。

（三）训练方法

1. 角色扮演

实训以两位同学为一组，一位同学根据下列“患者症状概括”扮演患者到药店来购药。另一位同学扮演药店的药师，根据患者主诉的症状进行辨证、推荐用药并做用药指导。

两位同学进行角色互换，按同样方法重新进行实训。

2. 剧本编写

参照任务二外科用药的剧本编写妇科用药的剧本。

（四）训练素材

1. 药品信息资料

妇科用非处方中成药包装盒、说明书、标签及参考书籍。

2. 患者症状概括

（1）患者甲，女，35 岁，连续 2 个月出现经期延长，月经量较以往减少。

（2）患者乙，女，35 岁，工作压力大，郁郁寡欢，连续 3 个月出现经期紊乱，同时伴有胸胁胀痛。

（3）患者丙，女，16 岁，素体气血两虚，经期前 2 日出现下腹疼痛。

（4）患者丁，女，18 岁，行经后错、经量少、有血块，小腹疼痛、经行小腹冷痛喜热，腰膝酸痛。

（5）患者戊，女，28 岁，行经后错、经量少、有血块，行经小腹疼痛，血块排出后痛减，经前双乳胀痛、烦躁，食欲不振。

（6）患者己，女，48 岁，近 6 个月出现月经紊乱，伴有烘热出汗，眩晕耳鸣，手足心热，情绪不稳定，烦躁易怒。

（7）患者庚，女，35 岁，近 3 个月出现带下量多、色白清稀、神疲乏力、腰膝酸软。

（8）患者辛，女，39 岁，近 3 个月出现带下量多、色黄、有味。

二、训练效果评价

妇科中成药问病荐药实训效果评价表

考核项目	考核要点	技能要求	分值	得分
问病荐药	店员与患者相互沟通及辨证论治	询问患者，观察病情	10	
		辨证	10	
	可选择的药品介绍	能恰当地介绍药品，有效地处理顾客的异议，帮助顾客选择适合的药品	10	
	推荐使用的药品介绍及用药指导	药品的名称(通用名、商品名)	5	
		药品规格	5	
		药品功能主治	10	
		服用注意事项	5	

续表

考核项目	考核要点	技能要求	分值	得分
		禁忌证	5	
		服用方法和用量	5	
		提示有效期	5	
		提示价格(具体价格参照标签)	5	
		温馨提示:药品的合理联用、贮藏方法	5	
	仪表仪态	衣着、鞋帽干净,穿戴整齐,仪态大方得体	5	
	礼貌用语	能够正确运用礼貌用语	5	
	沟通能力	语言表达清晰、简洁,易于理解,能与患者做较好的沟通	5	
	时间	在规定时间(10分钟)内完成问病荐药,并能达到销售目的	5	
成绩			100	

任务四　儿科用药

导学情景

情景描述:

患儿,男,5岁,患风热感冒,症见高热、头痛、咽喉肿痛、鼻塞流涕、咳嗽、大便干结。

学前导语:

1. 先确认患儿的姓名、年龄、性别,然后进一步查询。
2. 询问患儿发热吗?如患儿发热,则考虑外感所致发热。
3. 继续询问患儿咳嗽吗?咽喉疼痛吗?大便怎么样?

初步分析该患儿高热、咽喉疼痛、大便干结等症状都有火的表现,推荐用小儿热速清口服液。

小儿是一个正处在生长发育之中的机体,各个脏腑的组织与生理功能还未发育完善和成熟,小儿抵抗外邪的能力差,外伤六淫易致感冒、内热咳嗽等诸证。但又因为小儿生机旺盛,朝气蓬勃,病因单纯,所以患病以后反应激烈,经过及时治疗和护理,病情好转比成人快,容易恢复健康。对于小儿外感,宜疏风解表,宣肺止咳,清热化痰。

儿科用药主要有小儿感冒类药、小儿咳嗽类药、小儿积滞类药、小儿脾虚泄泻类药等。

一、小儿感冒类药

感冒是小儿时期最常见的外感疾病,由于小儿的生理特点与成人不同,感冒后病情以热证、实证多,寒证、虚证少,夹痰、夹食、夹惊等兼夹证常见。小儿感冒多发生在气候突然变化、冷暖失常的冬春两季。当患儿机体抵抗力低下时,外邪乘虚而入导致发病。由于小儿脏腑娇嫩，形气未充，腠理疏薄，表卫不固，对外界气候变化不能很好适应，故易为外邪侵袭，导致感冒。

小儿感冒颗粒

【药物组成】广藿香、菊花、连翘、大青叶、板蓝根、地黄、地骨皮、白薇、薄荷、石膏。

【功能主治】疏风解表，清热解毒。用于小儿风热感冒，症见发热重、头胀痛、咳嗽痰黏、咽喉肿痛；流感见上述证候者。

【用法用量】开水冲服。1 岁以内一次 6 g，1～3 岁一次 6～12 g，4～7 岁一次 12～18 g，8～12 岁一次 18～24 g，一日 2 次。

【注意事项】风寒感冒者不适用；脾胃虚弱、大便稀薄者慎用；服药期间高热不退、咳喘加剧者，应及时去医院就诊；忌食生冷、辛辣、油腻食物。

小儿热速清口服液

【药物组成】柴胡、黄芩、板蓝根、葛根、金银花、水牛角、连翘、大黄。

【功能主治】清热解毒，泻火利咽。用于小儿外感风热所致的感冒，症见高热、头痛、咽喉肿痛、鼻塞流涕、咳嗽、大便干结。

【用法用量】口服。1 岁以内一次 2.5～5 mL，1～3 岁一次 5～10 mL，3～7 岁一次 10～15 mL，7～12 岁一次 15～20 mL，一日 3～4 次。

【注意事项】婴儿应在医师指导下服用；风寒感冒或脾虚、大便稀溏薄者慎用；服药期间忌食生冷、油腻、辛辣食物；病情较重或服药 24 小时后疗效不明显者可酌量增加剂量。局热持续不退者应去医院就诊。

抗感颗粒（儿童型）

【药物组成】金银花、赤芍、绵马贯众。

【功能主治】清热解毒。用于外感风热引起的感冒，症见发热、头痛、鼻塞、喷嚏、咽痛，全身乏力、酸痛。

【用法用量】开水冲服。一次 10 g，一日 3 次；小儿酌减或遵医嘱。

【注意事项】孕妇慎用。避免刺激性食物，不宜服滋补类中药。

课堂讨论

患儿，7 岁，有高热、头痛、鼻塞、咽喉肿痛、大便干结等症状。治疗宜选用哪种中成药？

二、小儿咳嗽类药

咳嗽是小儿肺部疾患中的常见证候。小儿咳嗽以实证、热证多见，寒证、虚证少见。

小儿止咳糖浆

【药物组成】甘草流浸膏、桔梗流浸膏、氯化铵、橙皮酊。

【功能主治】祛痰，镇咳。用于小儿感冒引起的咳嗽。

【用法用量】口服。2～5 岁一次 5 mL，5 岁以上一次 5～10 mL，2 岁以下酌减，一日 3～4 次。

【注意事项】本品含氯化铵，肝肾功能异常者慎用；对咳嗽重症气促喘息者应配合其他药物；服药期间忌食辛辣、油腻食物；糖尿病患儿应在医师指导下服用；2 岁以下用量应咨询医师或药师。

健儿清解液

【药物组成】金银花、菊花、连翘、山楂、苦杏仁、陈皮。

【功能主治】清热解表，祛痰止咳，消滞和中。用于小儿外感风热夹食滞所致的感冒发热、口腔糜烂、咳嗽咽痛、食欲不振、脘腹胀满。

【用法用量】口服。一次 10～15 mL，婴儿一次 4 mL，6 岁以内 8 mL，6 岁以上酌加，一日 3 次。

【注意事项】脾胃虚弱、大便稀溏者慎用；服药期间忌食生冷、辛辣、油腻食物；6 岁以上儿童可在医师指导下加量服用；按照用法用量服用，服药期间症状加重，或兼见其他症状，应及时去医院就诊。

小儿咳喘灵口服液

【药物组成】麻黄、金银花、苦杏仁、板蓝根、石膏、甘草、瓜蒌。

【功能主治】宣肺清热，止咳，祛痰，平喘。用于上呼吸道感染，气管炎，肺炎，咳嗽。

【用法用量】开水冲服。2 岁以内一次 5 mL，3～4 岁一次 7.5 mL，5～7 岁一次 10 mL，一日 3～4 次。

【注意事项】风寒感冒、阴虚肺热咳喘者不宜用；不宜与滋补性中药同时服用；凡高热痰多、气促鼻煽者，应及时去医院就诊；忌食生冷、辛辣、油腻食物。

清宣止咳颗粒

【药物组成】桑叶、薄荷、苦杏仁(炒)、桔梗、白芍、枳壳、陈皮、紫菀、甘草。

【功能主治】疏风清热，宣肺止咳。用于小儿外感风热咳嗽，症见咳嗽、咯痰、发热或鼻塞、流涕、微恶风寒、咽红或痛，苔薄黄。

【用法用量】开水冲服。1～3 岁每次 5 g，4～6 岁每次 7.5 g，7～14 岁每次 10 g，一日 3 次。

【注意事项】脾虚易腹泻者慎服。风寒袭肺咳嗽不适用，症见发热恶寒、鼻流清涕、咳嗽痰白等；忌食辛辣、生冷、油腻食物。

解肌宁嗽丸

【药物组成】紫苏叶、前胡、葛根、苦杏仁、桔梗、半夏(制)、陈皮、浙贝母、天花粉、枳壳、茯苓、木香、玄参、甘草。

【功能主治】解表宣肺，止咳化痰。用于外感风寒、痰浊阻肺所致的小儿感冒发热、咳嗽痰多。

【用法用量】口服。小儿 1 岁以内一次半丸，1～3 岁一次 1 丸，一日 2 次。

【注意事项】风热感冒者不适用；在服用咳嗽药时，应停止服用补益中成药；忌食生冷、辛辣、油腻食物。

课堂讨论

患儿，男，7 岁，患上呼吸道感染，症见发热、恶风、微有汗出，咳嗽咳痰、咳喘气促。证属外感风热，治当宣肺清热、止咳祛痰、平喘，宜选用哪种中成药？

三、小儿积滞类药

小儿积滞症见不思饮食、腹部胀满、嗳腐吐酸、大便不调等。

小儿积滞是由小儿喂养不当、内伤乳食、停积胃肠、脾运失司所引起的一种小儿常见的脾胃病证。平时让小儿少吃零食，这样在正餐时就可以合理把握小儿的食量，也有助于把控其饮食结构。对于小儿消化功能异常，宜消食导滞，健脾和胃，消积杀虫。小儿服药，一般宜少量多次分服，以免引起呕吐，要严格掌握小儿剂量，辨证使用。

小儿消食片

【药物组成】鸡内金(炒)、山楂、六神曲(炒)、麦芽(炒)、槟榔、陈皮。

【功能主治】消食化滞，健脾和胃。用于食滞肠胃所致积滞，症见食少、便秘、脘腹胀满、面黄肌瘦。

【用法用量】口服或咀嚼。1～3 岁一次 2～3 片，3～7 岁一次 3～5 片，成年人一次 5～6 片，一日 3 次。

【注意事项】脾虚泄泻，火大，便溏薄、次数多者应慎用或不用；忌食辛辣、生冷、油腻食物；按照用法用量服用，厌食症状在 1 周内未改善，并出现其他不良反应时，应及时向医师咨询。

健儿消食口服液

【药物组成】黄芪、白术(麸炒)、陈皮、麦冬、黄芩、炒山楂、炒莱菔子。

【功能主治】健脾益胃，理气消食。用于小儿饮食不节损伤脾胃引起的纳呆食少、脘胀腹满、手足心热、自汗乏力、大便不调，以至厌食、恶食。

【用法用量】口服。3 岁以内一次 5～10 mL，3 岁以上一次 10～20 mL，一日 2 次，用时摇匀。

【注意事项】胃阴不足者慎用；调节饮食，纠正不良饮食习惯。

健脾消食丸

【药物组成】白术(炒)、枳实(炒)、木香、草豆蔻、鸡内金(醋炙)、槟榔(炒焦)、荸荠粉。

【功能主治】健脾，消食，化积。用于小儿脾胃不健、乳食停滞所致的脘腹胀满、食欲不振、面黄肌瘦、大便不调。

【用法用量】口服。一次 6 g(60 粒)；1 岁以内一次 1 g(10 粒)；1～2 岁一次 2 g(20 粒)，2～4 岁一次 3 g(30 粒)，4 岁以上小儿一次 4 g(40 粒)，一日 2 次。

【注意事项】脾胃虚弱无积滞者忌用；宜食用清淡、易消化食物；讲究科学喂养，养成良好饮食习惯。

香苏调胃片

【药物组成】广藿香、香薷、木香、紫苏叶、姜厚朴、砂仁、麸炒枳壳、陈皮、茯苓、炒山楂、炒麦芽、白扁豆(去皮)、葛根、甘草、六神曲(麸炒)、生姜。

【功能主治】解表和中，健胃化滞。用于胃肠积滞、外感时邪所致的身热体倦、饮食少进、呕吐乳食、腹胀便泻、小便不利。

【用法用量】口服。1 岁以内一次 1～2 片，1～3 岁一次 2～3 片，3 岁以上一次 3～5 片，一日 2 次，温开水送下。

【注意事项】不适用于大便呈水样、腹泻频繁者；食积无表证者慎用；孕妇忌服；哺乳期妇女慎用；忌食辛辣、生冷、油腻食物。

课堂讨论

患儿，男，11岁，症见食少、便秘、脘腹胀满、面黄肌瘦。证属食滞肠胃，宜选用哪种中成药？

四、小儿脾虚泄泻类药

小儿脾虚泄泻症见大便溏薄，多于食后泄泻，色淡不臭，时轻时重，反复发作，面色萎黄，神疲体倦，形体消瘦，舌淡苔白，指纹淡，脉缓等。

启脾丸

【药物组成】人参、白术(炒)、茯苓、甘草、陈皮、山药、莲子(炒)、山楂(炒)、六神曲(炒)、麦芽(炒)、泽泻。

【功能主治】健脾和胃。用于脾胃虚弱，消化不良，腹胀便溏。

【用法用量】口服。小蜜丸一次3 g(15丸)，大蜜丸一次1丸，一日2～3次；3岁以内小儿酌减。

【注意事项】湿热泄泻、虚寒冷泻者不宜单独使用；不宜与藜芦、五灵脂、皂角及其制剂同服；忌茶和白萝卜；忌食辛辣、生冷、油腻食物；养成良好的饮食习惯，不偏食。

龙牡壮骨颗粒

【药物组成】党参、黄芪、山麦冬、龟甲(醋制)、白术(炒)、山药、五味子(醋制)、牡蛎(煅)、茯苓、大枣、甘草、鸡内金(炒)、乳酸钙、维生素(D_2)、葡萄糖酸钙。

【功能主治】强筋壮骨，和胃健脾。用于预防和治疗小儿佝偻病、软骨病，也可用于治疗小儿多汗、夜惊，以及食欲不振、消化不良、发育缓慢等病症。

【用法用量】开水冲服。2岁以下一次3 g或5 g(无蔗糖)，2～7岁一次4.5 g或7.5 g(无蔗糖)，7岁以上一次6 g或10 g(无蔗糖)，一日3次。

【注意事项】实热证者慎用；患儿发热期间暂停服用，佝偻病合并手足抽搐应加服西药；严重维生素D缺乏症者请遵医嘱；冲服时有微量不溶物，系有效成分，须搅匀服下；服药期间应多晒太阳，多食含钙及易消化的食物，忌食辛辣、油腻食物。

小儿止泻灵颗粒

【药物组成】党参、白扁豆(炒)、山药、白术(炒)、薏苡仁(炒)、莲子、茯苓、泽泻、陈皮、甘草。

【功能主治】补脾益气，渗湿止泻。用于脾胃虚弱所致的大便溏泄、饮食减少、食后腹胀、倦怠懒言；慢性肠炎见上述证候者。

【用法用量】口服。一次12 g，6岁以下儿童减半或遵医嘱，一日3次。

【注意事项】孕妇禁用。忌食生冷、辛辣、油腻食物。

小儿泻速停颗粒

【药物组成】地锦草、儿茶、乌梅、山楂(炒焦)、茯苓、白芍、甘草。

【功能主治】清热利湿，健脾止泻，缓急止痛。用于小儿湿热壅遏大肠所致的泄泻，症见大便稀薄如水样、腹痛、纳差;小儿秋季腹泻及迁延性、慢性腹泻见上述证候者。

【用法用量】口服。6个月以下一次1.5～3 g,6个月至1岁以内一次3～6 g,1～3岁一次6～10 g,3～7岁一次10～15 g,7～12岁一次15～20 g,一日3～4次;或遵医嘱。

【注意事项】忌食生冷、油腻食物;腹泻严重、有较明显脱水表现者应及时就医。

课堂讨论

患儿,女,4岁,其母亲拿着医师开具的处方来购买龙牡壮骨颗粒。请药师对其进行正确的用药指导。

知识链接

小儿泄泻的病因及治则

中医认为小儿泄泻的发生在于脾胃功能失调,其病变部位主要在脾胃。泄泻日久可影响肾、肝、肺等。临床中要审因论治,按照有湿热则清、有食积则消导、有寒则温、有虚则补、滑须固涩的法则进行治疗。对单纯湿热泄泻早期忌用固涩之品,健脾药也放在后期用之,以免造成邪留不去,迁延不愈。

知识检测

一、单选题

1. 应慎用龙牡壮骨颗粒的是 ( )

A. 小儿脾虚证　B. 小儿实热证　C. 小儿体弱多汗

D. 小儿夜惊不宁　E. 小儿食欲不振

2. 小儿脾虚泄泻可用下列哪种药物进行治疗 ( )

A. 启脾丸　B. 健胃消食丸　C. 香苏调胃片

D. 龙牡壮骨颗粒　E. 小儿消食片

3. 下列哪个不是小儿脾虚泄泻的症状 ( )

A. 症见大便色黄而臭　B. 形体消瘦　C. 面色萎黄

D. 舌淡苔白　E. 脉缓

4. 小儿热速清口服液主要用于 ( )

A. 小儿痱毒　B. 风热感冒　C. 口舌生疮

D. 脘腹胀满　E. 便秘

5. 患儿,男,4岁,大便溏泄、饮食减少、腹胀、倦怠懒言,无不洁饮食。医生诊断为脾胃虚弱所致泄泻。宜选用的中成药为 ( )

A. 肥儿丸　B. 一捻金　C. 小儿消食片

D. 小儿止泻灵颗粒　E. 小儿泻速停颗粒

二、多选题

1. 小儿止咳糖浆在应用时应注意 ( )

A. 忌食辛辣、油腻食物

B. 本品含氯化铵,肝肾功能异常者慎用

C. 对咳嗽重症气促喘息者应配合其他药物

D. 糖尿病患儿应在医师指导下服用

E. 2 岁以下小儿用量应咨询医师或药师

2. 使用启脾丸时应注意 (　　)

A. 感冒时不宜服用

B. 忌甜食

C. 忌茶

D. 不宜与藜芦、五灵脂、皂角及其制剂同服

E. 忌白萝卜

3. 咳嗽是小儿肺部疾患中的常见证候。小儿咳嗽以________多见 (　　)

A. 实证　　B. 热证　　C. 寒证

D. 虚证　　E. 无痰

【技能训练】

一、训练内容及要求

(一) 训练内容

儿科用药的问病荐药。

(二) 训练要求

熟悉所学儿科用非处方中成药的相关知识，能与患者交流，根据患者主诉症状准确推荐非处方中成药，并能回答患者提出的有关药品使用等方面的问题。

(三) 训练方法

1. 角色扮演

实训以两位同学为一组，一位同学根据下列"患者症状概括"扮演患者(或家属)到药店来购药。另一位同学扮演药店的药师，根据患者主诉的症状进行辨证、推荐用药并做用药指导。

两位同学进行角色互换，按同样方法重新进行实训。

2. 剧本编写

参照任务二外科用药的剧本编写儿科用药的剧本。

(四) 训练素材

1. 药品信息资料

儿科用非处方中成药包装盒、说明书、标签及参考书籍。

2. 患者症状概括

(1) 患儿甲，4 岁，打喷嚏，流黄涕。

(2) 患儿乙，2 岁，近日大便呈水样，次数增多。

(3) 患儿丙，3 岁，咳嗽痰黄。

(4) 患儿丁，3 岁，咳嗽咽痛，食欲不振。

(5) 患儿戊，6 岁，面色萎黄，近 1 个月来食欲不振，食少甚至拒食。

二、训练效果评价

儿科中成药问病荐药实训效果评价表

考核项目	考核要点	技能要求	分值	得分
问病荐药	店员与患者相互沟通及辨证论治	询问患者，观察病情	10	
		辨证	10	
	可选择的药品介绍	能恰当地介绍药品，有效地处理顾客的异议，帮助顾客选择适合的药品	10	
	推荐使用的药品介绍及用药指导	药品的名称(通用名、商品名)	5	
		药品规格	5	
		药品功能主治	10	
		服用注意事项	5	
		禁忌证	5	
		服用方法和用量	5	
		提示有效期	5	
		提示价格(具体价格参照标签)	5	
		温馨提示：药品的合理联用、贮藏方法	5	
	仪表仪态	衣着、鞋帽干净，穿戴整齐，仪态大方得体	5	
	礼貌用语	能够正确运用礼貌用语	5	
	沟通能力	语言表达清晰、简洁，易于理解，能与患者做较好的沟通	5	
	时间	在规定时间(10 分钟)内完成问病荐药，并能达到销售目的	5	
成绩			100	

任务五　五官科用药

导学情景

情景描述：

患者，男，40 岁，主诉鼻炎 1 年余。1 年前一次感冒后遗留鼻炎症状，遇冷打喷嚏、流白涕、轻微鼻塞。夏天吹空调会加重，秋冬季节每天早晨需要反复擤鼻涕才能舒服，严重时喷嚏、鼻涕不断。轻微怕冷，日常少汗。舌质淡，苔薄白微腻，脉弦。腹诊：腹力中度，无明显异常。

学前导语：

1. 情景中患者应诊断为何种疾病？
2. 情景中患者应使用何种中成药？

五官科用药可分为眼病类药、耳病类药、鼻病类药、喉痹类药、口疮类药等。

一、眼病类药

（一）眼病

常见眼病可分为沙眼、针眼、眼内翳障、迎风流泪、视疲劳等多种。常见的眼病临床症状有红肿痒痛、糜烂、畏光流泪、视物昏花、星点翳障、眼眦部长赤膜如肉等。

（二）常用中成药

明目上清片

【药物组成】桔梗、熟大黄、天花粉、石膏、麦冬、玄参、栀子、蒺藜、蝉蜕、甘草、陈皮、菊花、车前子、当归、黄芩、赤芍、黄连、枳壳、薄荷脑、连翘、荆芥油。

【功能主治】清热散风，明目止痛。用于外感风热所致的暴发火眼、红肿作痛、头晕目眩、眼边刺痒、大便燥结、小便赤黄。

【用法用量】口服。一次 4 片，一日 2 次。

【注意事项】孕妇慎用。脾胃虚寒者忌用。服药期间忌食辛辣燥热、油腻黏滞之物。

明目蒺藜丸

【药物组成】黄连、川芎、白芷、蒺藜（盐水炙）、地黄、荆芥、旋覆花、菊花、薄荷、蔓荆子（微炒）、黄柏、连翘、密蒙花、防风、赤芍、栀子（姜水炙）、当归、甘草、决明子（炒）、黄芩、蝉蜕、石决明、木贼。

【功能主治】清热散风，明目退翳。用于上焦火盛所致的暴发火眼、白内障、畏光多眵、眼边赤烂、红肿痛痒、迎风流泪。

【用法用量】口服。一次 9 g，一日 2 次。

【注意事项】忌烟酒及辛辣食物，忌鱼、虾等腥物；对脾胃虚寒、大便溏薄者慎用，对小儿、老年人用量酌减；用药后 3 日症状无改善者应到医院就诊；对本品过敏者禁用，过敏体质者慎用；本品性状发生改变时禁止使用。

杞菊地黄丸

【药物组成】枸杞子、菊花、熟地黄、酒萸肉、牡丹皮、山药、茯苓、泽泻。

【功能主治】滋肾养肝。用于肝肾阴亏，眩晕耳鸣，羞明畏光，迎风流泪，视物昏花。

【用法用量】口服。水蜜丸一次 6 g，小蜜丸一次 9 g，大蜜丸一次 1 丸，一日 2 次。

【注意事项】儿童及青年患者应去医院就诊；脾胃虚寒、大便稀溏者慎用；用药 2 周后症状未改善，应去医院就诊；按照用法用量服用；对本品过敏者禁用，过敏体质者慎用；本品性状发生改变时禁止使用。

黄连羊肝丸

【药物组成】黄连、龙胆、胡黄连、黄芩、黄柏、密蒙花、木贼、茺蔚子、夜明砂、决明子（炒）、石决明（煅）、柴胡、青皮（醋炒）、鲜羊肝。

【功能主治】泻火明目。用于肝火旺盛，目赤肿痛，视物昏暗，羞明流泪。

【用法用量】口服。一次 9 g，一日 2 次。

【注意事项】忌生冷、辛辣刺激性食物，忌鱼、虾等腥物；脾胃虚寒、阳虚畏寒、大便溏薄者慎用；服药 3 日后症状无改善，或服药期间症状加重，或出现其他症状者应立即到医院就诊；

对老年人、小儿及体虚者酌情减量或在医师指导下服用；对本品过敏者禁用，过敏体质者慎用；本品性状发生改变时禁止使用。

明目地黄丸

【药物组成】熟地黄、酒萸肉、牡丹皮、山药、茯苓、泽泻、枸杞子、菊花、当归、白芍、蒺藜、煅石决明。

【功能主治】滋肾，养肝，明目。用于肝肾阴虚，目涩畏光，视物模糊，迎风流泪。

【用法用量】口服。水蜜丸一次 6 g，小蜜丸一次 9 g，大蜜丸一次 1 丸，一日 2 次。

【注意事项】肝经风热、肝胆湿热、肝火上扰者慎用；脾胃虚弱、运化失调者慎用；平时有头痛、眼胀、虹视或青光眼等症状的患者应去医院就诊；眼部如有炎症或眼底病者应去医院就诊；服药期间忌食辛辣燥热、油腻肥甘食物。感冒时不宜服用。有高血压、心脏病、肝病、糖尿病、肾病等慢性病严重者应在医师指导下服用。

四味珍层冰硼滴眼液(珍视明滴眼液)

【药物组成】珍珠层粉水解液、天然冰片、硼砂、硼酸。

【功能主治】清热解痉，去翳明目。用于肝阴不足、肝气偏盛所致的不能久视、轻度眼胀、眼痛、青少年远视力下降；青少年假性近视、视力疲劳、轻度青光眼见上述证候者。

【用法用量】滴于眼睑内。一次 1～2 滴，一日 3～5 次；必要时可酌情增加。

【注意事项】本品为外用滴眼液，禁止内服；忌烟酒及辛辣刺激性食物；眼部有炎症者应去医院就诊；用药后有沙涩磨痛、流泪频频、眼痒、眼睑皮肤潮红、眼胀者应停用，并到医院就诊；滴眼时瓶口勿接触眼睛，使用后应将瓶盖拧紧，以免污染药液。

麝珠明目滴眼液

【药物组成】珍珠(水飞)、麝香、冬虫夏草、石决明(煅)、炉甘石(煅)、黄连、黄柏、大黄、猪胆膏、蛇胆汁、紫苏叶、荆芥、冰片。

【功能主治】消翳明目，用于老年性初、中期白内障。

【用法用量】滴眼。取本品 1 支(0.3 g)倒入装有 5 mL 生理盐水的滴眼瓶中，摇匀，即可滴眼，每次 3 滴(每滴 1 滴闭眼 15 分钟)，一日 2 次。

【注意事项】孕妇慎用；滴眼时要充分振摇，滴后旋紧瓶盖；治疗过程中如局部出现炎症反应，立即停药，并对症治疗；用药如发生眼皮肤潮红、结膜水肿，以及视力下降明显，应立即停用，并去医院就诊。

石斛夜光丸

【药物组成】石斛、人参、山药、茯苓、甘草、肉苁蓉、枸杞子、菟丝子、地黄、熟地黄、五味子、天冬、麦冬、苦杏仁、防风、川芎、麸炒枳壳、黄连、牛膝、菊花、盐蒺藜、青葙子、决明子、水牛角浓缩粉、羚羊角。

【功能主治】滋阴补肾，清肝明目。用于肝肾两亏，阴虚火旺，内障目暗，视物昏花。

【用法用量】口服。水蜜丸一次 7.3 g，小蜜丸一次 11 g，大蜜丸一次 2 丸，一日 2 次。

【注意事项】忌烟酒及辛辣刺激性食物；有高血压、心脏病、肝病、糖尿病、肾病等慢性病严重者应在医师指导下服用；孕妇、哺乳期妇女及脾虚便溏者应在医师指导下服用；本品适用于早期圆翳内障(老年性白内障)；服药 2 周症状无缓解，应去医院就诊；对本品过敏者禁用，过敏体质者慎用；本品性状发生改变时禁止使用。

拨云退翳丸

【药物组成】密蒙花、蒺藜（盐炙）、菊花、木贼、蛇蜕、蝉蜕、荆芥穗、蔓荆子、薄荷、当归、川芎、黄连、地骨皮、花椒、楮实子、天花粉、甘草。

【功能主治】散风清热，退翳明目。用于风热上扰所致的目翳外障、视物不清、隐痛流泪。

【用法用量】口服。一次 1 丸，一日 2 次。

【注意事项】忌辛辣食物；有高血压、心脏病、肝病、糖尿病、肾病等慢性病严重者应在医师指导下服用；孕妇、哺乳期妇女及脾虚便溏者应在医师指导下服用；本品适用于早期圆翳内障（老年性白内障）；服药 3 日症状无缓解，应去医院就诊；对本品过敏者禁用，过敏体质者慎用；本品性状发生改变时禁止使用。

障眼明片

【药物组成】石菖蒲、决明子、肉苁蓉、葛根、青葙子、党参、蔓荆子、枸杞子、车前子、白芍、山茱萸、甘草、菟丝子、升麻、蕤仁（去内果皮）、菊花、密蒙花、川芎、酒黄精、熟地黄、关黄柏、黄芪。

【功能主治】补益肝肾，退翳明目。用于肝肾不足所致的眼睛干涩不舒、单眼复视、腰膝酸软或轻度视力下降；早、中期年龄相关型白内障见上述证候者。

【用法用量】口服。一次 4 片，一日 3 次。

【注意事项】忌辛辣、油腻食物，忌烟酒等；脾胃虚寒、消化不良者及老年人用量酌减；如遇外感发热等应停用本药；对本品过敏者禁用，过敏体质者慎用；本品性状发生改变时禁止使用。

课堂讨论

（1）张某，女，60 岁，风吹流泪、视物模糊、畏光，用何药好？

（2）王某，男，18 岁，眼睛干涩发痒、眼胀、眼痛，用何药好？

点滴积累

眼病，多为肾虚不足所导致的眼干、眼涩，以及肝阴不足所导致的眼干、眼涩、眼睛发红。治疗过程中，一方面配合口服药物治疗；另一方面通过穴位经络针灸、按摩的方式进行治疗，比较常见的是眼保健操、针刺头部的相关穴位，对于眼睛疾患进行调整。

暴发火眼治疗常识

暴发火眼习称“红眼病”，西医名为流行性出血性眼结膜炎，是一种传染性很强的法定丙类管理的传染病。其治疗应坚持以下原则：病初应予冷敷；炎症没有得到控制前，忌用激素类药物；进行隔离治疗；治疗至症状完全消失后，仍要继续治疗 1 周时间。在使用明目上清片等中成药治疗暴发火眼时，一定要配合治疗该病的外用眼药，常用的有 4%吗啉双胍滴眼液、0.3%诺氟沙星滴眼液、0.1%羟苄唑滴眼液、0.1%阿昔洛韦滴眼液等。

预防近视

不要在强烈或太暗的光线下看书、写字；读书时姿势要端正，眼与书之间要保持 30 cm 以上的距离；不长时间打电脑游戏，乘车走路时不看书、不玩手机；读书或用电脑的时间不宜过长，每隔 50 分钟左右要放松休息一下，眺望远处或做护眼操。

二、耳病类药

（一）耳病

耳病的辨证是以望、闻、问、切四诊，将全身和耳的局部症状结合起来，在八纲辨证和脏腑辨证的基础上进行综合分析。耳鸣是指自觉耳内鸣响的听觉幻觉，耳聋则指听力减退，临床上可单独出现，亦可同时出现。

（二）常用中成药

耳聋左慈丸

【药物组成】煅磁石、熟地黄、山茱萸(制)、牡丹皮、山药、茯苓、泽泻、竹叶柴胡。

【功能主治】滋肾平肝。用于肝肾阴虚，耳鸣耳聋，头晕目眩。

【用法用量】口服。水蜜丸一次 6 g，大蜜丸一次 1 丸，一日 2 次。

【注意事项】突发耳鸣、耳聋者禁用；本药只用于肝肾阴虚证之听力逐渐减退，耳鸣如蝉声者，凡属外耳、中耳病变而出现的耳鸣，如外耳道异物等，应去医院就诊；肝火上炎、痰瘀阻滞实证慎用；注意饮食调理，忌食或少食辛辣刺激性及油腻食物。

耳聋丸

【药物组成】龙胆、黄芩、栀子、羚羊角、泽泻、木通、地黄、当归、九节菖蒲、甘草。

【功能主治】清肝泻火，利湿通窍。用于肝胆湿热所致的头晕头痛、耳聋耳鸣、耳内流脓。

【用法用量】口服。小蜜丸一次 7 g，大蜜丸一次 1 丸，一日 2 次。

【注意事项】孕妇及脾胃虚寒者慎用。服药期间，忌食辛辣、油腻之物。

滴耳油

【药物组成】核桃油、黄柏、五倍子、薄荷油、冰片。

【功能主治】清热解毒，消肿止痛。用于肝经湿热上攻，耳鸣耳聋，耳内生疮，肿痛刺痒，破流脓水，久不收敛。

【用法用量】滴耳用，先搽净脓水，每次 2～3 滴，一日 3～5 次。

【注意事项】耳病如化脓性中耳炎出现头痛重者忌用；耳内流脓日久属虚证或虚实夹杂之证者慎用；儿童慎用；不宜与温补性药物同时服用；忌烟酒及辛辣、鱼腥等刺激性食物。

课堂讨论

1. 张某，40 岁，公司职员，近一周头晕头痛，耳鸣，耳内流脓。想买耳病用药，选哪种好？
2. 李某，27 岁，耳朵发痒，流脓，用何药为好？

点滴积累

耳鸣，是指患者自觉耳内鸣响，如闻蝉声或潮声；耳聋，是指不同程度的听觉减退，甚至消失。耳鸣可伴有耳聋，耳聋亦可由耳鸣发展而来。西医的耳科病变（如中耳炎、鼓膜穿孔）、急性热性传染病（如猩红热、流行性感冒）、颅内病变（如脑肿瘤、听神经瘤）、药物中毒以及高血压、贫血、神经衰弱等疾病均可引起耳鸣、耳聋。

三、鼻病类药

（一）鼻病

鼻病是指以鼻塞、鼻痒、流涕为主要临床症状的疾病。

（二）常用中成药

鼻炎康片

【药物组成】广藿香、苍耳子、鹅不食草、麻黄、野菊花、当归、黄芩、猪胆粉、薄荷油、马来酸氯苯那敏。

【功能主治】清热解毒，宣肺通窍，消肿止痛。用于风邪蕴肺所致的急、慢性鼻炎，过敏性鼻炎。

【用法用量】口服。一次 4 片，一日 3 次。

【注意事项】忌辛辣、鱼腥食物；凡过敏性鼻炎属虚寒证者慎用；本品含马来酸氯苯那敏。膀胱颈梗阻、甲状腺功能亢进、青光眼、高血压和前列腺肥大者慎用；孕妇及哺乳期妇女慎用；服药期间不得驾驶机、车、船，从事高空作业、机械作业及操作精密仪器；有心脏病等慢性病者，应在医师指导下服用；按照用法用量服用，儿童、老年患者应在医师指导下使用。

辛芩颗粒

【药物组成】细辛、黄芩、荆芥、防风、白芷、苍耳子、黄芪、白术、桂枝、石菖蒲。

【功能主治】益气固表，祛风通窍。用于肺气不足、风邪外袭所致的鼻痒、喷嚏、流清涕、感冒；过敏性鼻炎见上述证候者。

【用法用量】开水冲服。一次 1 袋，一日 3 次。20 日为一疗程。

【注意事项】儿童及老年人慎用，孕妇、婴幼儿及肾功能不全者禁用。

辛夷鼻炎丸

【药物组成】辛夷、薄荷、紫苏叶、甘草、广藿香、苍耳子、鹅不食草、板蓝根、山白芷、防风、鱼腥草、菊花、三叉苦。

【功能主治】祛风宣窍，清热解毒。用于风热上攻、热毒蕴肺所致的鼻塞、鼻流清涕或浊涕、发热、头痛，慢性鼻炎、神经性头痛见上述证候者。

【用法用量】口服。一次 3 g，一日 3 次。

【注意事项】忌辛辣、鱼腥食物；用药后感觉唇部麻木者应停药；服药 3 日后症状无改善，或出现其他症状，应去医院就诊；按照用法用量服用，儿童应在医师指导下服用；对本品过敏者禁用，过敏体质者慎用；本品性状发生改变时禁止使用。

千柏鼻炎片

【药物组成】千里光、卷柏、羌活、决明子、麻黄、川芎、白芷。

【功能主治】清热解毒，活血祛风，宣肺通窍。用于风热犯肺、内郁化火、凝滞气血所致的鼻塞、鼻痒气热、流涕黄稠或持续鼻塞、嗅觉迟钝；急慢性鼻炎、急慢性鼻窦炎见上述证候者。

【用法用量】口服，一次 3～4 片，一日 3 次。

【注意事项】忌辛辣、鱼腥食物；孕妇慎用；不宜在服药期间同时服用温补性中成药；有高血压、心脏病等慢性病者，应在医师指导下服用；按照用法用量服用，儿童应在医师指导下服用；服药 3 日后症状无改善，或症状加重，或出现新的严重症状如胸闷、心悸等应立即停药，并去医院就诊。

鼻炎通喷雾剂

【药物组成】盐酸麻黄碱、黄芩苷、山银花、辛夷油、冰片。

【功能主治】散风清热，宣肺通窍。用于风热蕴肺所致的鼻塞、鼻流清涕或浊涕、发热、头痛；急、慢性鼻炎见上述证候者。

【用法用量】喷入鼻腔内，一次 1～2 揿，一日 2～4 次。1 个月为一疗程。

【注意事项】忌辛辣、鱼腥食物；高血压、心脏病等慢性病者，应在医师指导下使用；凡过敏性鼻炎属虚寒证者慎用；急性鼻炎使用 3 日后症状无改善，或出现其他症状，应去医院就诊；按照用法用量使用，儿童应在医师指导下使用；药品性状发生改变时禁止使用。

鼻渊舒胶囊

【药物组成】苍耳子、辛夷、薄荷、白芷、黄芩、栀子、柴胡、细辛、川芎、黄芪、川木通、桔梗、茯苓。

【功能主治】疏风清热，祛湿通窍。用于鼻炎、鼻窦炎属肺经风热及胆经郁热证者。

【用法用量】口服。一次 3 粒，一日 3 次。7 日为一疗程或遵医嘱。

【注意事项】孕妇慎用。肺脾气虚或气滞血瘀者慎用。对本品过敏者忌用。服药期间，戒烟酒，忌辛辣、油腻食物。所含细辛、苍耳子均有小毒，故不宜过量服用或持久服用。

鼻窦炎口服液

【药物组成】辛夷、荆芥、薄荷、桔梗、竹叶柴胡、苍耳子、白芷、川芎、黄芩、栀子、茯苓、川木通、黄芪、龙胆。

【功能主治】疏散风热，清热利湿，宣通鼻窍。用于风热犯肺、湿热内蕴所致的鼻塞不通、流黄稠涕；急、慢性鼻炎及鼻窦炎见上述证候者。

【用法用量】口服。一次 10 mL，一日 3 次。20 日为一疗程。

【注意事项】忌烟酒、辛辣、鱼腥食物。不宜在服药期间同时服用滋补性中药。有高血压、心脏病、肝病、糖尿病、肾病等慢性病严重者应在医师指导下服用。儿童不宜长期服用该药品。孕妇、哺乳期妇女及年老体弱、脾虚便溏者应在医师指导下服用。

课堂讨论

(1) 张某，10 岁，经常鼻塞、打喷嚏、流鼻涕、头痛，有慢性鼻炎史。想买鼻病用药，选哪种好？

(2) 王某，男，18 岁，经常流鼻涕、鼻塞，嗅觉减弱、头晕，用何药为好？

点滴积累

鼻病是指由于脏腑虚损、卫表不固所致的，以突发和反复发作的鼻痒、打喷嚏、流清涕、鼻塞等为主要特征的鼻部疾病。

四、喉痹类药

（一）喉痹

喉痹是指以咽部红肿疼痛，或干燥、有异物感，或咽痒不适、吞咽不利等为主要临床表现的疾病。本病的形成，多因起居不慎，肺卫失固，致风热邪毒乘虚侵犯，由口鼻而入直袭咽喉，以致咽部红肿疼痛而发为风热喉痹。若因失治误治，或平素肺胃积热，则邪热传里而出现肺胃热盛的重症。素体虚寒者，风寒之邪犯于皮毛，内应于肺，壅结于咽喉，则可表现为风寒喉痹。

（二）常用中成药

黄氏响声丸

【药物组成】薄荷、浙贝母、连翘、蝉蜕、胖大海、酒大黄、川芎、儿茶、桔梗、诃子肉、甘草、薄荷脑。

【功能主治】疏风清热，化痰散结，利咽开音。用于风热外束、痰热内盛所致的急、慢性喉瘖，症见声音嘶哑、咽喉肿痛、咽干灼热、咽中有痰，或寒热头痛，或便秘尿赤；急、慢性喉炎及声带小结、声带息肉初起见上述证候者。

【用法用量】口服。炭衣丸一次 6 丸（每丸重 0.133 g）或一次 8 丸（每丸重 0.1 g），糖衣丸一次 20 丸，一日 3 次；饭后服用；儿童减半。

【注意事项】阴虚火旺、老年人、儿童及素体脾胃虚弱者慎用；儿童用药应遵医嘱；凡声嘶、咽痛，兼见恶寒发热、鼻流清涕等外感风寒者慎用；声哑、咽喉痛同时伴有其他症状，如心悸、胸闷、咳嗽气喘、痰中带血等，应及时去医院就诊；用于声带小结、息肉之初起，凡声带小结、息肉较重者应当在医师指导下使用；服药期间忌食辛辣、油腻、鱼腥食物，戒烟酒。

复方鱼腥草片

【药物组成】鱼腥草、黄芩、板蓝根、连翘、金银花。

【功能主治】清热解毒。用于外感风热所致的急喉痹、急乳蛾，症见咽部红肿、咽痛；急性咽炎、急性扁桃体炎见上述证候者。

【用法用量】口服，一次 4～6 片，一日 3 次。

【注意事项】忌烟酒、辛辣、鱼腥食物；不宜在服药期间同时服用滋补性中药；有高血压、心脏病、肝病、糖尿病、肾病等慢性病严重者应在医师指导下服用；儿童、孕妇、哺乳期妇女及年老体弱、脾虚便溏者应在医师指导下服用；扁桃体化脓或发热体温超过 38.5 ℃的患者应去医院就诊；服药 3 日后症状无缓解，应去医院就诊；对本品过敏者禁用，过敏体质者慎用。

玄麦甘桔颗粒（含片）

【药物组成】玄参、麦冬、甘草、桔梗。

【功能主治】清热滋阴，祛痰利咽。用于阴虚火旺，虚火上浮，口鼻干燥，咽喉肿痛。

【用法用量】开水冲服。一次 10 g，一日 3～4 次。

【注意事项】忌烟酒、辛辣、鱼腥食物；糖尿病患者及有高血压、心脏病、肝病、肾病等慢性病严重者应在医师指导下服用；儿童、孕妇、哺乳期妇女及年老体弱、脾虚便溏者应在医师指导下服用；服药 3 日后症状无缓解，应去医院就诊；对本品过敏者禁用，过敏体质者慎用。

金果饮

【药物组成】地黄、玄参、西青果、蝉蜕、麦冬、胖大海、南沙参、太子参、陈皮、薄荷素油。

【功能主治】养阴生津，清热利咽。用于肺热阴伤所致的咽部红肿、咽痛、口干咽燥；急、慢性咽炎见上述证候者。亦可用于放疗引起的咽干不适。

【用法用量】口服。一次 15 mL，一日 3 次或遵医嘱。

【注意事项】忌辛辣、鱼腥食物；凡病因为外感风热引起的咽喉痛及声哑者慎用；不宜在服药期间同时服用温补性中成药；服药7日后症状无改善，或出现咽喉痛及声哑加重或其他症状，应去医院就诊；按照用法用量服用，儿童应在医师指导下服用；对本品过敏者禁用，过敏体质者慎用。

清咽丸

【药物组成】桔梗、北寒水石、薄荷、诃子肉、甘草、乌梅肉、青黛、硼砂(煅)、冰片。

【功能主治】清热利咽，生津止渴。用于肺胃热盛所致的咽喉肿痛、声音嘶哑、口舌干燥、咽下不利。

【用法用量】口服或含化。小蜜丸一次6 g，大蜜丸一次1丸，一日2～3次。

【注意事项】孕妇忌服；忌烟酒及辛辣、油腻食物；肺脾气虚者，其表现为声嘶日久、逐渐加重，语音低微，倦怠乏力不宜服用；急性咽炎、急性喉炎、急性扁桃体炎，发热较重或热度持续不减者，应及时去医院就诊；按照用法用量服用，儿童应在医师指导下服用；一般症状在服药3日内无改善或出现发热渐高等其他症状应去医院就诊；药品性状发生改变时禁止服用。

铁笛丸(口服液)

【药物组成】麦冬、玄参、瓜蒌皮、诃子肉、青果、凤凰衣、桔梗、浙贝母、茯苓、甘草。

【功能主治】润肺利咽，生津止渴。用于阴虚肺热津亏所致的咽干声哑、咽喉疼痛、口渴烦躁。

【用法用量】口服或含化，一次2丸，一日2次。

【注意事项】忌食辛辣、煎炸、鱼虾等食物；凡声嘶、咽痛初起，兼见恶寒发热、鼻流清涕等外感风寒者忌用；发热重、咽喉痛甚者不宜使用；若声嘶日久、逐渐加重，或伴痰中带血者，应考虑咽喉严重疾病的可能，应及时去医院就诊；按照用法用量服用，儿童应在医师指导下服用；一般症状在服药3日内无改善或出现发热升高等其他症状，应去医院就诊；对本品过敏者禁用，过敏体质者慎用。

课堂讨论

(1) 李某，27岁，职业教师，近两日咽喉肿痛，声音嘶哑，口舌干燥，有“吭”“咯”动作。想买喉病用药，选哪种好？

(2) 王某，男，18岁，近日咽喉肿痛、扁桃体肿大。想买点药，用哪一种好？

点滴积累

咽喉肿痛是以咽痛或咽部不适感，或咽部红肿为主要特征的咽喉部疾病。咽喉肿痛的辨证有风热、实火、虚火之分。基本治法为清利咽喉、消肿止痛，在表者宜疏风解表；火毒者宜泻火解毒；虚火者宜滋补肺肾。

五、口疮类药

(一) 口疮

口疮是一种常见的口腔黏膜疾病，常出现在口腔内唇、上腭及舌颊等部位黏膜上，形态呈圆形或椭圆形的疼痛溃疡点。

（二）常用中成药

复方草珊瑚含片

【药物组成】肿节风浸膏、薄荷脑、薄荷素油。

【功能主治】疏风清热，消肿止痛，清利咽喉。用于外感风热所致的喉痹，症见咽喉肿痛、声哑失音；急性咽喉炎见上述证候者。

【用法用量】含服。一次 2 片（小片）或一次 1 片（大片），每隔 2 小时 1 次，一日 6 次。

【注意事项】忌烟酒及辛辣、鱼腥食物；不宜在服药期间同时服用滋补性中药；有高血压、心脏病、肝病、糖尿病、肾病等慢性病严重者应在医师指导下服用；儿童、孕妇、哺乳期妇女及年老体弱、脾虚便溏者应在医师指导下服用；声哑失音较重者，应及时去医院就诊；服药 3 日后症状无缓解，应去医院就诊；对本品过敏者禁用，过敏体质者慎用；本品性状发生改变时禁止使用。

桂林西瓜霜

【药物组成】西瓜霜、煅硼砂、黄柏、黄连、山豆根、射干、浙贝母、青黛、冰片、无患子果（炭）、大黄、黄芩、甘草、薄荷脑。

【功能主治】清热解毒，消肿止痛。用于风热上攻、肺胃热盛所致的乳蛾、喉痹、口糜，症见咽喉肿痛、喉核肿大、口舌生疮、牙龈肿痛或出血；急、慢性咽炎，扁桃体炎，口腔炎，口腔溃疡，牙龈炎见上述证候者及轻度烫伤（表皮未破）者。

【用法用量】外用。喷、吹或敷于患处，一次适量，一日数次；重症者兼服，一次 1～2 g，一日 3 次。

【注意事项】忌烟酒及辛辣、鱼腥食物；不宜在服药期间同时服用温补性中药；糖尿病患者、儿童、年老体弱者应在医师指导下服用；脾虚便溏者慎服；皮肤破溃处禁用；属风寒感冒咽痛，症见恶寒发热、无汗、鼻流清涕者慎服；扁桃体化脓及全身高热者应去医院就诊；口腔内敷药时请不要呼吸，以防药粉进入呼吸道而引起呛咳；严格按照用法用量应用，用药 3 日后症状无缓解，应去医院就诊。本品不宜长期应用；对本品过敏者禁用，过敏体质者慎用；本品性状发生改变时禁止使用。

口腔溃疡散

【药物组成】青黛、枯矾、冰片。

【功能主治】清热，消肿，止痛。用于火热内蕴所致的口舌生疮、黏膜破溃、红肿灼痛；复发性口疮、急性口腔炎症见上述证候者。

【用法用量】外用。擦患处，一日 2～3 次。

【注意事项】本品不可内服；一般症状在 1 周内未改善或加重者，应去医院就诊；对本品过敏者禁用，过敏体质者慎用。

口炎清颗粒

【药物组成】天冬、麦冬、玄参、山银花、甘草。

【功能主治】滋阴清热，解毒消肿。用于阴虚火旺所致的口腔炎症。

【用法用量】开水冲服，一次 6 g，一日 1～2 次。

【注意事项】忌烟酒及辛辣、油腻食物；不宜在服药期间同时服用温补性中药；孕妇慎用。儿童及年老体弱者应在医师指导下服用；脾虚便溏者慎用；服药 3 日后症状无缓解，应去医院就诊;对本品过敏者禁用,过敏体质者慎用。

课堂讨论

(1)孙某,男,30岁,经常吃麻辣火锅,长了口腔溃疡。想买治疗溃疡的药,哪一种好?

(2)李某,女,27岁,近日牙龈出血,口腔溃烂,并描述近1个月工作压力大,熬夜加班,经常出现牙龈出血和口腔溃烂的情况。想买口腔疾病用药,选哪种好?

点滴积累

口疮的实证多见心脾积热证,多由于过食辛辣厚味或嗜饮醇酒,复感风、火、燥邪,或五志化火而致,以口疮色红灼痛为主要特征,实证宜以清热泻火为主。虚证多见脾肾阳虚证,常易反复发作,以口疮色白或暗、缠绵难愈为主要特征,虚证宜以温补敛疮为主。

知识检测

一、单选题

1. 下列哪种中成药可以治疗早期老年性白内障 ( )
   A. 明目上清片　B. 明目地黄丸
   C. 麝珠明目滴眼液　D. 珍视明滴眼液
2. 下列哪种中成药可以治疗外感风热所致的暴发火眼 ( )
   A. 麝珠明目滴眼液　B. 明目地黄丸
   C. 珍视明滴眼液　D. 明目上清片
3. 下述有关黄氏响声丸的使用注意事项,说法不正确的是 ( )
   A. 服药期间可同时服用温补性中成药
   B. 声嘶、咽痛属外感风寒者慎用
   C. 声哑、咽痛同时伴痰中带血者应及时去医院就诊
   D. 服药期间忌食辛辣、油腻、鱼腥食物,戒烟酒
4. 用于青少年假性近视,缓解视力疲劳的中成药是 ( )
   A. 石斛夜光丸　B. 珍视明滴眼液
   C. 明目地黄丸　D. 明目上清片
5. 复方草珊瑚含片用于________所致的喉痹 ( )
   A. 外感风热　B. 外感风寒
   C. 两者皆可　D. 以上均不对

二、多选题

1. 具有滋阴补肾、清肝明目作用的中成药为 ( )
   A. 麝珠明目滴眼液　B. 珍视明滴眼液　C. 明目地黄丸
   D. 明目上清片　E. 石斛夜光丸
2. 珍视明滴眼液可用于________等症 ( )
   A. 青少年假性近视　B. 轻度眼胀　C. 轻度眼痛
   D. 视疲劳　E. 暴发火眼

3. 下列有关鼻炎康片的使用注意事项中正确的是 （　　）
   A. 本品可长期服用
   B. 服药期间不影响驾车及从事高空作业
   C. 不宜过量、长期服用
   D. 膀胱颈梗阻、甲状腺功能亢进者慎用
   E. 青光眼、高血压和前列腺肥大者慎用

4. 黄氏响声丸的功能是 （　　）
   A. 疏风清热　B. 排脓消痈　C. 化痰散结
   D. 利尿通淋　E. 利咽开音

5. 下述有关口腔溃疡散的说法，正确的是 （　　）
   A. 功能是清热敛疮
   B. 除用于治疗口腔溃疡外，还可用于治疗喉炎
   C. 既可外用，也可内服
   D. 只可外用
   E. 阴虚火旺及素体脾胃虚弱者慎用

【技能训练】

一、训练内容及要求

（一）训练内容

五官科用药的问病荐药。

（二）训练要求

熟悉所学五官科用非处方中成药的相关知识，能与患者交流，根据患者主诉症状准确推荐非处方中成药，并能回答患者提出的有关药品使用等方面的问题。

（三）训练方法

1. 角色扮演

实训以两位同学为一组，一位同学根据下列“患者症状概括”扮演患者到药店来购药。另一位同学扮演药店的药师，根据患者主诉的症状进行辨证、推荐用药并做用药指导。

两位同学进行角色互换，按同样方法重新进行实训。

2. 剧本编写

参照任务二外科用药的剧本编写五官科用药的剧本。

（四）训练素材

1. 药品信息资料

五官科用非处方中成药包装盒、说明书、标签及参考书籍。

2. 患者症状概括

(1) 患者甲，女，70 岁，近段时间出现耳鸣，听力下降，伴有腰膝酸软。

(2) 患者乙，男，22 岁，经常鼻塞，流脓涕，伴有轻度头痛头晕。

(3) 患者丙,男,35 岁,节目主持人,近期出现早晨起来干呕,伴有嗓子发痒、咳嗽症状。

(4) 患者丁,女,40 岁,夏季外感风热,咽喉肿痛、声音嘶哑。

(5) 患者戊,女,25 岁,喜食火锅,近期口腔黏膜发生溃疡、疼痛。

二、训练效果评价

五官科中成药问病荐药实训效果评价表

考核项目	考核要点	技能要求	分值	得分
问病荐药	店员与患者相互沟通及辨证论治	询问患者,观察病情	10	
		辨证	10	
	可选择的药品介绍	能恰当地介绍药品,有效地处理顾客的异议,帮助顾客选择适合的药品	10	
	推荐使用的药品介绍及用药指导	药品的名称(通用名、商品名)	5	
		药品规格	5	
		药品功能主治	10	
		服用注意事项	5	
		禁忌证	5	
		服用方法和用量	5	
		提示有效期	5	
		提示价格(具体价格参照标签)	5	
		温馨提示:药品的合理联用、贮藏方法	5	
	仪表仪态	衣着、鞋帽干净,穿戴整齐,仪态大方得体	5	
	礼貌用语	能够正确运用礼貌用语	5	
	沟通能力	语言表达清晰、简洁,易于理解,能与患者做较好的沟通	5	
	时间	在规定时间(10 分钟)内完成问病荐药,并能达到销售目的	5	
成绩			100	

任务六　骨伤科用药

导学情景

情景描述：

患者，女，38 岁，5 年前无明显诱因渐渐出现双手指关节及手腕关节肿胀、疼痛，晨起时活动不灵活，1 小时后可缓解，近 1 年来发现手开始变形。体检：双侧指间关节肿大，压痛明显，X 线检查见指间关节空隙狭窄，软骨下骨囊样变，实验室检查类风湿因子阴性，红细胞沉降率 15 mm/h。试述诊疗及治疗原则。

学前导语：

1. 情景中患者应诊断为何种疾病？
2. 情景中患者应使用何种中成药？

一、骨伤

骨伤主要包括跌打损伤、关节及肩臂腰腿疼痛、风湿性关节炎、骨质疏松、骨质增生等。

二、常用中成药

跌打丸(片)

【药物组成】三七、当归、白芍、赤芍、桃仁、红花、血竭、北刘寄奴、烫骨碎补、续断、苏木、牡丹皮、乳香(制)、没药(制)、姜黄、醋三棱、防风、甜瓜子、枳实(炒)、桔梗、甘草、木通、煅自然铜、土鳖虫。

【功能主治】活血散瘀，消肿止痛。用于跌打损伤，筋断骨折，瘀血肿痛，闪腰岔气。

【用法用量】口服。小蜜丸一次 3 g，大蜜丸一次 1 丸，一日 2 次。

【注意事项】忌生冷、油腻食物。孕妇及肝肾功能异常者禁用；脾胃虚弱者及儿童慎用；有高血压、心脏病、肝病、糖尿病、肾病等慢性病严重者应在医师指导下服用；服药 3 日后症状无缓解，应去医院就诊；对本品过敏者禁用，过敏体质者慎用；本品性状发生改变时禁止使用。

养血荣筋丸

【药物组成】当归、鸡血藤、何首乌(黑豆酒炙)、赤芍、续断、桑寄生、铁丝威灵仙(酒炙)、伸筋草、透骨草、油松节、盐补骨脂、党参、白术(麸炒)、陈皮、木香、赤小豆。

【功能主治】养血荣筋，祛风通络。用于陈旧性跌打损伤，症见筋骨疼痛、肢体麻木、肌肉萎缩、关节不利。

【用法用量】口服。一次 1～2 丸，一日 2 次。

【注意事项】6 岁以下儿童慎用；按照用法用量服用，年老体虚患者应在医师指导下服用；对本品过敏者禁用，过敏体质者慎用；本品性状发生改变时禁止使用。

骨疏康颗粒

【药物组成】淫羊藿、熟地黄、骨碎补、黄芪、丹参、木耳、黄瓜子。

【功能主治】补肾益气，活血壮骨。用于肾虚气血不足所致的中老年骨质疏松症，症见腰脊酸痛、胫膝酸软、神疲乏力。

【用法用量】口服。一次1袋，一日2次，饭后开水冲服。

【注意事项】忌辛辣、生冷、油腻食物；按照用法用量服用，年老体虚者、高血压患者应在医师指导下服用；发热患者暂停使用；对本品过敏者禁用，过敏体质者慎用。

活血止痛散

【药物组成】当归、三七、乳香(制)、冰片、土鳖虫、煅自然铜。

【功能主治】活血散瘀，消肿止痛。用于跌打损伤，瘀血肿痛。

【用法用量】用温黄酒或温开水送服。一次1.5 g，一日2次。

【注意事项】孕妇及6岁以下儿童禁用；肝肾功能异常者禁用；长期服用应遵医嘱。

七厘散

【药物组成】血竭、乳香(制)、没药(制)、红花、儿茶、冰片、人工麝香、朱砂。

【功能主治】化瘀消肿，止痛止血。用于跌打损伤，血瘀疼痛，外伤出血。

【用法用量】口服。一次1～1.5 g，一日1～3次；外用，调敷患处。

【注意事项】孕妇禁用。

云南白药

【药物组成】三七、重楼等。

【功能主治】化瘀止血，活血止痛，解毒消肿。用于跌打损伤，瘀血肿痛，吐血，咳血，便血，痔血，崩漏下血，手术出血，疮疡肿毒及软组织挫伤，闭合性骨折，支气管扩张及肺结核咳血，溃疡病出血，以及皮肤感染性疾病。

【用法用量】刀、枪、跌打诸伤无论轻重，出血者用温开水送服；瘀血肿痛与未流血者用酒送服；妇科各症，用酒送服；但月经过多、血崩，用温水送服。毒疮初起，服0.25 g，另取药粉，用酒调匀，敷患处，如已化脓只需内服。其他内出血各症均可内服。

口服。一次0.25～0.5 g，一日4次(2～6岁按1/4剂量服用；6～12岁按1/2剂量服用)。

凡遇较重的跌打损伤可先服保险子一粒，轻伤及其他病症不必服。

【注意事项】孕妇忌用；经期、哺乳期妇女慎用；服药一日内，忌食蚕豆、鱼类及酸冷食物。有组织破损或感染者，外敷用药之前必须认真彻底清创、冲洗、消毒，有的患者外敷云南白药后可有轻微灼痛，随着病情的好转将逐渐消失。

云南白药气雾剂

【药物组成】三七、重楼等。

【功能主治】活血散瘀，消肿止痛。用于跌打损伤、瘀血肿痛、肌肉酸痛及风湿性关节疼痛等症。

【用法用量】外用。喷于伤患处，使用云南白药气雾剂，一日3～5次。凡遇较重闭合性跌打损伤者，先喷云南白药气雾剂保险液，若剧烈疼痛仍不缓解，可间隔1～2分钟重复给药，一天使用不得超过3次。喷云南白药气雾剂保险液间隔3分钟后，再喷云南白药气雾剂。

【注意事项】孕妇禁用；本品只限于外用，切勿喷入口、眼、鼻；皮肤过敏者停用；使用云南白药气雾剂时先振摇，喷嘴离皮肤5～10 cm，喷射时间应限制在3～5秒，以防止局部冻伤；皮肤受损者勿用；使用时勿近明火，切勿受热，应置于阴凉处保存；对酒精及本品过敏者禁用。

狗皮膏

【药物组成】生川乌、生草乌、羌活、独活、青风藤、香加皮、防风、铁丝威灵仙、苍术、蛇床子、麻黄、高良姜、小茴香、官桂、当归、赤芍、木瓜、苏木、大黄、油松节、续断、川芎、白芷、乳香、没药、冰片、樟脑、丁香、肉桂。

【功能主治】祛风散寒，活血止痛。用于风寒湿邪、气血瘀滞所致的痹证，症见四肢麻木、腰腿疼痛、筋脉拘挛，或跌打损伤、闪腰岔气、局部肿痛；或寒湿瘀滞所致的脘腹冷痛、行经腹痛、寒湿带下、积聚痞块。

【用法用量】外用。用生姜擦净患处皮肤，将膏药加温软化，贴于患处或穴位。

【注意事项】孕妇忌贴腰部和腹部。

关节止痛膏

【药物组成】辣椒流浸膏、颠茄流浸膏、薄荷素油、水杨酸甲酯、樟脑、盐酸苯海拉明。

【功能主治】活血散瘀，温经镇痛。用于寒湿瘀阻经络所致的风湿关节痛及关节扭伤。

【用法用量】外用，贴患处。一次1～2片，持续12小时，一日1次。

【注意事项】孕妇及皮肤破损处禁用；有皮肤病者慎用；皮肤过敏者停用；用药后皮肤过敏如出现瘙痒、皮疹等现象时，应停止使用，症状严重者应去医院就诊；风湿热痹关节红肿热痛者慎用；本品含盐酸苯海拉明，哺乳期妇女及青光眼、前列腺肥大患者应在医师指导下使用。

麝香壮骨膏

【药物组成】药材浸膏，人工麝香、薄荷脑、水杨酸甲酯、硫酸软骨素、冰片、盐酸苯海拉明、樟脑。橡胶、松香、凡士林、羊毛脂。

【功能主治】镇痛，消炎。用于风湿痛，关节痛，腰痛，神经痛，肌肉酸痛，扭伤，挫伤。

【用法用量】外用，贴患处。将患处皮肤表面洗净，擦干，撕去覆盖在膏布上的隔离层，将膏面贴于患处的皮肤上。天冷时，可辅以按摩与热敷。

【注意事项】孕妇禁用；风湿热痹关节红肿热痛者慎用；皮肤破损、过敏者不宜使用；本品含盐酸苯海拉明、硫酸软骨素，哺乳期妇女慎用；本品不宜长期大面积使用，使用中如有皮肤发痒、变红或其他不适等过敏现象时，应立即取下，症状严重者应去医院就诊；忌食生冷、油腻食物。

代温灸膏

【药物组成】辣椒、肉桂、生姜、肉桂油。

【功能主治】温通经脉，散寒镇痛。用于风寒阻络所致的痹病，症见腰背、四肢关节冷痛；寒伤脾胃所致的脘腹冷痛、虚寒泄泻；慢性风湿性关节炎、慢性胃肠炎见上述证候者。

【用法用量】外用，根据病症，按穴位贴一张。

【注意事项】本品为外用药，皮肤破溃处禁用；忌生冷食物，避风寒；儿童、孕妇、哺乳期妇女、年老体弱者应在医师指导下使用；本品为对症用药，治疗慢性风湿性关节炎、慢性胃肠炎应去医院就诊；贴敷部位如有明显灼烧感或瘙痒、局部红肿等情况，应停止用药并去医院就诊；用药7日症状无缓解，应去医院就诊；对本品过敏者禁用，过敏体质者慎用。

正骨水

【药物组成】九龙川、木香、海风藤、土鳖虫、豆豉姜、大皂角、香加皮、莪术、买麻藤、过江龙、香樟、徐长卿、降香、两面针、碎骨木、羊耳菊、虎杖、五味藤、千斤拔、朱砂根、横经席、穿壁风、鹰不扑、草乌、薄荷脑、樟脑。

【功能主治】活血祛瘀，舒筋活络，消肿止痛。用于跌打扭伤、骨折脱位以及体育运动前后消除疲劳。

【用法用量】用药棉蘸药液轻搽患处；重症者用药液湿透药棉敷患处 1 小时，每日 2～3 次。

【注意事项】本品为外用药，忌内服；孕妇及血虚无瘀者禁用；经期及哺乳期妇女慎用；皮肤破溃处禁用；用药后皮肤过敏如出现瘙痒、皮疹等现象，应停止使用，症状严重者应做对症处理；切勿接触眼睛、口腔、鼻等黏膜处；不宜长期、大面积、过量使用；忌烟酒及辛辣、生冷、鱼腥、油腻食物。

消痛贴膏

【药物组成】独一味、棘豆、姜黄、花椒、水牛角、水柏枝。

【功能主治】活血化瘀，消肿止痛。用于急、慢性扭挫伤，跌打瘀痛、骨质增生、风湿及类风湿疼痛。亦适用于落枕、肩周炎、腰肌劳损和陈旧性伤痛等。

【用法用量】外用，直接贴于患处或穴位，每贴敷一日为宜。

【注意事项】孕妇禁用；小儿及老年体弱者慎用；皮肤破损处不宜使用；皮肤过敏者停用。

红花油

【药物组成】丁香罗勒油、水杨酸甲酯、姜樟油、肉桂油、桂皮醛、柠檬醛、冰片。

【功能主治】活血祛风，舒筋止痛。用于风湿骨痛，肢体麻木，跌打损伤，蚊虫叮咬。

【用法用量】外用，涂擦患处，一日 4～6 次。

【注意事项】皮肤、黏膜破损处禁用；皮肤过敏者停用；禁止内服；孕妇慎用；小儿、老年患者应在医师指导下使用；对本品过敏者禁用，过敏体质者慎用。

课堂讨论

(1) 吴某，男，30 岁，扭伤，瘀血肿痛，行动困难。想买口服的中成药，哪一种好？

(2) 张某，男，17 岁，学生，最近参加田径运动会，在比赛中不慎把腿部韧带拉伤。如何用药？

点滴积累

骨伤药可分为活血化瘀、活血通络、补肾壮骨、祛风除湿类等。活血化瘀类中成药有活血化瘀、消肿止痛的作用，主要用于跌打损伤。症见局部瘀血肿胀、青紫疼痛、屈伸不利等。活血通络类中成药有活血祛瘀、疏经通络的作用，主要用于瘀血阻络证。症见瘀血肿痛，痛处固定不移，四肢麻木等。补肾壮骨类中成药有补益肝肾、强筋壮骨的作用，主要用于肝肾不足所致的筋骨痿软症。症见骨弱无力、腰脊疼痛、足膝酸软、屈伸不利等。祛风除湿类中成药有祛风除湿、通经止痛的作用，主要用于风湿阻络证。症见肢体麻木、关节疼痛、腰膝冷痛等。

知识检测

一、单选题

1. 下列哪种中成药是可以内服的 （　）

A. 云南白药　B. 云南白药气雾剂　C. 红花油　D. 麝香壮骨膏

2. 下列药物中可内服治疗闪腰岔气的是 （　）

A. 红花油　B. 麝香壮骨膏　C. 跌打丸　D. 关节止痛膏

3. 有关狗皮膏的使用注意事项，不正确的是 （ ）
A. 孕妇禁用 B. 不可内服 C. 皮肤破损处禁用 D. 可长期使用
4. 跌打损伤药的服用最好以 （ ）
A. 热茶送服 B. 温黄酒送服 C. 淡盐水送服 D. 食醋送服
5. 以下哪种药品适用于急性软组织损伤，以达到迅速止痛的目的 （ ）
A. 云南白药气雾剂 B. 骨疏康颗粒 C. 红花油 D. 消痛贴膏

二、多选题

1. 下述药物中，孕妇禁用的是 （ ）
A. 关节止痛膏 B. 云南白药气雾剂 C. 红花油
D. 麝香壮骨膏 E. 狗皮膏
2. 云南白药气雾剂的功能是活血散瘀、消肿止痛，用于 （ ）
A. 肌肉酸痛 B. 瘀血肿痛 C. 跌打损伤
D. 风湿疼痛 E. 疮疡肿毒
3. 狗皮膏的功能是 （ ）
A. 祛风解表 B. 祛风散寒 C. 息风止痉
D. 活血止血 E. 活血止痛
4. 下列药物中，含盐酸苯海拉明成分的中成药是 （ ）
A. 云南白药 B. 跌打丸 C. 狗皮膏
D. 关节止痛膏 E. 麝香壮骨膏
5. 云南白药的功效有 （ ）
A. 化瘀止血 B. 活血止痛 C. 泻热润燥
D. 活血消肿 E. 解毒消肿

【技能训练】

一、训练内容及要求

（一）训练内容

骨伤科用药的问病荐药。

（二）训练要求

熟悉所学骨伤科用非处方中成药的相关知识，能与患者交流，根据患者主诉症状准确推荐非处方中成药，并能回答患者提出的有关药品使用等方面的问题。

（三）训练方法

1. 角色扮演

实训以两位同学为一组，一位同学根据下列“患者症状概括”扮演患者到药店来购药。另一位同学扮演药店的药师，根据患者主诉的症状进行辨证、推荐用药并做用药指导。

两位同学进行角色互换，按同样方法重新进行实训。

2. 剧本编写

参照任务二外科用药的剧本编写骨伤科用药的剧本。

(四) 训练素材

1. 药品信息资料

骨伤科用非处方中成药包装盒、说明书、标签及参考书籍。

2. 患者症状概括

(1) 患者甲,女,16 岁,滑旱冰时不慎跌倒,足踝部瘀青,伴有肿痛。

(2) 患者乙,女,60 岁,右腿膝关节疼痛,雨天加剧。

二、训练效果评价

骨伤科中成药问病荐药实训效果评价表

考核项目	考核要点	技能要求	分值	得分
问病荐药	店员与患者相互沟通及辨证论治	询问患者,观察病情	10	
		辨证	10	
	可选择的药品介绍	能恰当地介绍药品,有效地处理顾客的异议,帮助顾客选择适合的药品	10	
	推荐使用的药品介绍及用药指导	药品的名称(通用名、商品名)	5	
		药品规格	5	
		药品功能主治	10	
		服用注意事项	5	
		禁忌证	5	
		服用方法和用量	5	
		提示有效期	5	
		提示价格(具体价格参照标签)	5	
		温馨提示:药品的合理联用、贮藏方法	5	
	仪表仪态	衣着、鞋帽干净,穿戴整齐,仪态大方得体	5	
	礼貌用语	能够正确运用礼貌用语	5	
	沟通能力	语言表达清晰、简洁,易于理解,能与患者做较好的沟通	5	
	时间	在规定时间(10 分钟)内完成问病荐药,并能达到销售目的	5	
成绩			100	

模块四　中药贮藏与养护

中药贮藏与养护是中药质量管理的重要组成部分，其目的是保持在库中药的质量和数量。《药品经营质量管理规范》(GSP)规定药品企业“有与经营规模相适应的仓库。库区地面平整，无积水和杂草，无污染源”，所以中药贮藏与养护是药品经营企业和医院药房的主要工作之一。

由于中药品种多、性质复杂，贮藏保管技术要求很高，中药调剂员和仓库保管员必须了解各种中药的性质以及外界环境对中药质量的影响，不断研究贮藏条件和保管方法，并依据国家相关法律法规来贮藏与养护中药，以防止中药变质，确保质量。

项目一　中药库房日常管理

学习目标

知识目标

(1) 掌握中药仓库类型、分区、温湿度和色标管理要求。

(2) 熟悉中药饮片和中成药入库验收、在库药品检查的主要内容。

(3) 了解库内设施设备及其要求。

技能目标

(1) 能独立完成中药入库验收工作。

(2) 会填写入库验收记录。

素质目标

(1) 培养细致入微的精神和高度的工作耐心。

(2) 培养强烈的安全意识，包括防火、防盗、防虫防鼠等。

导学情景

情景描述：

2022 年，某药业公司销售的一批号中药饮片羌活经药品检验研究院检验，含量测定(挥发油)和特征图谱项目不符合《中国药典》(2025 年版)一部的规定。经查当事人在购进该批号中药饮片(羌活)时执行了进货查验记录制度，查验了生产企业、供货商的厂家资质，提供了该批号中药饮片(羌活)的《成品检验报告单》，索取了购进票据，并做了入库验收记录，能如实说明其进货来源，当事人有充分证据证明其不知道所使用的药品是劣药。

学前导语：

1. 本案涉及问题主要在于医疗机构在有充分证据证明其不知道所销售或者使用的药品是假药、劣药的情况下，市场监管部门应如何依法处理？

2. 如何保证入库中药数量准确、质量完好，防止假冒、伪劣产品入库？

任务一 中药仓库类型、分区及设施

一、仓库的类型

依据《药品生产质量管理规范》(GMP)和《药品经营质量管理规范》(GSP)的要求，中药经营企业应根据所经营药品的贮存要求，设置不同温度的冷库、阴凉库和常温库。

1. 冷库

温度在2～10 ℃之间、相对湿度为45%～75%的仓库，一般用于贮存细(稀)贵饮片和按规定需冷藏的中成药。

2. 阴凉库

温度不高于20 ℃、相对湿度为45%～75%的仓库，用于贮存中药成分不稳定，易发霉、虫蛀、挥发、风化、泛油的中药饮片和按规定须在阴凉处贮藏的中成药。

3. 常温库

温度在10～30 ℃、相对湿度为45%～75%的仓库，用于贮存成分性质相对稳定、对温度没有特殊要求的饮片及散剂、片剂、胶囊剂、滴丸剂等中成药。

二、库(区)划分

药品库(区)一般分为合格品库(区)、待验品库(区)、不合格品库(区)、待发药品库(区)、零货称取库(区)、退货库(区)。经营特殊药品、贵重药品的企业应在仓库设立相应的专门库区。质检部门验收后判定合格的药品置合格库(区)，不合格的药品置不合格库(区)，处于等待验收状态或验收结果尚未确定的药品置待验品库(区)。

为保证用药安全，有效地避免药品交叉存放、错收错付等情况，库(区)需实行色标管理。其内容是：合格品库(区)、待发药品库(区)、零货称取库(区)以绿色为标志；待验品库(区)、退货库(区)以黄色为标志；不合格品库(区)以红色为标志。

三、库内设施设备及要求

(1) 库区应地面平整，无积水和杂草，无污染源。

(2) 为减少药品由于在储存保管中吸潮、吸热而出现的变异现象，要求药品堆垛与墙、屋顶(房梁)、地面等保持一定距离，称为间距。具体要求是：药品离墙、屋顶的间距不小于30 cm，与库房散热器或供暖管道的间距不小于30 cm，与地面的间距不小于10 cm。

(3) 仓库要配备用于中药商品在库养护的设施或设备。

① 检测和调节温湿度的设备，如温湿度检测仪、吸潮机、加湿机、空调、气幕防潮装置、排风扇等。

② 避光设备，如遮阳窗帘。

③ 符合安全用电要求的照明设备，危险品库房要安装防爆灯。

④ 防尘、防潮、防污染、防鼠、防虫等设备，如吸尘器、挡鼠板、粘鼠板、杀虫灯等。

任务二 入库验收

为了保证入库中药数量准确、质量完好，防止假冒、伪劣产品入库，必须进行入库验收。验收时不仅要核对入库药品的数量，而且要仔细检查药品的质量，对货单不符、包装破损或污染、标志模糊等情况，应拒收并报告质量管理部门。

一、中药饮片的验收

(1) 核对入库通知单上的中药名称和数量是否与入库货物一致。

(2) 中药饮片应有包装，包装上必须印有或者贴有标签。包装的标签上必须注明品名、规格、产地、生产企业、产品批号、生产日期，实施批准文号管理的中药饮片还必须注明药品批准文号。

(3) 中药饮片的质量要符合《中国药典》、部颁药品标准以及《全国中药炮制规范》的要求。中药饮片出现霉斑、虫蛀、泛油、变色、气味散失、风化、潮解溶化、挥发及腐烂等现象为质量检验不合格。

(4) 麻醉中药、毒性中药到货后，必须立即存入具有防盗设施的专库待验区，并及时双人验收、双人签字，专账记录。

(5) 贵细中药入库应双人逐件验收、称量，并双人签字，专账记录。

① 进口药材应有《进口药材批件》复印件。

② 做好验收记录。验收记录内容主要包括：日期、药品名称、规格、数量、生产批号、生产单位名称、经销单位名称、验收人及质量情况等项内容。

二、中成药的验收

(1) 核对入库通知单上的中成药名称和数量是否与入库货物一致。

(2) 检查外包装是否有破损、松散、油渍、潮湿、虫蛀，内包装是否有破损、渗漏等问题。检查中成药内外包装、标签、说明书及标识等项内容。中成药包装的标签和所附说明书应有：生产企业名称、地址，药品的品名、规格、批准文号、生产日期、有效期等；标签或说明书上还应有药品的成分、适应证或功能主治、用法、用量、禁忌、不良反应、注意事项及贮藏条件等。每件包装中，应有产品合格证。

(3) 特殊管理药品、外用药品的标签或说明书上应有规定的标识和警示说明。

(4) 处方药和非处方药按分类管理要求，标签、说明书上有相应的警示语或忠告语；非处方药的包装有国家规定的专有标识。

(5) 进口药品包装的标签应以中文注明药品的名称、主要成分及注册证号，并有中文说明书。进口药品应有符合规定的《进口药品注册证》和《进口药品检验报告书》复印件，复印件应盖有供货单位质量检验机构或质量管理机构原印章。

(6) 检查中成药的外观质量。中成药除进行外观质量检查外，必要时应送药检室（所）做卫生学和各种剂型特殊检查及各种药品的内在质量检查。

(7) 做好验收记录。验收记录记载供货单位、数量、到货日期、品名、剂型、规格、批准文号、生产批号、生产厂商、有效期、质量状况、验收结论和验收人员等项内容。验收记录应保存至超过药品有效期1年,但不得少于3年。

药品零售连锁门店在接受本企业配送中心药品配送时,可简化验收程序,但验收人员应按送货凭证对照实物,进行品名、规格、批号、生产商及数量的核对,并在凭证上签字。送货凭证应按零售企业购进记录的要求保存。验收时,如发现有质量问题,应及时退回配送中心并向总部质量管理机构报告。

课堂讨论

通过上述案件,我们学习到作为医疗机构,应根据《中华人民共和国药品管理法》第七十条“医疗机构购进药品,应当建立并执行进货检查验收制度,验明药品合格证明和其他标识;不符合规定要求的,不得购进和使用”,认真履行药品进货检查验收的职责。根据本任务内容,如果你是验收员,应该做到哪些要求?

任务三 在库药品管理

一、分类贮存

分类贮存主要是把性质相似、易发生相同变化的中药归为一类,选择合适的贮存环境,采取相应的保管措施,达到确保中药质量的目的,同时便于货物进出、账目核对及日常养护。

1. 中药饮片的分类贮存

中药饮片一般按照根及根茎类、果实种子类、全草类、花叶类、树皮类、藤木类、树脂类、菌藻类、动物类、矿物类及其他类进行分类贮存保管。

仓库结构和仓位条件导致了环境条件的不一致,因此要根据不同中药的特性选择适宜的仓(货)位进行分类贮存,以保证中药质量稳定。

(1) 矿物类药体积小、重量大、占地少,但该类药不发霉、不虫蛀,易存放,可放在底层库房或下层货位。

(2) 动物类药易生虫、霉变,应保持阴凉通风,宜放在中层库房或靠北边的货位。

(3) 植物类药品种繁多,性质各异,需根据其不同药用部位与性质选择适宜库房或货位存放。

(4) 贵细中药、毒性中药、麻醉中药、易燃中药在贮存时应分别设立专库或专柜,库内要有安全防盗设施,实行双人双锁保管,单独建账,定期盘点。

同时,还需注意将容易虫蛀、发霉、泛油、潮解的中药分别集中存放,便于通过杀虫、去霉、通风、吸潮等相应措施防止或减轻变异现象的发生。

2. 中成药的分类贮存

中成药一般按照剂型的性质特点,结合养护的要求进行分类贮存保管。

(1) 液体及半固体中成药:如酒剂、露剂、糖浆剂、浸膏剂、膏药等,均对光和热敏感,应该贮存在阴凉干燥处。同时,这些中成药大多是液体,包装体积大,分量重,宜贮存在底层库房及进出操作方便的仓位。

(2) 一般固体中成药:如散剂、曲剂及一些丸剂(含脂肪、挥发油等品种以及水丸)、片剂(压制片)等,是较难保管的品种,容易发生受潮散气、发霉、虫蛀和泛油等变质现象,都应贮存在密封库内，并采取吸潮措施，经常保持干燥，控制各种变异现象的产生。

（3）特殊固体中成药和注射剂：如一些丸剂、片剂、颗粒剂、注射剂等对湿热敏感的中成药可贮存在干燥的库房。

（4）胶黏剂中成药：胶黏剂的贮存要求比较特殊，因其既对湿热敏感，而过分干燥又会产生碎裂，故宜用小室密封，控制适宜的温湿度。

二、在库检查

在库检查主要是对库存中药的数量、质量等进行检查，了解其变化情况，以便采取相应的防护措施。

1. 检查时间和方法

一般采用定期检查、“三三四”检查和突击检查。定期检查是在上、下半年对库存中药逐垛进行全面检查，对特殊管理的中药进行重点检查；“三三四”检查是在每个季度的第一个月检查库存中药的 30%，第二个月检查 30%，第三个月检查 40%，使库存中药每个季度能全面检查一次；突击检查是在汛期、雨季、高温、严寒或发现有质量变化苗头的时候，对库存中药进行全面或局部检查。

2. 检查内容和要求

（1）做好库房温湿度的监测和管理。每天应上、下午各一次定时对库房温湿度进行记录。如库房温湿度超出规定范围，应及时采取调控措施，并予以记录。

（2）观察饮片的色泽是否正常，有无霉变、虫蛀、泛油等变异现象，用手触摸饮片是否干燥、有无潮湿发热现象。并根据各种中药的不同情况分别采用掰开、摇晃、折断、打碎等方法进行检查，以及早发现体小、色暗、善隐蔽的仓虫。

（3）对贵细中药、毒性中药饮片和罂粟壳要按月盘点，并进行相关检查。

（4）储存的药品，应有效期标志。对近效期药品，应按月填报效期报表。

（5）做好检查记录，近效期、易霉变、易潮解的药品视情况缩短检查周期，对质量有疑问及贮存日久的药品应及时抽样送检。

（6）库存养护中如发现质量问题，应悬挂明显标志和暂停发货，并尽快通知质量管理机构进行处理。

（7）遵循“先进先出”“近期先出”和按批号发货的原则。

课堂讨论

中药仓库的库房结构有平房仓库，也有多层楼房仓库。对于多层楼房仓库，底层楼通风不畅、潮湿，但比较阴凉；顶层楼通风、干燥，但温度较高；中层楼既干燥又凉爽，贮存条件最好。在同一库房内，各个仓位的温度、湿度、光照程度、通风条件等也不相同，通常贮存在西北方向仓位的中药易干燥，贮存在东南方向仓位的中药易受潮，靠近走道、门窗旁仓位的中药容易受潮或干燥；偏西的仓位光照时间长，温度较高。

根据上述描述，散剂、曲剂及一些丸剂（含脂肪、挥发油等品种以及水丸）等通常应放到哪个方位的仓库中呢？

知识检测

一、单选题

1. 冷库的温湿度是（　　）

A. 湿度45%～75%，温度0～30 ℃　B. 湿度45%～75%，温度0～20 ℃

C. 湿度45%～75%，温度2～10 ℃　D. 湿度45%～75%，温度10～20 ℃

2. 药品经营企业的库存药品实行色标管理，退货区颜色为（　　）

A. 红色　B. 蓝色　C. 黄色　D. 绿色

3. 合格药品库、零货称取库、待发药品库的色标应是（　　）

A. 红色　B. 蓝色　C. 黄色　D. 绿色

4. 药品堆垛应留有一定距离，药品与墙的间距不小于（　　）

A. 10 cm　B. 20 cm　C. 30 cm　D. 40 cm

5. 贵细中药饮片验收入库应（　　）

A. 双人逐件验收、称量　B. 抽样验收

C. 单人验收、称量　D. 无须逐件验收

E. 以上都不是

二、多选题

1. 中药饮片应有包装，包装上必须注明的内容包括（　　）

A. 品名　B. 产地　C. 生产企业

D. 规格　E. 产品批号

2. 应双人验收的中药饮片包括（　　）

A. 根及根茎类中药　B. 麻醉中药　C. 毒性中药

D. 贵细中药　E. 菌藻类中药

3. 下列说法正确的是（　　）

A. 存放药品时，糖浆剂、膏药一般要储存在仓库的上层位置

B. 药品库房应配备温湿度检测仪

C. 入库验收不仅要核对入库药品的数量，而且要检查药品的质量

D. 中成药每件包装中，应有产品合格证

E. 中成药验收记录应保存至超过药品有效期1年

4. 颗粒剂外观质量的检查内容包括（　　）

A. 干燥，颗粒均匀　B. 色泽一致

C. 无吸潮、软化、结块、潮湿等现象　D. 小包装无漏药

E. 片面光洁，有适宜的硬度

项目二　中药饮片保管与养护

学习目标

知识目标

(1) 掌握中药饮片在贮藏中常见的变异现象及其影响因素。

(2) 熟悉中药饮片常用养护技术。

(3) 了解中药饮片的贮藏方法和注意事项。

技能目标

(1) 能识别中药霉变、虫蛀、泛油、潮解、风化等变异现象。

(2) 能根据中药饮片的不同性质分别选用适宜的贮藏与养护方法。

素质目标

(1) 培养良好的组织和协调能力。

(2) 培养持续学习的能力,如中药养护的最新技术等。

中药的贮藏与养护是中药质量管理的重要组成部分,是保证中药饮片质量不可缺少的环节。中药饮片质量的优劣,是直接关系到人民健康与生命安危的大事。因此,做好中药饮片的贮藏与养护工作,为患者提供符合要求的饮片,是中药调剂的一项重要任务。

任务一　中药饮片贮藏常见的变异现象及影响因素

导学情景

情景描述:

某省药监局公布了一批药品安全专项整治典型案例,其中该省一药店因经营劣药而被罚款19万。调查显示,该药店因部分药品外包装不符合规定、部分药品存在虫蛀或疑似霉变现象,属经营劣药,最终被处以没收违法经营药品并罚款19万元的行政处罚。

学前导语:

1. 中药饮片有哪些变异现象?
2. 影响中药饮片变异的因素有哪些?

一、中药饮片贮藏常见的变异现象

1. 霉变

霉变又称发霉、生霉,是指霉菌在中药表面或内部滋生的现象。大气中存在着大量的霉菌孢子,散落在中药表面上,在适当的温度(20～35 ℃)、湿度(空气中相对湿度在75%以上或药材含水量超过15%)、环境(如阴暗不通风的场所)和足够的营养条件下,即萌发为菌丝,分泌酵素,溶蚀中药的内部组织,使其霉烂变质。发霉后的饮片表面可见白色、绿色或黄色的菌丝(毛状物)或霉斑,并常伴有不同程度发黏、色泽变黯、固有气味变淡等现象,甚至可嗅到霉烂气味。因此,即使将发霉后的饮片进行去霉处理,其成分、色泽、气味等都发生了不同程度的改变,最终影响其药效。故俗话所说的"霉药不治病"是有一定科学道理的(图4-2-1)。

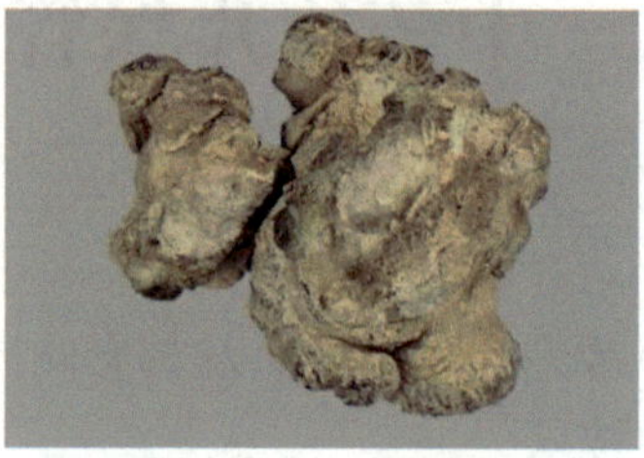

图 4-2-1　霉变三七

2. 虫蛀

虫蛀是中药贮藏过程中危害最严重的变异现象之一。据统计，在现行经营目录中的600多种常用中药中，有40%以上品种易虫蛀。一般而言，当仓库温度在18～35 ℃，空气相对湿度在70%以上，富含淀粉、糖类、蛋白质等成分的中药水分含量达13%以上时，害虫最易生长繁殖。因此，中药虫害每年以6、7、8月最为严重(图4-2-2)。

3. 泛油

泛油又称走油，是指含有挥发油类、油脂类等成分的饮片，因受热或受潮而在其表面出现油状物质和质地返软、外表发黏、颜色变深，并散发出油败气味的现象。例如，柏子仁、苦杏仁、炒莱菔子、蛤蚧、刺猬皮等饮片因保管不善，致使所含的成分氧化分解，外部特征发生变化，并逸出令人不快的油哈气味，一般动物类饮片“哈喇”味会更强烈些。泛油还包括玉竹、天冬、枸杞子等含糖类成分的饮片因受热受潮，所含成分氧化分解成糖醛和类似化合物，使其糖分外渗、表面发黏、颜色加深、质地变软，手触之有黏腻感，但无油败气味，这种类似的泛油现象，也常称为“泛糖”。泛油的饮片因所含成分发生变化，继而导致其质量和疗效的降低，甚至失去药用价值(图4-2-3)。

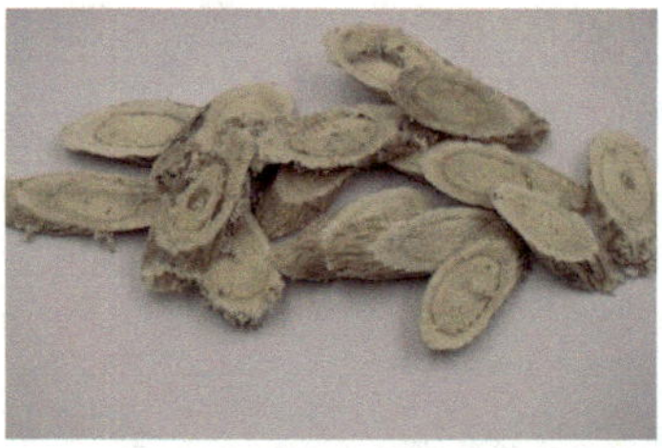

图 4-2-2　虫蛀黄芪

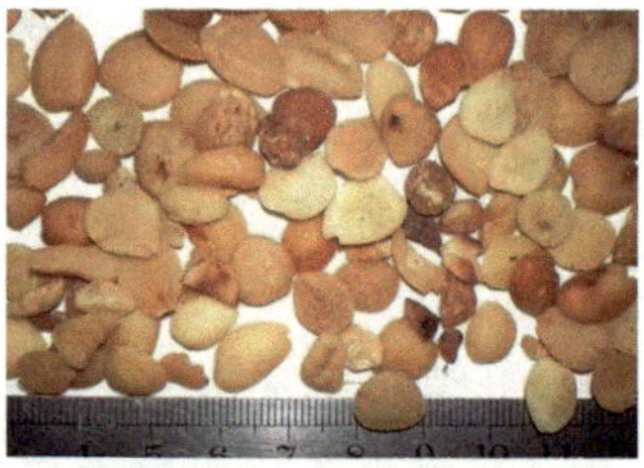

图 4-2-3　走油桃仁

4. 粘连

粘连是指某些熔点比较低的固体树脂类药物或动物胶类药物，因受潮、受热出现的粘结成块或成团使原来形态发生改变的现象。乳香、没药、阿魏、芦荟、儿茶、阿胶、鹿角胶、龟甲胶等中药均易发生粘连。

5. 风化

风化是指某些含有结晶水的矿物类中药，经风吹日晒或接触干燥空气，失去部分或全部结晶水，其表面形成粉状物或全部形成粉末状态的变异现象。例如，芒硝风化后失去结晶水，成为风化硝。该类饮片因失去结晶水，其成分和结构均发生变化，其药性也随之改变。

6. 潮解

潮解是指某些含结晶水或盐类成分的固体矿物类饮片，如硇砂、大青盐、芒硝等，吸收潮湿空气中的水分，使其表面慢慢湿润，甚至溶化成为液体状态。含盐分较多的昆布、海藻等饮片表面湿润也是发生了潮解。饮片出现潮解溶化现象后，形态被破坏，难以贮存，不便使用。

7. 气味散失

气味散失是指饮片由于保管不当或贮存日久，固有气味变淡薄或消失的现象。薄荷、白芷、当归等含挥发油类成分的饮片，因所含成分在常温下即能挥发，较含其他类成分的饮片更容易出现气味散失现象。

8. 变色

各种中药都有固定的色泽，色泽是中药品质的标志之一。变色是指饮片的固有色泽由浅变深，或由深变浅，或由鲜艳变为黯淡，或转变为其他颜色的现象。例如，白芷、山药由白色变为黄色，黄芪、黄柏色泽变浅，红花、金银花颜色变暗等。饮片色泽的改变预示着内在质量的变化。这主要是由于饮片保管不善或贮存日久而致。另外，饮片出现发霉、虫蛀、泛油、风化、潮解、气味散失等变异现象时，也会导致变色现象的发生(图 4－2－4)。

9. 腐烂

腐烂是指某些鲜活药物，如鲜生地、鲜姜、鲜芦根、鲜石斛、鲜菖蒲等在贮藏过程中，因受温度、空气及微生物的影响，发生腐败霉烂的现象(图 4－2－5)。

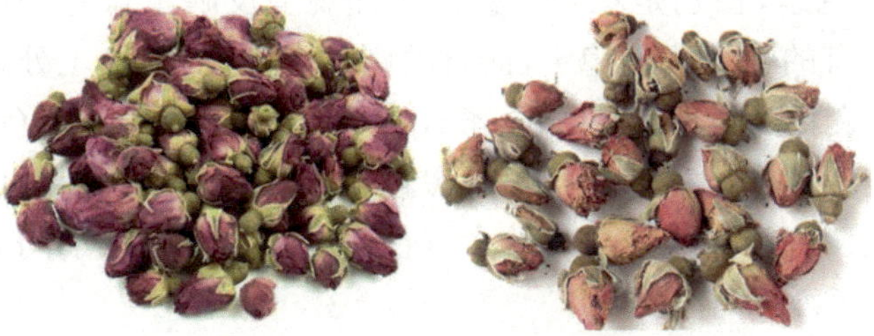

图 4－2－4　玫瑰花变色

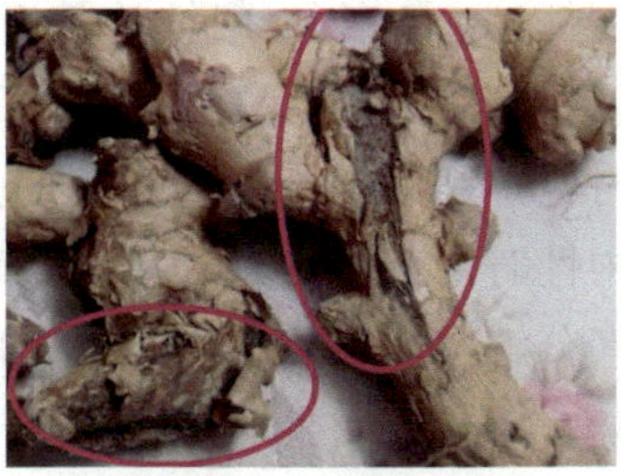

图 4－2－5　鲜姜腐烂

在贮藏保管过程中，工作人员应根据不同中药饮片所易发生的不同变异现象进行恰当地贮藏与养护。

二、引起中药饮片质量变异的因素

(一) 自身因素对中药质量变异的影响

1. 含水量

中药均含有一定量的水分，它是组成中药质量的重要成分之一。如果中药失去或过多地含有水分，其质量都会发生变化。含水量过大时，中药会发生虫蛀、霉变、潮解、粘连等；过多地失去水分时，又会产生风化、走味、干裂、脆化变形等，而且重量也会发生变化，加大中药的损耗。一般炮制品的绝对含水量应控制在 7%～13%之间。

2. 化学成分

中药在加工干燥、炮制以及贮藏过程中，其化学成分不断发生变化，由此可能会引起质的改变，以致影响疗效。中药加工和贮藏的目的主要在于控制其所含化学成分的含量，使其符合临床用药要求。因此，要系统了解中药化学成分的特性及其变化规律，并且创造良好的贮藏条件，才可达到防止中药变质的目的。

(1) 生物碱类：含生物碱类中药，如干燥方法不恰当，其含量可能会降低。例如，龙胆、山豆根等中药长期与空气和日光接触，会有部分氧化、分解而变质。故此类中药应避光贮存。

(2) 苷类：含苷类中药由于大多含有能将苷水解的酶，在贮存时必须注意干燥，避免湿气侵入而使苷分解、失效。

(3) 鞣质类：含鞣质类中药易于氧化变色，故贮存时要减少与氧气的接触。例如，鞣质遇铁变成黑色，与锡长时间加热共煮时能生成玫瑰色化合物，以致直接影响加工品的质量。因此，在加工与贮存时对容器及用具的选择是十分重要的。

(4) 油脂类：新鲜的脂肪和脂肪油通常具有愉快的特殊气味，如果贮存不当，经常与空气及水分接触，同时在日光的影响下，又可能有微生物作用，一部分油脂发生氧化，另一部分则分解为甘油和脂肪酸，产生不快的臭气和味道，油脂中的游离酸也随之增多，这种现象称为油脂的“酸败”。

由于光线、温度、水分及油脂中的杂质等因素均能加速油脂酸败，所以含油脂的中药应尽量除去水分与杂质，盛放于密闭容器中置避光、低温、干燥处贮存。

(5) 挥发油类：含挥发油类中药，都具有不同的浓郁气味，但在 20 ℃以上的温度条件下油分会逐渐挥发。如长期与空气接触，随着油分的挥发，其气味也会随之减弱。所以，含挥发油类中药应贮存在密闭容器中，置阴凉避光的库房内，避免温度过高导致挥发油散失或走油。

(6) 色素：一般饮片都含有不同的色素，特别是花类。颜色从外观上反映了饮片的质量，是鉴别中药品质的重要标志之一。有的色素比较稳定，而有的则易发生变化，加工处理时应特别注意。例如，花的色素因环境变化而呈现各种颜色：酸性中为红色，碱性中为蓝色，中性时为紫色；与金属盐类如铁、锡、铜等化合则变蓝以至出现黑色，并沉淀；加热也促使色素分解、褪色；在日光或氧影响下，亦能使色泽发生变化。故含有色素的中药在贮存期间应防止氧化及日光照射，以保持其固有的色泽，保存药效。

(7) 淀粉：含淀粉较多的饮片质地较疏松，很容易吸收水分。表面水分增加后，霉菌、虫卵就易于寄生繁殖，同时淀粉又是营养食料，因此含淀粉较多的饮片易发生虫蛀霉变。

(8) 黏液质：黏液质是一种近似树胶的多糖类物质，存在于植物细胞中。黏液质遇水后会膨胀发热，既易于发酵，又是微生物、虫卵的营养食料。因此，含黏液质多的饮片也易发霉虫蛀。

(二) 环境因素对中药质量变异的影响

除了自身因素会影响中药质量外，环境因素也会影响中药的质量，使其不断发生变化，这些环境因素主要有温度、湿度、空气、日光、霉菌及害虫等。另外，包装容器、保存时间对中药的质量也有影响。

1. 温度

温度对于中药的贮存影响最大。一般来说，中药中所含成分在常温(15～20 ℃)条件下比较稳定、利于贮藏。当温度升高时，害虫和霉菌容易滋生繁殖，中药也易生虫霉变。当温度在 35 ℃以上时，这会加速物质分子的运动，促使药物水分蒸发，降低含水量和重量，也会使饮片及部分中成药失去润泽，甚至干裂；同时加速氧化、降解等化学反应，促使化学成分迅速变化；动物胶类和部分树脂类会变软、黏结成块；挥发油的挥发加快，使芳香气味减弱或消失；含糖类及黏液质的饮片就容易发霉、虫蛀变质；含油脂较多的饮片会受热引起酸败泛油。而温度在 0 ℃以下时，某些鲜活中药如生姜、鲜石斛就会结冰，细胞壁及内含物受到机械损伤，引起局部细胞坏死；某些液体制剂的中成药则会变稠，浓度增大，产生沉淀，甚至凝固。因此，为保证中药的质量，依据中药所含成分及对外界环境条件的要求，应将各类中药分别放置在阴凉库（<20 ℃）或常温库（0～30 ℃）中进行分类管理。

2. 湿度

湿度是指空气中水蒸气含量多少的程度。当空气相对湿度超过 70%时，中药的含水量也随之增加，含糖类、黏液质、淀粉较多的中药会吸潮发软发霉乃至虫蛀；盐制药物（盐附子等）及钠盐类的矿物药（芒硝等）会潮解溶化；蜜炙饮片如炙甘草、炙黄芪等吸湿粘连。当空气相对湿度在 60%以下时，空气中的水蒸气含量即显著降低，中药的含水量会减少，含结晶水较多的矿物药则易因失去结晶水而风化。叶类、花类、胶类中药因失水而干裂发脆，会影响中药质量。因此，中药库房的相对湿度以 45%～75%为宜。

3. 空气

空气中的氧和臭氧对中药的质变起着重要作用，以氧化反应最为主要。例如，大黄、牡丹皮、黄精等颜色变深，就是这些药物与空气中的氧气接触而使质量发生变化。臭氧在空气中的含量虽然甚微，但作为强氧化剂，能加速药物中的有机物质，特别是脂肪油的变质。此外，药材经炮制加工成饮片后，由于与空气的接触面积较原药材大，更容易发生泛油、虫蛀、霉变等变异现象。因此，这类中药应密闭贮藏。

4. 日光

长时间的日光照射会使中药成分发生氧化、分解、聚合等光化反应，如油脂的酸败、苷类及维生素的分解、色素破坏等，从而引起中药变质。例如，玫瑰花、月季花、桑叶、益母草等花、叶、草类饮片，在日光照射下颜色变浅，干燥易碎；含有挥发油类中药的芳香味在日光照射下会降低或散失等。但光线中的紫外线有较强的杀菌作用，可以利用日光曝晒中药，起到散潮防霉的作用。

5. 霉菌

霉菌是指真菌中不形成大的子实体的全部丝状菌类，其种类很多。霉菌孢子对营养条件要求不高，常寄生于有机体或者腐生于粮食、食品、中药或其他物体上使之发霉变质。有的霉菌还可产生毒素，危害人的健康。例如，曲霉属中的黄曲霉的代谢产物黄曲霉毒素属于超剧毒级，对肝脏有强烈毒性，是世界上公认的强烈的致癌物质。《中国药典》（2025 年版）一部附录中收载了“黄曲霉毒素测定法”，规定用高效液相色谱法测定药材、饮片及制剂中的黄曲霉毒素。

6. 害虫

害虫的种类很多，大部分属于昆虫类动物。药材和中成药中都检出过多种螨类，这些螨虫不仅使药物在短期内发霉变质，而且患者服药后会引起消化系统、泌尿系统或呼吸系统等疾病，所以对于口服中药中活螨和螨卵的检查已经列为专项质量检测项目。

害虫的传播途径主要是药材在采收、加工、搬运等过程中受到污染，未能将害虫消灭而带入贮藏的地方；或贮藏的场所和容器本身不清洁，内有害虫附存；或在贮藏过程中，害虫由外界进入繁殖等。

7. 贮藏时间

若贮藏时间过长，有些中药饮片也会发生质变，甚至失效。因此，《药品经营质量管理规范》规定，药品出库要遵循先产先出、先进先出、近效期先出的原则。

课堂讨论

虫蛀中药造成的危害：

1. 害虫将中药蛀蚀成洞孔，严重时将其内部蛀空，产生蛀粉，不仅使中药重量减少，也使内部的有效成分损失掉，使中药疗效降低甚至丧失。

2. 害虫蛀入中药以后，排泄粪便，分泌异物，生长发育和繁殖变化的残体及死亡的虫体等留存在中药之中，造成不洁和污染，会给人体健康带来危害。

3. 害虫本身是带菌的媒介，其分泌物、排泄物和残体会在中药内腐败，有利于微生物的繁殖和生长，使病毒、致病菌、霉菌等生存在中药中，对人体健康和疾病治疗带来不利。

4. 中药被虫蛀后，有的品种容易泛油，引起进一步的质变；花类中药容易散瓣；外形遭到破坏的中药，炮制质量会受到影响。

5. 中药被仓虫蛀蚀之后，损耗会加大，带来一定的经济损失。

通过上面知识点的学习，你得到什么启示？

知识检测

一、单选题

1. 红花在储存中易发生的变异现象是 （　　）
A. 腐烂　B. 气味散失　C. 变色
D. 风化　E. 粘连

2. 下列饮片除哪项外均易发霉生虫 （　　）
A. 大枣、杏仁、枸杞　B. 胆矾、乳香、冰片
C. 人参、桑椹、茯苓　D. 当归、陈皮、甘草

3. 在中药饮片贮藏中，水分一般宜控制在 （　　）
A. 5%以下　B. 2%～8%　C. 7%～13%　D. 21%～25%

4. 下列哪种饮片最易发生虫蛀 （　　）
A. 黄连　B. 龙胆　C. 白芷　D. 紫草

5. 易散失气味的根类中药为 （　　）
A. 苦参　B. 当归　C. 牛膝　D. 威灵仙

6. 不易泛油的饮片是 （　　）
A. 枸杞子　B. 当归　C. 桃仁　D. 白芍

7. 不易虫蛀的饮片是 （　　）
A. 防风　B. 石膏　C. 桃仁　D. 山药

8. 下列除哪项外，均属于中药品质变异现象 （　　）
A. 破碎　B. 发霉　C. 风化　D. 潮解

二、多选题

1. 引起中药饮片质量变异的外因包括 （　　）
A. 空气　B. 色素　C. 温度
D. 淀粉　E. 水分

2. 下列饮片易发生霉变的有 （　　）
A. 乳香　B. 白果　C. 薏苡仁

D. 胖大海　　E. 硼砂

3. 下列饮片易变色的有　（　）

A. 梅花　　B. 苦参　　C. 双花

D. 红花　　E. 月季花

4. 含淀粉较多的中药，易出现的变异现象是　（　）

A. 风化　　B. 潮解　　C. 虫蛀

D. 霉变　　E. 酸败

5. 人参易出现的变异现象包括　（　）

A. 霉变　　B. 虫蛀　　C. 泛油

D. 风化　　E. 变色

【技能训练】

一、训练内容及要求

1. 参观中药饮片仓库

（1）观察阴凉库内的温度、湿度、设施及存放的货物类别。

（2）观察常温库内的温度、湿度、设施及存放的货物类别。

（3）比较总结阴凉库和常温库在设施上有何异同。

2. 霉变、虫蛀饮片的识别

（1）霉变饮片识别：观察黄芩、甘草、苍术、白术、厚朴、枸杞子、苦杏仁、白果、延胡索、牵牛子等饮片是否有发霉现象。若有发霉现象，应对霉变品的色泽、气味、质地等进行填表描述。

（2）虫蛀饮片识别：观察玄参、地黄、桃仁、金樱子、薏苡仁、大黄、延胡索、泽泻、枸杞子、防风等饮片是否有虫蛀现象。若有虫蛀现象，应对虫蛀饮片的外观进行填表描述。

中药饮片质量检查记录表

序号	饮片名称	变异现象	外观描述	备注
1				
2				
3				
4				
5				

二、训练效果评价

1. 参观中药饮片仓库：满分 30 分，其中每小项 10 分。

2. 霉变、虫蛀饮片的识别：满分 70 分。

（1）霉变饮片识别 30 分，每种中药 3 分。

（2）虫蛀饮片识别 40 分，每种中药 4 分。

任务二 中药饮片贮藏与养护

导学情景

情景描述：

小王在中药库房盘点中药时，发现角落里堆放着几袋党参，检查后发现这几袋党参均有不同程度的走油和虫蛀现象。店长批评小王没有按照药材贮藏要求进行中药的入库和摆放，导致党参走油虫蛀。小王也因此受到了相应的工作处罚，并对自己的行为后悔不已。

学前导语：

1. 中药饮片贮藏应注意哪些方面？

2. 常用的中药养护技术有哪些？

一、中药饮片的贮藏方法和注意事项

中药品种繁多，加工炮制方法不同，制成饮片后，形态性状各异。有些饮片除了本身成分外，还加入了不同的炮制辅料，这就进一步增加了其复杂性，给贮藏和养护带来了更多的困难。现将中药饮片常用的贮藏方法概括如下。

1. 控制饮片的含水量

药材切制成不同规格的饮片后，由于截面积增加，与外界空气接触面扩大，吸湿和污染的机会增多，因此应将饮片的水分控制在7%～13%之间，同时须根据饮片及所加辅料的性质，选用适当的容器贮藏。

2. 控制库房温湿度

饮片库房应保持通风、阴凉及干燥，避免日光的直接照射，室温应控制在25 ℃以下，相对湿度保持在75%以下。

3. 选择合适的贮藏容器

中药饮片一般可贮藏于木箱、纤维纸箱中，最好置严密封口的铁罐、铁桶中，以防止湿气的侵入。有些则可置于陶瓷罐、缸或瓮中，并加入石灰、硅胶等干燥剂。

4. 选择适宜的贮藏方法

对于含不同化学成分或用不同炮制方法炮制的饮片，要根据具体情况，选择不同的贮藏方法。

(1) 含淀粉多的饮片，如山药、粉葛、天花粉等，应贮藏在通风干燥凉爽处，以防虫蛀。

(2) 含糖分及黏液质较多的饮片，如党参、熟地黄、肉苁蓉、天冬等，应贮藏在通风干燥处，以防吸潮变软发黏、霉烂虫蛀。

(3) 含挥发油多的饮片，如薄荷、川芎、当归、荆芥等，贮藏时室温不宜太高，否则容易散失香气或泛油，应置阴凉干燥处贮藏。

(4) 种子类中药因炒制后增加了香气，如紫苏子、莱菔子、薏苡仁、白扁豆等，若包装不坚固则易受虫害及鼠咬，故应密闭贮藏。

(5) 酒炙的饮片如酒当归、酒大黄、酒续断等，醋炙的饮片如醋延胡索、醋芫花、醋香附、醋三棱等均应贮藏于密闭容器中，置于阴凉处贮藏。

(6) 盐炙饮片如盐知母、盐车前子、盐补骨脂等，很容易吸收空气中的湿气而受潮，若温度过高就会析出盐分，故应贮藏于密闭容器内，置于通风干燥处贮藏。

(7) 蜜炙饮片如炙甘草、蜜麻黄、蜜款冬花、蜜枇杷叶等，易被污染、虫蛀、霉变或鼠咬，通常贮藏于缸、罐内密闭，并置干燥处贮藏，以免吸潮。

(8) 某些矿物类饮片如芒硝、硼砂等，在干燥空气中容易失去结晶水而风化，故应贮藏于密闭的缸、罐中，并置于凉爽处贮藏。

(9) 动物类中药主要用动物的皮肉、骨、甲和昆虫躯体等，它们易生虫泛油，并且有腥臭气味。应密封置阴凉处存放，库内无鼠洞，并有通风设备。

(10) 易软化、升华的中药饮片如冰片、樟脑、薄荷脑、阿魏、芦荟等，可用坛、铁桶、木箱密封后，放阴凉干燥处低温贮藏，严格控制温度和湿度。

5. 特殊中药饮片的贮藏

(1) 毒性中药的贮藏：贮藏保管毒性中药应严格遵守《中华人民共和国药品管理法》和卫生行政部门颁布的有关专人、专库、专柜和双人、双锁、双账、双领取、双复核的规定。

(2) 贵细中药的贮藏：贵细中药如人参、西洋参、鹿茸、麝香、牛黄、羚羊角、海马、海龙、马宝、狗宝、猴枣、熊胆、蛤蟆油、三七、西红花、珍珠、冬虫夏草等，应与一般饮片分开贮藏，专人管理，并注意防虫、防霉，密封后置阴凉、通风、干燥处贮藏。贵细药品中的麝香，应用瓶装并密闭，以防香气走失；牛黄宜瓶装，在梅雨季节时放入石灰缸中，以防受潮霉变；人参极易受潮、发霉、虫蛀、泛油、变色，也应放入石灰缸内贮藏等。

(3) 易燃中药的贮藏：易燃中药如硫黄、火硝、干漆、海金沙等，必须按照消防管理要求，贮藏在安全地点，远离电源、火源，同时应有专人保管。饮片应干燥，空气要流通，堆垛层间不能太高。

二、中药饮片常用养护技术

中药养护是运用现代科学方法研究中药保管和养护的一门综合性技术。中药品种繁多、成分复杂、性质各异、炮制方法不同，只有采取良好的保管和养护措施，重点控制贮藏环境的温度、湿度和空气组成等因素，才能保证药物的质量。目前，中药的保管和养护仍以经济有效、简便可行的传统保管养护技术为主。中药饮片常用养护方法主要有以下几种。

1. 清洁养护法

清洁养护法是对库房、贮存容器进行清洁和定期消毒，是贮存保管工作的基础。重视库房的清洁卫生工作，可以杜绝害虫感染，恶化害虫的生活条件。因此，清洁卫生是防止仓虫入侵最基本、最有效的方法。

2. 密封法

密封法是将饮片用导热性能差、隔热性能好或不透气材料严密封闭，使其与外界环境隔绝，尽量减少这些因素对其影响的贮藏方法。密封法能起到防潮、防热、防冻的作用，能有效地防止虫蛀、霉变、气味散失等变异现象的发生。采用密封法时，饮片的含水量必须控制在其安全水分范围内，并确保饮片无虫蛀、霉变现象，否则达不到应有的贮藏效果。一般可分为容器密封、罩帐密封和库房密封三类。

3. 通风法

通风法是利用空气的自然流动或排风设备产生的风，使库内外的空气交换，达到调节库内空气及温湿度的方法。该法适用于怕热、怕潮的中药饮片。一般来说，通风宜选择凉爽而干燥的天气进行，炎热的夏天、阴雨天、雾气未消、雨后刚晴时不宜通风，应严闭门窗，人员出入应随手关门，以免湿热空气侵入库内。

4. 吸湿法

吸湿法是指用吸湿剂或空气去湿机来降低库内相对湿度的方法。此法在梅雨季节最为常用。常用的吸湿剂有生石灰、无水氯化钙、硅胶、木炭、炉灰或草木灰等。

5. 对抗同贮法

对抗同贮法是将两种或两种以上的药物同贮于一个密闭容器中，利用不同品种的中药所散发出来的特殊气味、所具备的吸潮性能或特有驱虫防霉化学成分的性质，起到防止中药发霉、虫蛀的贮藏方法。例如，花椒、吴茱萸、细辛或荜澄茄与蛤蚧、鹿茸、鹿筋、海马或金钱白花蛇等同贮可防虫蛀；大蒜与土鳖虫、斑蝥、全蝎或蜈蚣等同贮可防虫蛀和霉变；滑石与柏子仁同贮可防霉变和泛油；牡丹皮与泽泻同贮不生虫、不变色等。含油脂类、糖类、挥发油类等成分的饮片和动物类中药及其炮制品可采用喷洒少量95%药用乙醇或50%白酒的方式密封贮藏，也能达到防蛀、防霉的效果。

6. 气调养护技术

气调养护是将中药置于密封的环境中，通过控制影响中药变异的空气中的氧浓度进行贮藏保管。其原理是通过充氮降氧、充二氧化碳降氧的方法，人为地造成低氧状态或高浓度的二氧化碳状态，抑制中药、害虫及微生物等有机体的生理代谢活动，并阻隔潮湿空气对中药的影响，从而保证了贮藏饮片品质的稳定。气调养护不仅可以杀虫、防霉，也能保持中药原有的色、味，减少成分损失，在高温季节还能有效防止走油、变色等现象发生。该法费用低，不污染环境和药物，劳动强度小，保存效果好，易管理，是一种科学而经济的养护办法。

7. 低温冷藏法

将中药储存在保持一定低温水平的环境中，达到安全储藏的目的。中药害虫一般在环境温度8～10 ℃时停止活动，在－4～8 ℃时进入冬眠状态，温度低于－4 ℃时经过一段时间害虫可死亡。故采用低温(2～10 ℃)贮藏中药，可以有效地防止中药虫蛀、发霉、变色等变异现象发生，保持中药的质量。由于此法需要一定的设备，费用较高，故主要用于贵重饮片的贮存，如人参、燕窝、蛤蟆油、银耳、枸杞子等。贮存时包装必须密封，以防止潮气侵入发霉。

8. 高温贮存法

仓库害虫对高温的抵抗能力均较差，因此采用高温(如曝晒或烘烤)贮存中药饮片，可有效防止虫害的侵袭。当环境温度高于40 ℃时，害虫就会停止发育、繁殖；当温度高于50 ℃时，害虫在短时间内就会死亡。因此，采用高温法能起到良好的杀虫效果。此种方法包括曝晒法、烘烤法、热蒸法、远红外高温法等。但必须注意的是，含挥发油的饮片烘烤时温度不宜超过60 ℃，以免影响饮片质量。

课堂讨论

小王是某药店新进员工，跟着师傅学习验收和贮藏中药，药店新进一批中药饮片，名单如下：山药、天花粉、熟地黄、肉苁蓉、川芎、当归、莱菔子、薏苡仁、芒硝、硼砂等。这些药材在贮藏时应注意什么？

知识检测

一、单选题

1. 含挥发油多的饮片应贮藏于　（　　）
   A. 通风、干燥处　B. 通风、阴凉处　C. 阴凉、干燥处　D. 密闭贮藏
2. 冬虫夏草贮藏时喷洒少量95%药用乙醇密封养护，属于　（　　）
   A. 除湿养护法　B. 密封养护法　C. 对抗贮存法　D. 低温养护法
3. 在饮片贮藏过程中，为防止害虫入侵最有效、最基本的方法是　（　　）
   A. 清洁卫生　B. 密闭　C. 通风　D. 干燥
4. 中药饮片含水量应控制在　（　　）
   A. 6%～10%　B. 7%～13%　C. 小于7%　D. 10%～15%

二、多选题

1. 中药饮片的气调养护方法主要是降低氧的浓度，这样　（　　）
   A. 可以杀死原有害虫　B. 新的害虫不能产生
   C. 微生物不能繁殖滋生　D. 饮片本身的呼吸作用受到影响
   E. 防潮
2. 下列说法正确的是　（　　）
   A. 中药饮片的水分一般应控制在7%～13%之间
   B. 含淀粉多的饮片应贮藏在通风干燥凉爽处，以防虫蛀
   C. 中药饮片贮藏容器可选用木箱、纤维纸箱、铁桶等
   D. 易软化、升华的中药饮片如冰片、阿魏应贮藏在通风干燥处
   E. 库房相对湿度宜保持在75%以下
3. 宜密闭贮藏的中药饮片包括　（　　）
   A. 种子类中药　B. 酒炙的饮片
   C. 蜜炙的饮片　D. 易风化的饮片
   E. 含糖分及黏液质的饮片
4. 需要特殊保管的中药饮片包括　（　　）
   A. 毒性中药　B. 贵细中药
   C. 易燃中药　D. 矿物类中药
   E. 麻醉中药
5. 中药饮片养护中常用的吸湿剂包括　（　　）
   A. 无水氯化钙　B. 硅胶
   C. 木炭　D. 草木灰
   E. 熟石灰

附　录

常用中药别名

序号	正名	别名
1	苦地丁	地丁、地丁草、苦丁茶、如意草
2	甜地丁	地丁、萝卜地丁、米口袋、米布袋
3	石见穿	石打穿、石大穿、石大川、华鼠尾、黑面风
4	寻骨风	清骨风、白毛藤、白面风、巡骨风、兔耳草、猫耳朵
5	积雪草	崩大碗、马蹄草、地钱草、落得打
6	泽兰	水香、水泽、龙兰、孩儿菊
7	佩兰	香佩兰、兰草、香草、燕草、薰草、千金草
8	千里光	千里急、千里明
9	瞿麦	巨麦、石竹、巨句麦、剪刀花
10	石韦	石苇、大石韦、独叶茶、石皮、石剑、石尾、金星草
11	荆芥	姜芥、郑芥、荆芥炭
12	荆芥穗	芥禾、芥穗、芥穗炭
13	马齿苋	马苋、马齿草、马齿菜、马铃菜、五行草、长命菜、五方草、长命苋
14	瓦松	瓦花、瓦莲花、瓦宝塔、瓦松景天
15	茵陈	白蒿、因尘、绵茵陈、安吕草
16	蒲公英	公英、卜公英、黄花地丁、通天草、黄花郎、白鼓钉、奶汁草、凫公英、金簪草、婆婆丁、鹁鸪英、蒲公丁
17	卷柏	万岁、万岁草、不死草、岩松、还魂草、九死还魂草、卷柏炭
18	广藿香	火香、藿香、南藿香、兜娄婆香、藿去病
19	通草	通丝、通花、大通草、白通草、方通草、丝通草、通脱木、活梵、离南、泡通
	混淆品	小通草、通草棍
20	墨旱莲	鳢肠、鳢肠草、旱莲草、黑墨草、黑头草、墨汁草、墨汁旱莲、白花草、金陵草、猢狲头、墨菜、墨记菜、假葵花
	混淆品	红旱莲、湖南连翘、金丝桃、牛心茶、牛心菜、金丝蝴蝶、伞旦花、假连翘
21	金牛草	小金牛草、小金不换、七寸草

续表

序号	正名	别名
22	仙鹤草	龙牙草、黄龙牙、龙芽、狼牙草、鹤草芽、仙合草、子母草、子不离母、脱力草、金顶龙芽
23	益母草	茺蔚、坤草、茺蔚草、益母、益明、大札、贞蔚、苦低草
24	豨莶草	豨仙、西莶、希仙、豨莶、稀苋草、金耳钩、粘糊菜、绿莶草
25	浮萍	夫萍、水萍、紫背浮萍
26	败酱草	败丈、败酱、败将、泽败、黄花龙牙、鹿肠草
	混淆品	苦菜、苦碟子、苣荬芽、苦荬菜、苦苦菜
27	马鞭草	马鞭、凤颈草、狗牙草、蜻蜓草、鹤膝风
28	老鹳草	老观草、老鹳嘴、山爬、斗牛儿、老鸹嘴、牻牛儿苗
29	蛤蟆草	虾蟆草、荔枝草
30	委陵菜	龙牙草、扑地虎、天青地白
	混淆品	翻白草、老虎枣、破棉袄、反白草、番白草、天青地白、湖鸡腿、鸡腿根
31	车前草	车前菜、牛舌草、饭匙草、车轱辘菜
32	地锦草	血见愁、红茎草、铺地锦、斑地锦、奶汁草、地锦草
33	木贼	木贼草、锉草、无心草
34	伸筋草	伸筋、宽筋草、舒筋草、筋骨草、石松、日阴蔓、凤尾伸筋草、金毛狮子草
35	灯心草	灯芯、灯心、灯草、碧玉草、虎须草、赤须、铁灯心、朱拌灯芯、灯心炭
36	排草	元宝草、对叶草
37	鹿衔草	鹿唧、鹿蹄草、鹿含草、鹿唧草、鹿安草、鹿寿茶、大肺筋草、小秦王草
38	龙葵	苦葵、山茄子、天茄子、天泡草、乌疔草、黑姑娘、老鸦眼睛
39	凤尾草	井口草、井栏草、凤尾蕨、金鸡脚、七星草、金星草、凤凰草
40	鱼腥草	十药、蕺菜、紫蕺、蕺、菹叶
41	鹅不食草	石胡荽、鹅不食、天胡荽、野芫荽、鸡肠草
42	金钱草	大金钱草、过路黄、遍地黄、地蜈蚣、临时救、蜈蚣草、路边黄
	混淆品	连钱草、铜钱草、遍地金钱
43	白花蛇舌草	蛇舌草、白花蛇草、蛇舌癀、蛇针草、蛇总管
44	零陵香	灵香草、零灵香、广灵香
45	紫珠草	紫珠、杜虹花、粗糠柴
46	夏枯草	夏枯、夏枯球、枯草头、枯草穗、夕句、乃东、枯草、燕面、夏枯头、夏枯花、铁色草
47	鸡骨草	鸡古草、黄头草

续表

序号	正名	别名
48	石斛	石斗、金钗、角斗、木斗、金斗、扁斗、圆斗、霍斗、铁皮斗、金石斗、耳环斗、耳环草、金石斛、川石斛、细石斛、金钗花、金钗石斛、耳环石斛、铁皮石斛、黄草、大黄草、细黄草、小黄草、石遂、林兰、杜兰、枫斛
49	白英	白毛藤、蜀羊泉、排风、排风藤、鬼目草
50	半枝莲	半支莲、牙刷草、半面花、耳挖草、韩信草、并头草
51	谷精草	谷精、谷精珠、珍珠草、戴星草、移星草、流星草、天星草、文星草、佛顶珠、鼓槌草
52	薄荷	卜荷、卜可、香荷、薄苛、番荷、番荷叶、金叶薄荷、龙脑薄荷
53	六月雪	白马骨、白雪丹、路边荆
54	麻黄	麻王、卑相、卑盐、龙沙、赤根
55	荷梗	荷更、莲蓬梗
56	刘寄奴	金寄奴、九里光、南寄奴、奇蒿、千粒米、苦连婆
	混淆品	北刘寄奴、阴行草、铃茵陈、灵茵陈
57	青蒿	嫩青蒿、香蒿、青蒿梗、方溃、野兰蒿、青蒿更、苦蒿、黄花蒿
58	萹蓄	扁畜、扁许、扁竹草、扁节草、扁辨、扁蔓、道生草、疳积药
59	半边莲	半边菊、急解索、疳积草、蛇利草、腹水草
60	大蓟	大吉、虎蓟、马蓟、刺蓟、鬼蓟、千针草、大蓟炭
61	小蓟	小吉、七七菜、刺儿菜、小蓟炭
62	泽漆	乳浆草、猫儿眼、六凤草、灯台草、五朵云
63	香薷	香茹、香茸、香菉
64	溪黄草	溪沟草、四方蒿、香茶菜
65	铁苋菜	海蚌含珠、蚬草、血见愁
66	忍冬藤	双花藤、二花藤、银花藤、忍冬草、金银花藤、金钗股、金银藤、左缠藤、忍冬仝、老翁须、通灵草
67	天仙藤	兜铃藤、马兜铃藤、天仙仝、兜铃苗
68	络石藤	络石、络石仝、羊角藤、石盘藤、石薜荔、白花藤、石龙腾、悬石藤
	混淆品	滂藤、扶芳藤、藤卫矛、爬墙虎、岩青藤、络石藤
69	青风藤	青风、青藤、清风藤、青风仝、大风藤
70	首乌藤	夜交藤、夜交仝、九真藤、交藤
71	海风藤	风藤、海风仝
72	穿心莲	一见喜、苦草、印度草、榄核莲

续表

序号	正名	别名
73	肿节风	草珊瑚、九节茶
74	淫羊藿	羊合叶、羊藿、羊藿叶、淫羊合、仙灵脾、弃杖草、放杖草、刚前、千两金、乾雄筋、黄连祖、炙羊藿叶

全草类（果实种子类）中药别名

序号	正名	别名
1	五味子	五味、辽五味、北五味、壮味、嗽神、玄及、五梅子
2	栀子	山栀、卮子、大山栀、黑栀子、黄栀子、黄枝子、鲜支、支子、山枝、枝子、黄枝、炒栀子、焦栀子、栀子炭
3	牛蒡子	牛蒡、大力子、大牛子、黍粘子、鼠粘、鼠粘子、恶实、炒牛蒡
4	沙苑子	沙苑、吉利子、沙苑蒺藜、潼蒺藜、潼沙苑、沙蒺藜、沙七力
5	胡芦巴	芦巴子、芦巴、胡巴、胡巴子、苦巴、香草
6	补骨脂	故子、固子、固脂、川故子、怀故子、故脂、破故子、补骨子、破固脂、破故纸、婆固脂、胡故子、吉固子、胡韭子、盐故子
7	枳椇子	枳椇、木蜜、拐枣、棘枸、白石枣、枳枣、鸡爪梨、木珊瑚、金钩子
8	女贞子	女贞、冬青子、贞木、女贞实、酒女贞、熟女贞
9	荜澄茄	毕茄、澄茄、碧澄茄、澄茄子、山鸡椒、毗陵茄子
10	大风子	大风、大枫子、丢子、大风实
11	鸦胆子	鸦胆、老鸦胆、鸦蛋子、丫蛋子、鸭蛋子、鸭胆子、苦参子、苦榛子
12	榧子	榧、香榧、木榧、榧实、玉榧、赤果、玉山果
13	金樱子	金樱、金英子、金因子、金婴子、刺梨木、山石榴
14	使君子	使君、史君子、使君仁、川君子、建君子、留求子、风稜御史
15	诃子	诃子肉、诃黎、诃黎勒、涩翁、煨诃子
16	没食子	墨石子、无食子、没石子、无石子
17	无患子	槵子、木患子、菩提子、木挽子、有患子、圆肥皂、肥珠子、卢鬼木
18	棕榈子	败棕子、棕树果、棕榈果
19	预知子	八月瓜、玉支子、八月炸、八月札、圣知子、圣先子、先兆子、野木瓜、木通子、木通实、拿子、燕蓄子
20	娑罗子	莎婆子、苏罗子、索罗果、梭椤子、天师栗、开心果、梭罗子
21	马钱子	马钱、番木鳖、苦实、马前子、方八、大方八、牛银、伏水、伏贡

续表

序号	正名	别名
22	川楝子	川楝、楝子、楝实、金铃子、练实、炒川楝、醋楝子
	混淆品	香铃子、椿树子、香椿铃、香椿树果
23	苦楝子	苦楝、苦楝豆
24	石莲子	藕实、莲实、莲蓬子、壳莲子、甜石莲
	混淆品	苦石莲、老鸦枕、青蛇子、广石莲子、莲子笏、石莲勒、喙荚云实
25	莲子	莲肉、莲实、莲子肉、白莲子、建莲子、湘莲子、甜莲子、莲蓬子、石莲肉、湖目
26	覆盆子	覆盆、复盆子、缺盆、西国草、毕愣伽、木麦莓、乌藨子
27	楮实子	楮实、谷实、谷桑、构桑、构树子、柘树子、谷树子、楮桃、楮实子
34	车前子	车前、车前实、车钱子、车前仁、车辙子、牛舌草、当道
36	冬瓜子	白瓜子、冬瓜仁、炒冬瓜子、甘瓜子
37	蔓荆子	荆子、蔓京子、大荆子、万金子、蔓菁子、蔓荆实、陆续丸、炒荆子
38	黄荆子	黄荆、山黄荆、山荆、黄京子、山京子
39	菟丝子	菟丝、吐丝、吐丝子、龙须子、豆须子、赤网、迎阳子、菟丝饼、盐菟丝、酒菟丝、黄网子、无根藤、玉女、兔缕、金丝草
40	芥子	白芥、胡芥、蜀芥、辣菜子、炒白芥
	混淆品	芥子、芥菜子、黄芥子、炒黄芥
41	莱菔子	莱菔、萝卜种、杜萝卜子、萝卜子、炒莱菔子、炒萝卜子
42	葶苈子	丁苈、丁力、帝力、丁力子、丁药、葶苈、北葶苈、甜葶苈、苦葶苈、炒葶苈、狗芥、革蒿、大适、大室
43	苍耳子	苍耳、老苍子、葈耳、藁耳、枲耳实、胡苍子、羊负来、牛虱子、耳珰、刺耳果、常思、道人头
44	青葙子	青葙、土鸡冠子、狗尾花子、野鸡冠花子
45	紫苏子	苏子、赤苏、香苏子、玉苏子、炒苏子、黑苏子
46	地肤子	地肤、地夫子、灰菜子、扫帚子、落帚、独帚、王帚、帚菜子、落帚子、千心子、千头子
47	桑椹	桑葚、桑枣、桑果、桑粒、桑藨、黑椹、黑桑葚、乌椹、文武实
48	韭菜子	韭子、韮子、韭菜仁、陈韭子、起阳草
49	香菜子	胡荽子、芫荽子
50	冬葵子	葵子、葵菜子、滑菜、露葵
51	急性子	凤仙子、小桃红、指甲花子、凤仙花子、金凤花子
52	水红花子	水公、水红子、水荭子、河蓼子、荭草实

续表

序号	正名	别名
53	蛇床子	蛇床、气果、蛇米、蛇珠、虺床、蛇常、蛇粟
54	蓖麻子	萆麻子、蓖麻仁
55	甜瓜子	甘瓜子、香瓜子、甜瓜仁
56	酸枣仁	枣仁、山枣仁、樲仁、枣人、生枣仁、炒枣仁、焦枣仁
57	砂仁	缩砂、缩砂仁、缩砂蜜、阳春砂、阳春砂仁、绿壳砂、海南砂、砂王、砂头、砂米、砂壳、土蜜砂、赛桂香
58	苦杏仁	杏子、得儿、杏核仁、北杏仁、光杏仁、炒杏仁、焯杏仁、甜杏仁、南杏仁、八担杏、叭哒杏仁、巴旦杏仁
59	郁李仁	李仁、李仁肉、郁子、奥李、郁李、爵李、郁里仁
60	桃仁	桃实、桃核仁、川桃仁、大桃仁、生桃仁、炒桃仁、木兆胡桃仁
61	益智	智仁、益智子、益志子、尿珠子、盐益智、摘芋子
62	柏子仁	柏子、柏仁、柏实、柏树子、侧柏子、侧柏仁、柏子仁霜
63	火麻仁	麻仁、大麻、大麻子、大麻仁、火麻子
64	牵牛子	二丑、黑丑、白丑、黑白丑、牵牛、丑牛、丑牛子、炒白丑、炒黑丑、喇叭花子
65	莲子心	莲心、莲芯、莲子芯、莲薏
66	佛手	佛手柑、佛手片、五指柑、手柑、福寿柑、蜜桶柑、蜜罗柑
67	山楂	楂肉、山查、红果、山里红、山里果、羊球、棠球子、糖球子、酸楂、炒楂、焦楂
68	木瓜	楙、木梨、木桃、宣木瓜、皱皮木瓜、光皮木瓜、铁脚梨、炒木瓜
69	豆蔻	白蔻、白叩、白扣仁、紫蔻、波扣、叩仁、蔻仁、白豆叩、白豆扣、圆豆蔻、白蔻仁、原豆蔻、十开蔻、东波蔻、多骨、印尼白蔻、紫油蔻
70	草豆蔻	草蔻、草叩、草豆叩、草叩仁、草蔻仁、大草蔻、偶子、飞雷子
71	木馒头	木莲、木铎、薜荔果、凉粉子、凉粉果、鬼馒头
72	薏苡仁	薏米、苡米、薏仁、感米、苡米仁、生苡仁、米仁、益米、薏米仁、薏仁米、天谷、芑实、起目、起实、玉秣、玉珠、赣米、珠子米、药玉米、催生子、薏珠子、回回米、六谷米、必提珠、炒苡仁
73	芡实	苏芡实、鸡头米、卯蔆、卯菱、蒍子、鸡头、鸡头实、鸡头果、雁喙、鸿头、鸡雍、刀芡实、炒芡实
74	山茱萸	萸肉、芋肉、山萸肉、山芋肉、肉枣、药枣、实枣儿、枣皮、蜀酸枣、魃实、炒枣皮、酒萸肉
75	龙眼肉	元肉、桂圆、桂圆肉、龙眼、三无、三全、魁圆、龙目、圆眼、川弹子、木弹、鲛泪、骊珠、蜜脾、亚荔枝、荔枝奴
76	王不留行	王不留、不留行、留行子、奶米、麦兰子、禁宫花、金盏银胎、炒王不留

续表

序号	正名	别名
77	枸杞子	杞子、枸杞、甘枸杞、西枸杞、中宁枸杞、枣王、枣枸、杞忌、杞果、贡果、甘杞子、地谷子、苟起子、狗奶子、枸杞豆、枸杞果、枸茄茄
78	刀豆	刀豆子、关刀豆、马刀豆、大刀豆、大戈豆、挟剑豆
79	赤小豆	小豆、赤豆、红豆、红小豆、红饭豆
80	白扁豆	扁豆、南豆、生扁豆、沿篱豆、凉衍豆、鹊豆、眉豆、蛾眉豆、膨皮豆、炒扁豆
81	黑豆	乌豆、料豆、黑大豆
82	皂角	皂荚、皂荚子、皂吉、大皂荚、小皂荚、长皂荚、牙皂、猪牙皂、小皂角、大皂角、悬刀、天丁、角针实、乌犀
83	槐角	槐实、槐子、天豆、槐豆、槐连豆
84	浮小麦	浮麦、淮小麦、浮水麦
85	木蝴蝶	玉蝴蝶、云故子、云故纸、洋故纸、千层纸、千张纸、白玉纸、白故纸、破布子、千层故纸
86	枳壳	只壳、江枳壳、商壳、炒枳壳
87	枳实	只实、洞庭、破胸槌、炒枳实
88	肉豆蔻	肉蔻、肉叩、肉豆叩、肉果、玉果、迦枸勒、煨肉蔻、顶头肉、煨玉果
89	草果	草果仁、草果子、漏叩、煨草果
90	青果	忠果、谏果、青橄榄
	混淆品	西果、西青果、藏青果、嫩诃子、西藏青果
91	白果	银杏、白果仁、白果肉、公孙果、灵眼、炒白果
92	鹤虱	鹄虱、鬼虱、北鹤虱、活虱、火虱、天明精实、野胡萝卜子
93	荜茇	荜拨、必卜、荜勃、荜拨梨、毕拨、逼拨
94	麦芽	大麦芽、生麦芽、大麦蘖、麦蘖、炒麦芽、焦麦芽
95	谷芽	稻芽、稻蘖、生谷芽、炒谷芽、焦谷芽
96	莲房	莲壳、莲蓬壳、莲房炭
97	橘络	橘筋、桔络、橘丝
98	丝瓜络	丝瓜、丝瓜壳、丝瓜网、丝瓜筋、天丝瓜、蛮瓜、天罗筋、天罗线、炒丝瓜络、丝瓜络炭
99	八角茴香	大茴、八角、大料、广大料、大茴香、舶茴、舶来香、八角香、八角珠、大八角、五香八角、八角大茴
100	小茴香	小茴、小香、茴香、怀香、莃香、茴香子、盐茴、谷香、谷茴香
101	橘核	桔核、橘米、桔子核、盐桔核、炒桔核

续表

序号	正名	别名
102	荔枝核	力核、荔仁、荔核、丹芝核、丹荔核、大荔、火芝、丹芝、丹荔、火实、炒力核
103	路路通	六通、陆通、枫果、枫实、枫香果、枫球子、枫树球、陆陆通、六六通、九孔子、檽子、狼目、九空子
104	胖大海	大海、大发、大洞果、胡大海、海南子、蓬大海、安南子、通大海、大海子
105	连翘	连召、青翘、老翘、異翘、连翘壳、三廉、异翘、连壳、连乔、连翘心、大翘子
106	乌梅	白梅、乌梅肉、盐梅、桔梅肉、梅实、熏梅、乌梅炭、酸梅
107	锦灯笼	酸浆实、金灯笼、红姑娘、天灯笼
108	黑芝麻	芝麻、脂麻、黑脂麻、油麻、油麻仁、巨胜、巨胜子、黑巨胜、乌麻、乌麻子、香油麻
109	淡豆豉	豉、豆豉、豆士、香豉、淡豉
110	吴茱萸	吴萸、吴芋、吴椒、淡茱萸、淡吴芋、搜簉、越椒、吴于、食茱萸、开口茱萸、吴椒、米辣子、茶辣、吴芋子
111	胡椒	古月、黑古月、白古月、黑胡椒、白胡椒
112	花椒	青椒、川椒、椒红、秦椒、巴椒、蜀椒、汉椒、汗椒、红椒、南椒、点椒
113	椒目	川椒目、花椒目、蜀椒目、青椒目、秦椒目
114	瓜蒌	栝楼、天瓜、全瓜蒌、银瓜蒌、糖瓜蒌、蒌皮、炙蒌皮、栝楼皮、栝楼壳、蒌仁、蒌子、瓜蒌子、栝楼子、栝楼仁、炒蒌仁
115	甜瓜蒂	瓜蒂、瓜丁、苦丁香、香瓜蒂、甜瓜把
116	柿蒂	柿丁、柿钱、柿萼、柿子把
117	香橼	香圆、香元、香元皮、香橼皮、枸橼、香橼片
118	槟榔	大白、大腹子、榔片、大白槟、槟玉、宾门、仁频、仁榔、榔玉、尖槟、纳子、青仔、国马、槟楠、槟榔子、槟榔玉、槟榔尖、槟榔钱、花片、花大白、花槟榔、枣槟榔、海南槟、马金南、吕宋槟、洗瘴丹、鸡心槟榔、大腹槟榔
119	蒺藜	七力、硬七力、七厘、硬蒺藜、刺蒺藜、白七力、蒺藜子、八角刺、茨、旁通、旁道、秦尖、三角蒺藜、八角刺、屈人、止行、即藜、白蒺藜、杜蒺藜、怀蒺藜、休羽、休羽茨、即梨、蒺骨子、蒺藜菁葜、炒蒺藜、串蒺藜
120	喜树果	喜树子、旱莲子、南京梧桐
121	罂粟壳	米壳、粟壳、莺粟、御米、象壳、御米壳、罂子粟、米囊子、象壳、大烟葫芦
122	千金子	续随子、千两金、白随子、拒冬、菩萨豆
123	天仙子	莨菪子、莨蓎子、山烟子、山菸子、牙痛子、狼唐
124	巴豆	日刚子、巴仁、巴米、巴果、巴菽、江子、刚子、川江子、老阳子、双眼龙、毒鱼子、猛子仁、草兵、巴豆霜

全草类(根茎类)中药别名

序号	正名	别名
1	三七	田七、参三七、汉三七、旱三七、田三七、田漆、滇七、山漆、金不换、文山七
	混淆品	菊三七、土三七、水三七、竹三七、景天三七
2	白附子	制白附、禹白附、盐附子、独角莲、白波串、牛奶白附、鸡心白附
	混淆品	关白附、竹节白附
3	防己	粉防己、汉防己、粉寸己、解离、石解、石蟾蜍
	混淆品	广防己、汉中防己、木防己
4	射干	寸干、扁竹、扁竹兰、鬼扇、老君扇、开口箭、乌蒲、黄远
	混淆品	白射干、土射干
5	何首乌	首乌、制首乌、地精、夜合、赤葛、赤敛、红内消、九贞藤、马肝石、山奴、山哥、山翁
6	防风	文风、屏风、回风、北风、风肉、关防风、东防风、口防风、山防风、黄防风、青防风、铜芸、茴芸、茴草、百枝、百蜚
	混淆品	川防风、竹节防风、西风
7	附子	侧子、乌附子、乌附块、黑顺片、黑附子、明附片、熟附片
8	当归	全当归、秦归、秦当归、西当归、酒当归、炒当归、归头、归身、归尾、归须、乾归、干归、甘白、干白、文无
9	白术	於术、于术、冬术、广术、贡术、杭术、于潜术、仙居术、吃力伽、炒白术、焦术、焦白术
10	莪术	文术、蓬术、蓬莪、蓬莪、蓬莪术、蓬莪茂、莪术、莪药、莪莪、羌七、波杀、醋莪术
11	苍术	仙术、茅术、赤术、茅苍术、关苍术、北苍术、泔苍术、焦苍术
12	麦冬	寸冬、麦门冬、川麦冬、浙麦冬、杭麦冬、沿阶草、爱韭、忍陵
13	天冬	门冬、天门冬、炙天冬、地门冬、浣草、天棘
14	浙贝母	大贝、大贝母、珠贝、元宝贝、板贝、象贝、象贝母、象山贝母
15	川贝母	松贝、松潘贝、贝父、贝母、青贝、炉贝、勒母、尖贝、勃母、母龙精、阿皮卡
16	伊贝母	伊犁贝母、新疆贝母
17	平贝母	东贝、北贝
18	土贝母	土贝、假贝母
19	知母	光知母、毛知母、肉知母、盐知母、蚳母、地参、沈燔、昌支、蝭母、儿踵草
20	藕节	午节、光藕节、藕节疤、藕节炭
21	藁本	辽藁本、川藁本、西黄藁本、西芎、藁茇
22	薤白	九白、九白头、山薤、介白、荄白、野白头、薤白头、莜子、野薤、贼蒜、乔葱
23	川芎	芎苓子、芎䓖、芎穷、胡芎、杜芎、抚芎、京芎、台芎、西芎、雀脑芎、九元𧑒、酒芎、山鞠穷、山鞠芎

续表

序号	正名	别名
24	白芍	芍药、白芍药、亳芍、亳白芍、杭芍、杭白芍、炒白芍、焦白芍、酒白芍、花后、冠芳、艳友、余容、何离、玉斗、伏丁、伏王、玉魁、天魁
25	赤芍	赤芍药、川赤芍、草芍药
26	地黄	生地、生地黄、干地黄、淮地黄、怀庆地黄、大生地、地髓、地黄炭
27	熟地黄	熟地、大熟地、熟地炭、还元大品
28	玉竹	肥玉竹、炙玉竹、葳蕤、葳参、萎香、萎蕤、萎簃、西竹、海竹、津竹、广竹
29	绵马贯众	贯仲、贯中、管仲、黑狗脊、百头、东北贯众
30	锁阳	锁严子、锈铁棒
31	两头尖	草乌喙、竹节香附
32	百合	炙百合、蜜百合、番韭、强瞿、中庭、中逢花、蒜脑藷
33	墓头回	墓头灰、箭头风
34	列当	草苁蓉、花苁蓉、不老草
35	黄连	元连、味连、雅连、云连、鸡爪连、川连、王连、支连、宣连、古连、川黄连、峨嵋连、古勇连
36	马尾连	草黄连、马尾黄连、金丝黄连、唐松草根
37	细辛	辽细辛、华细辛、小辛、少辛、北细辛
38	黄芪	元芪、黄耆、棉芪、红芪、西芪、口芪、抽芪、卜奎芪、浑源芪、大岚芪、炮台芪、大有芪、炙耆、独根、百本、芰草、王孙
39	黄芩	元芩、枯芩、淡芩、淡黄芩、子芩、条芩、片芩、经芩、宿芩、北芩、鼠尾芩、黄金茶、黄文、空肠、内虚、腐肠、印头、妬妇、酒芩、黄芩炭、土金茶根
40	白芷	香白芷、杭白芷、川白芷、会芷、苻蓠、白茞、香棒、泽芬、芳香
41	白及	白芨、白根、白给、紫兰、连及草、羊角七、雪如来
42	远志	远志肉、炙远志、小草、线茶、葽绕、细草
43	肉苁蓉	大云、大芸、寸云、寸芸、淡大云、淡苁蓉、酒苁蓉、肉松蓉、金筍、金笋、纵容、肉松容、碧水龙、黑司命
44	香附	香附子、草附子、附米、莎草根、黑香附、雀头香、侯莎、夫须、三棱草根、制香附、四制香附、七制香附、醋香附、抱灵居士
45	漏芦	祁漏芦、鬼油麻
	混淆品	禹州漏芦、和尚头、蓝刺头
46	商陆	商六、山萝卜、当陆、章柳、张果老
47	人参	山参、红参、边条参、糖参、白参、生晒参、白干参、掐皮参、大力参、直别参、高丽参、人葠、棒棰、朝鲜参、朝鲜人参、黄参、吉林参、神草、金井玉阑

续表

序号	正名	别名
48	西洋参	洋参、花旗参、种洋参、佛兰参、顶光参、正面参、广东人参、正光结参、西洋人参、粉光粉、原皮西洋参、粉光西洋参
49	党参	台党、潞党参、西党、汉中党、文党、文元党、晶党、东党、辽党、中灵草、上党人参
	混淆品	明党、明参、银党、明党参、明沙参、粉沙参、山花
50	北沙参	沙参、莱阳参、莱阳沙参、条参、北条参、辽沙参
	混淆品	甜桔梗、杏叶参、荠苨、四叶参、羊乳、白参、白沙参、南沙参
51	玄参	元参、玄台、重台、黑参、黑玄参、乌元参、乌玄参、润玄参
52	太子参	童参、孩儿参
53	珠儿参	珠子参、珠参、鸡腰参、雪三七
54	佛手参	手掌参、章参、手参、手儿参
55	苦参	地槐、山槐、苦骨、苦识、骄槐、槐连兜
56	拳参	紫参、虾参、山虾子、草河车、牡蒙
57	丹参	红根、紫丹参、酒丹参、赤参、赤根、大红袍、木羊乳、奔马草、郄蝉草
58	泽泻	广泽泻、建泽泻、水泽、耳泽、芒芋、泽夕、川下、水泻、禹孙、及泻、天秃、宅下
59	郁金	玉金、入金、乙金、温郁金、桂郁金、黄郁金、川玉金、川郁金、广玉金、黑郁金、光郁金、绿郁金、马莲、紫莲香、黄丝玉金、醋郁金
60	甘松	甘松香、香松、麝男、人身香、苦弥哆
61	山柰	山辣、三赖、三柰、三乃子、三柰子
62	土茯苓	土苓、地茯苓、山遗粮、山地栗、仙遗粮、饭团根、冷饭团、奇粮
63	仙茅	仙毛、仙茅参、独茅、千年棕、山棕、天棕、盘棕、茅瓜子、风苔草、地棕根、酒仙茅
64	甘草	粉草、生草、节甘草、甘草梢、国老、蜜草、蜜甘、美草、灵草、灵通、主人、大嗷、蕗草、炙草、炙甘草
65	龙胆	龙胆草、胆草、苦胆草、地胆草、陵游、酒龙胆
66	茜草	茜根、红茜草、茜草根、倩染、绯草、牛蔓、小活血
67	百部	百奶、百步、野天冬、百条根、闹虱药、穿杨、炙百部
68	猫爪草	三散草、毛爪草
69	山药	怀山、怀山药、淮山、淮药、淮山药、薯预、薯蓣、薯药、山芋、山藷、山薯、藷薯、玉延、炒山药、焦山药
70	乌药	台乌、天台乌药、短樟、矮樟、旁其、衡州乌药
71	白药子	白药、白药根、白药脂
72	黄药子	黄药、赤药、黄独、零余薯、黄药根、大苦、木药子

续表

序号	正名	别名
73	红药子	红药、朱砂连、朱砂七、赤药子
74	木香	蜜香、云木香、广木香、南木香、川木香、老木香、新木香、越木香、越隽木香、煨木香
75	天南星	南星、虎掌、虎膏、鬼蒟蒻、生南星、山棒子、由跋、制南星
76	独活	川独活、大活、独滑、羌青、玉活、独摇草、胡王使者
77	延胡索	元胡、元胡索、玄胡、延胡、玄胡索、炙元胡、醋元胡
78	柴胡	软柴胡、硬柴胡、芽胡、芽柴胡、红柴胡、春胡、春柴胡、南胡、才胡、茈胡、地薰、芸蒿、茹草
79	银柴胡	银胡、银州柴胡、鳖血制银柴胡
80	前胡	嫩前胡、粉前胡、炙前胡、冬前胡、信前胡、西尺蔓、全胡
81	干姜	老姜、均姜、淡姜、干生姜、勾粒因、煨姜、炮姜、姜炭、黑姜、干姜炭
82	骨碎补	毛姜、申姜、鸡姜、碎补、胡孙姜、猴姜、石岩姜、石毛姜、石良姜、石庵闾、制毛姜、烫骨碎补
83	半夏	生半夏、清半夏、姜半夏、法半夏、半下、和姑、地文、守田、水玉、仙半夏、主田、地雷公
84	天花粉	花粉、天瓜粉、瓜蒌根、楼根、地楼、栝楼根、栝楼粉、蒌根、蒌粉、瑞雪、泽姑
85	葛根	葛、粉葛根、甘葛、干葛、粉葛、鹿藿、煨葛根
86	白茅根	茅根、毛根、白茅、甜根、甜根草、茅草根、地筋根
87	芦根	芦茎、苇茎、苇根、芦苇根、大芦根
88	板蓝根	大青根、板兰、蓝根、大蓝根、蓝靛根、靛根、靛青根
89	萱草根	萱草、黄花菜根
90	山豆根	豆根、苦豆根、广豆根、硬豆根、金锁匙、越南槐根
	混淆品	北豆根、蝙蝠葛、软豆根、蝙蝠葛根
91	苎麻根	苎麻、㚬麻、苧麻、苎荨麻、㶉麻
92	威灵仙	灵仙、风车、寿祖、黑须公、软灵仙、铁灵仙、黑灵仙、老虎须、铁脚灵仙、酒灵仙
93	虎杖	大虫杖、苦杖、紫金龙、子金龙、斑根、斑杖、斑草、斑庄根、酸杖、酸杆、大叶蛇总管
94	毛冬青	山冬青、茶叶冬青
95	狗脊	毛狗脊、金毛狗、金毛狗脊、狗青、强膂、扶盖、扶筋、苟脊
96	徐长卿	徐长青、山刁竹、寮刁竹、了刁竹、丁黄草、药王、天竹、瑶山竹、逍遥竹、料刁竹、一枝香、一枝箭、石下长卿、老君须、别仙踪、英雄草
97	白头翁	白头公、白头草、野丈人、奈何草、老公花、翁草、老和尚头

续表

序号	正名	别名
98	大黄	生军、生大黄、熟大黄、川大黄、川军、酒军、箱黄、箱军、箱大黄、西吉、西庄、西庄黄、庄黄、中吉、蛋吉、片吉、酒大黄、将军、大王、锦纹、川锦纹、锦纹大黄、马蹄黄、火参、黄良、肤如、雅黄、香结、破门、大黄炭
99	姜黄	黄姜、硬姜黄、色姜黄、宝鼎姜、宝鼎香
100	片姜黄	片子黄、片子姜、条姜黄
101	天麻	明天麻、赤箭、赤芝箭、石箭、离草、合离草、木浦、鬼督邮
102	升麻	蜜升麻、黑升麻、周麻、关升麻
103	桔梗	苦桔梗、玉桔梗、白桔梗、房图、梗草、苦梗、利如
104	续断	川断、川续断、六旦、六汗、接骨、山萝卜根
105	山慈菇	山茨菇、朱姑、毛慈菇、白毛菇、光菇、光慈菇、冰球子、老鸦头、老鸦瓣、无义草、鬼灯擎
	混淆品	茨菇、慈姑
106	巴戟天	巴戟、巴戟肉、巴棘、念珠巴戟、女木、巴吉、戟天、制巴戟、盐巴戟
107	红大戟	大戟、广大戟、红大吉、红芽大戟
	混淆品	京大戟、猫眼草
108	藜芦	梨芦、鹿葱、黑藜芦、白力芦、黑力芦、绿力芦、力芦、山葱、葱葵、葱苒
109	地榆	地芋、绵地榆、黑地榆、西瓜香、玉札、玉豉、无名印、地榆炭
110	金果榄	果榄、金果兰、地胆、地蛋、地苦胆、金牛胆、九牛胆、金苦榄、青牛胆
111	重楼	重台、蚤休、蚩休、七层塔、白蚤休、灯台七、铁灯台、螺丝七、三层草、草河车、七叶一枝花、重楼金钱
112	石菖蒲	石菖、菖蒲、菖朴、昌本、昌羊、昌阳、剑菖、粉菖、溪菖、石菖朴、药菖蒲
113	九节菖蒲	节蒲、节朴、寸菖蒲、小菖蒲、九节离、陕西菖、太原蒲、太原菖蒲
114	黄精	大黄精、鸡头黄精、姜黄精、制黄精、黄芝、鹿竹、鸡格、救荒草、戊己芝
115	川牛膝	川膝、川夕、大牛膝、川牛夕、拐膝、白牛膝、肉牛膝、牛茎、对节草
116	牛膝	怀牛膝、怀膝、怀夕、淮夕、淮牛膝
117	白薇	软白薇、薇草、白尾、白马薇、白暮、炙白薇
118	萆薢	荜薢、毕下、苾薢、川萆薢、贝也、必下、必也、毕解
119	绵萆薢	白萆薢、棉毕下
120	菝葜	金刚藤、金刚骨、金刚刺、金刚鞭、铁刷子、路边刷、铁菱角、铁刺苓、菝葜根
121	三棱	黑三棱、京三棱、光三棱、草三棱、三棱草、醋三棱
	混淆品	荆三棱、带皮三棱